河南中医药大学第一附属医院
全国名老中医药专家传承工作室建设项目成果

当代名老中医临证精粹丛书·第一辑

总主编 朱明军

赵文霞 著

赵文霞

论治消化系统疾病

全国百佳图书出版单位
中国中医药出版社
·北京·

图书在版编目（CIP）数据

赵文霞论治消化系统疾病 / 赵文霞著 . —北京：中国中医药出版社，2022.5

（当代名老中医临证精粹丛书 . 第一辑）

ISBN 978 – 7 – 5132 – 7276 – 6

Ⅰ . ①赵… Ⅱ . ①赵… Ⅲ . ①消化系统疾病—诊疗 Ⅳ . ① R57

中国版本图书馆 CIP 数据核字（2021）第 222570 号

中国中医药出版社出版

北京经济技术开发区科创十三街 31 号院二区 8 号楼

邮政编码 100176

传真 010–64405721

河北省武强县画业有限责任公司印刷

各地新华书店经销

开本 880×1230 1/32 印张 10.25 彩插 0.5 字数 168 千字

2022 年 5 月第 1 版 2022 年 5 月第 1 次印刷

书号 ISBN 978 – 7 – 5132 – 7276 – 6

定价 49.00 元

网址 www.cptcm.com

服 务 热 线 010–64405510

购 书 热 线 010–89535836

维 权 打 假 010–64405753

微信服务号 zgzyycbs

微商城网址 https://kdt.im/LIdUGr

官 方 微 博 http://e.weibo.com/cptcm

天猫旗舰店网址 https://zgzyycbs.tmall.com

如有印装质量问题请与本社出版部联系（010–64405510）

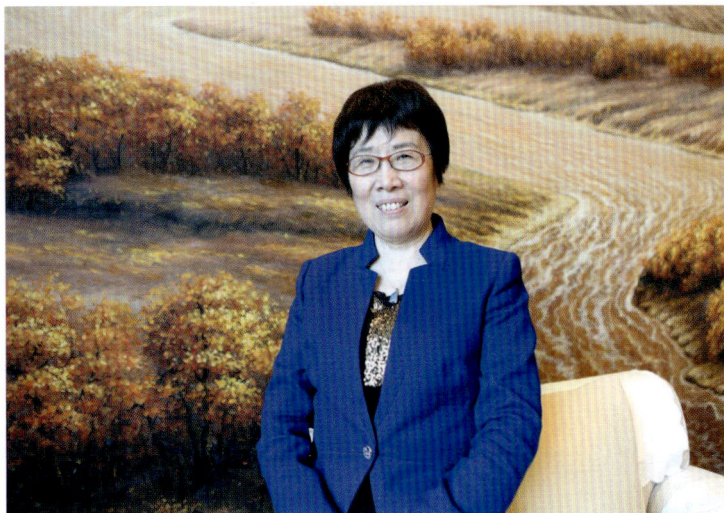

赵文霞教授

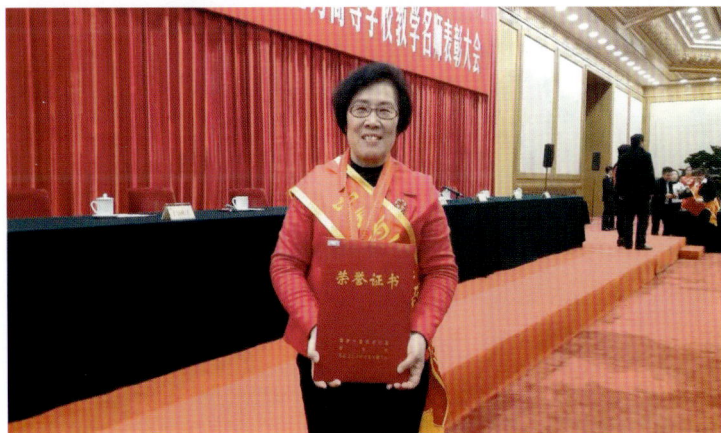

赵文霞教授荣获"中医药高等学校教学名师"荣誉称号

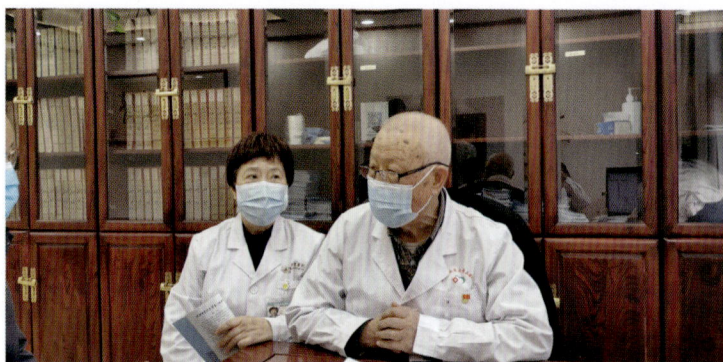

赵文霞教授（右二）跟随张磊国医大师（右一）坐诊

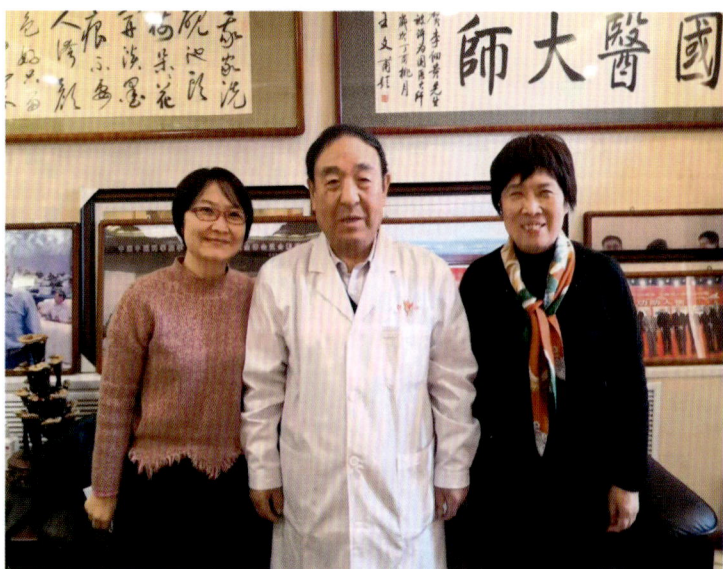

赵文霞教授（右一）与李佃贵国医大师（中）合影

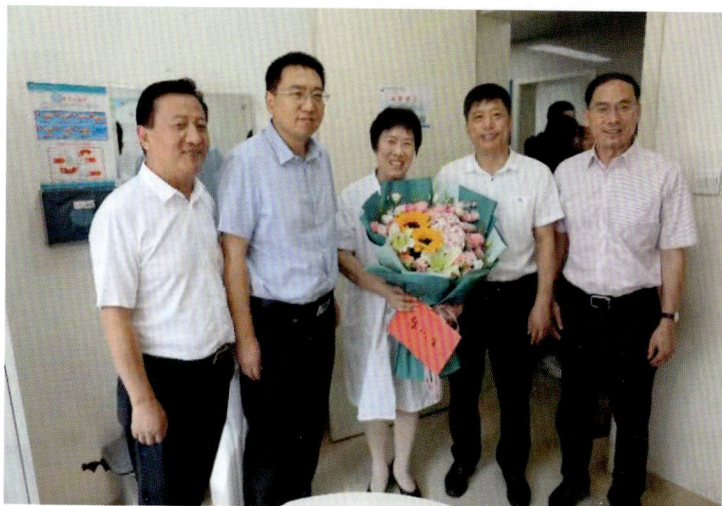

河南中医药大学别荣海书记（左二）、许二平校长（右二）、张加民副校长（右一）、一附院翟剑波书记（左一）2019年教师节慰问赵文霞教授（中）

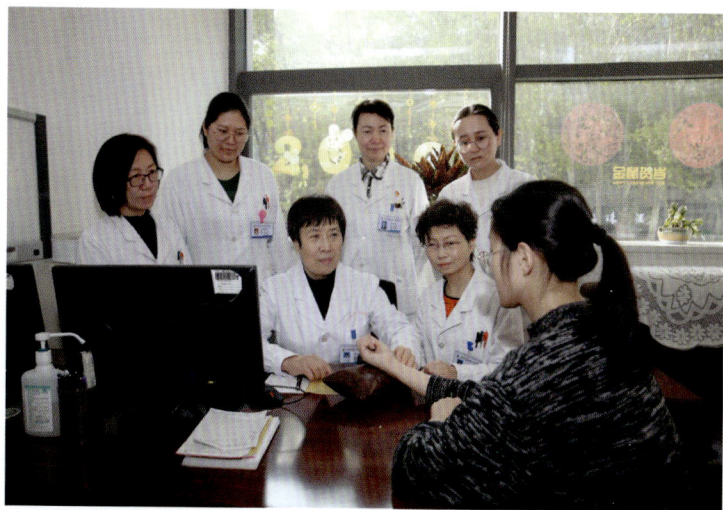

赵文霞教授（第一排中）在门诊坐诊

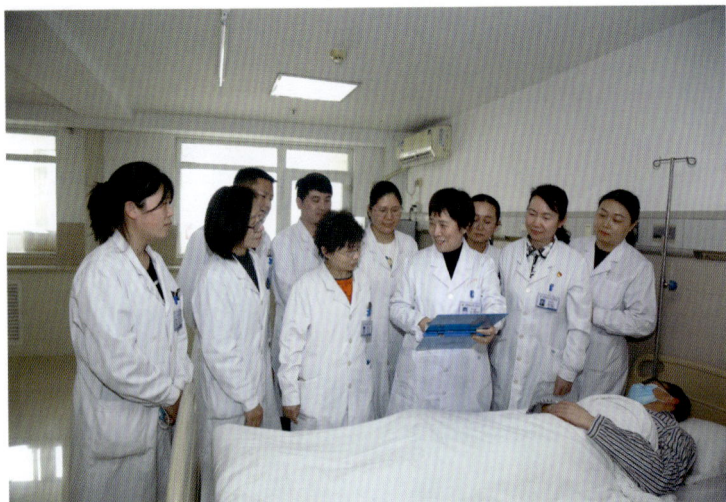

赵文霞教授（第一排右三）查房

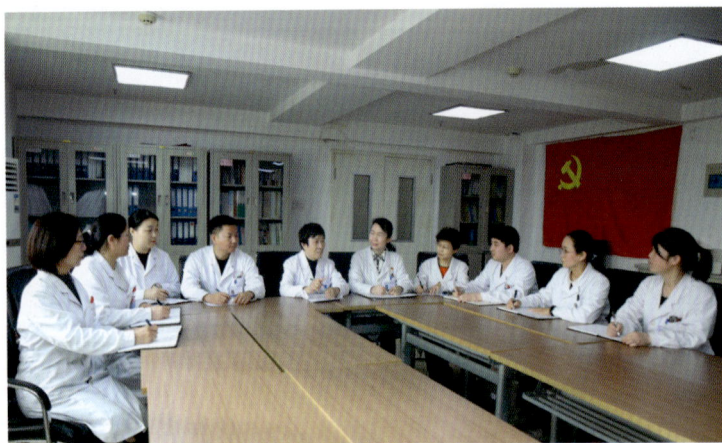

赵文霞教授（左五）为工作室成员授课

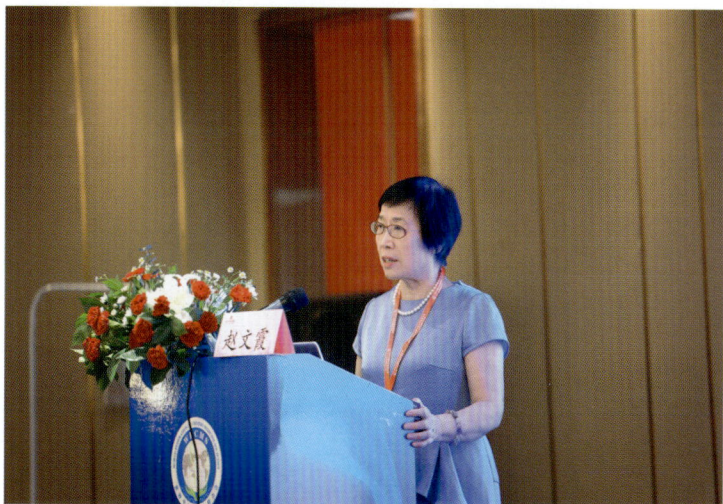

赵文霞教授在世界中医药学会联合会第十二届消化病国际学会大会上做专题报告

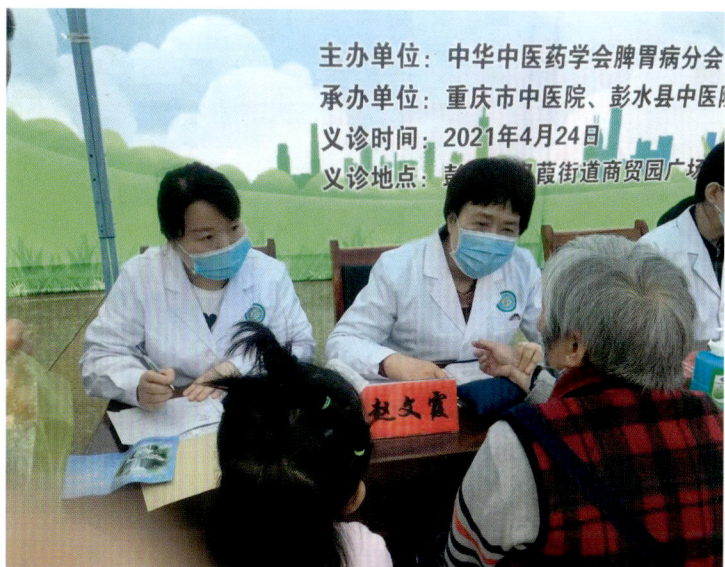

赵文霞副主任委员（左二）参加中华中医药学会脾胃病分会组织的义诊

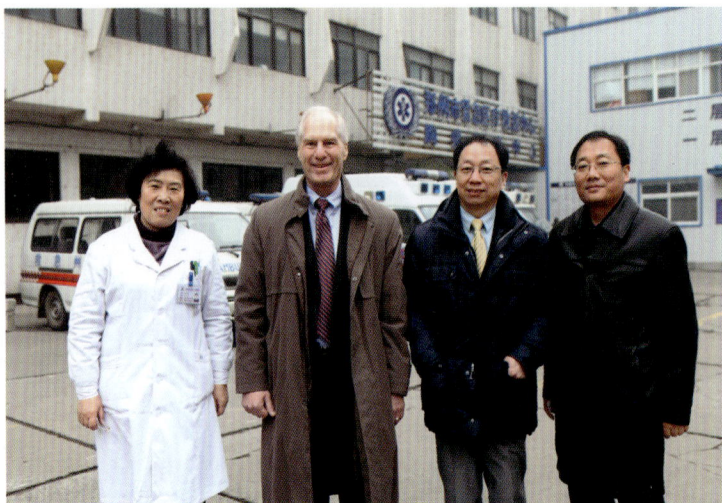

中华医学会肝病分会段钟平主任委员（右二）陪同美国肝病营养专家（左二）参观河南中医药大学第一附属医院，朱明军院长（右一）、赵文霞教授（左一）接待

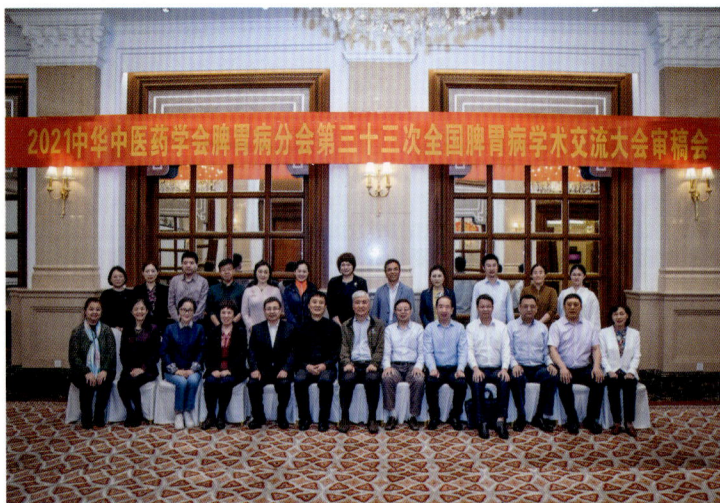

中华中医药学会脾胃病分会唐旭东主任委员（第一排中）、赵文霞副主任委员（第一排左四）参加第三十三次全国脾胃病学术交流大会审稿会

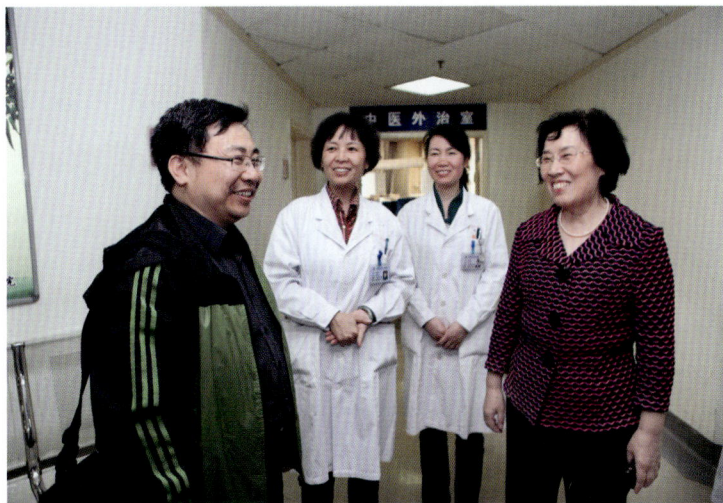

赵文霞副会长（右一）陪同世界中医药学会联合会消化专业委员会张声生
会长（左一）参观河南中医药大学第一附属医院脾胃肝胆病科

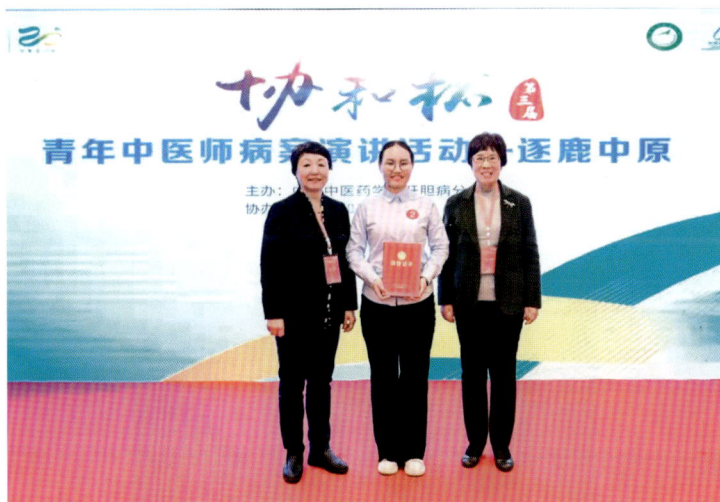

中华中医药学会肝胆病分会李秀惠主任委员（左一）、赵文霞副主任委
员（右一）为"协和杯"青年中医师病案演讲比赛获奖选手颁奖

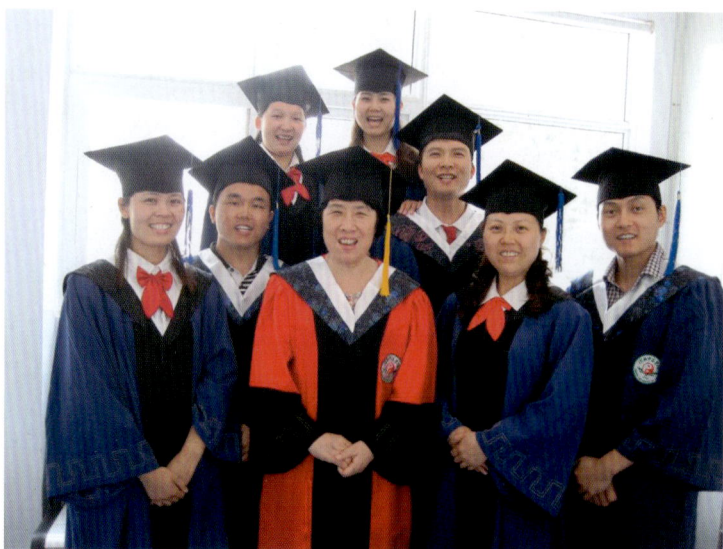

赵文霞教授（第一排中）与 2012 届硕士研究生合影

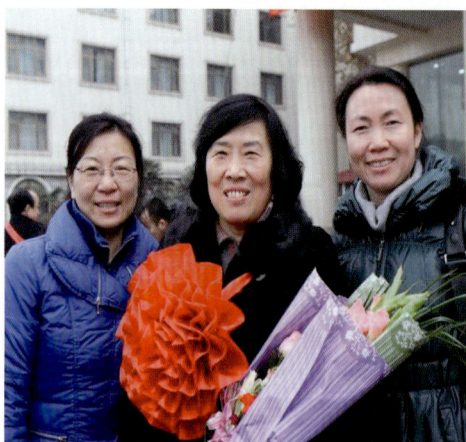

第五批全国老中医药专家学术经验继承工作指导老师赵文霞教授（中）
与继承人马素平（右一）、陈海燕（左一）在拜师仪式上合影

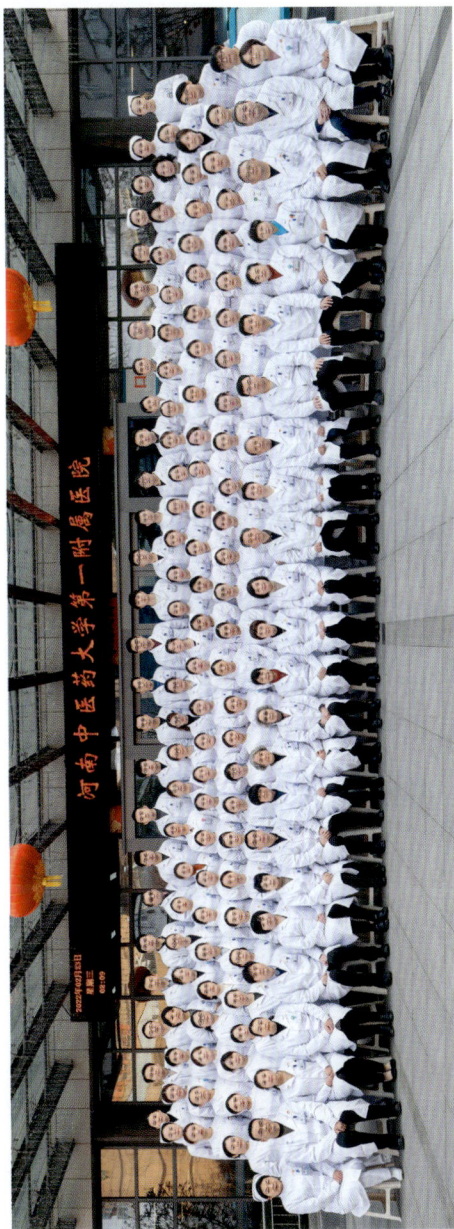

河南中医药大学第一附属医院脾胃肝胆病科医护人员合影（赵文霞教授第一排右十二）

总序 1

中医药学博大精深，具有独特的理论体系和疗效优势，是中国传统文化的瑰宝，也是打开中华文明宝库的钥匙，为中华民族的繁衍昌盛做出了不可磨灭的巨大贡献。当下，中医药发展正值天时、地利、人和的大好时机，"传承精华，守正创新"是中医药自身发展的要求，也是时代主题。党和国家高度重视中医药事业的发展，陆续出台了一系列扶持中医药传承工作的政策，以推动名老中医经验传承工作的开展。

河南地处中原，天地之中，人杰地灵。中原大地曾经孕育了医圣张仲景，时代变迁，医学进步。河南中医药大学第一附属医院经过近 70 年的发展，涌现出了一大批中医药大家、名家，这些名老中医几十年勤于临床，他们奉献了毕生心血，专心临床，服务人民。为更好地传承学习这些名家的学术思想，医院组织撰写了《当代名老中医临证精粹丛书》。该丛书汇集了河南中医药大学第一附属医院名老中医毕生宝贵经验，从临证心得、遣方用药、特色疗法等不同方面反映了老中医们的学术思想。他们之中很多人早已享誉医坛、造福一方，在省内乃至全国均有较大的影响。如国医大师李振华，全国名中医崔公让、丁樱，全国中医药高校教学名师赵文霞等，这些中医专家在内、外、妇、儿等疾病治疗和学术研究等方面均有很高建树。

该丛书内容丰富、实用，能为后来医者开阔思路、指明方向，为患者带来福音，对中医药事业的发展可谓是一件幸事。相信这套丛书的出版，一定会受到医者的青睐，各位名老中医的学术思想和临证经验一定会得到更好的继承和发扬。

整理名老中医的学术思想和临床经验并付梓出版，是中医药传承创新的最好体现，也是名老中医应有之责任和自我担当。值此盛世，党和国家大力支持，杏林中人奋发向上，定能使中医药事业推陈致新，繁荣昌盛，造福广大人民健康，是以为序。

中央文史研究馆馆员

中国工程院院士

中国中医科学院名誉院长

王永炎

2021 年 9 月

总序 2

名老中医是中医队伍中学术造诣深厚、临床技艺高超的群体，是将中医理论、前人经验与当今临床实践相结合的典范。对于名老中医学术思想和临证经验的传承和发扬，不仅是培养造就新一代名医，提高临床诊治水平的内在需求，也是传承创新发展中医药学术思想工作的重要内容，更是推动中医药历久弥新、学术常青的内在动力。我在天津中医药大学和中国中医科学院任职期间都将此事作为中医药学科建设和学术发展的重要内容进行重点规划和落实，出版了系列专著，留下了几代名老中医殊为宝贵的临床经验和学术思想，以此告慰前辈而无愧。

河南地处中原，是华夏文明的发祥地，也是中医药文化发生、发展的渊薮。历史上河南名医辈出，为中医学的发展做出了重要贡献。南阳名医张仲景的《伤寒杂病论》及其所载经方，更是被历代医家奉为经典，历代研习者不计其数，正所谓"法崇仲景思常沛，医学长沙自有真"。此后，攻下宗师张从正、医学泰斗滑寿、食疗专家孟诜、伤寒学家郭雍、温病学家杨栗山、本草学家吴其濬等名医名家，皆出自河南。据考，载于史册的河南名医有一千多人，流传后世的医学著作有六百余部，这是河南中医的珍贵财富。

河南中医药大学第一附属医院始建于 1953 年，建院至今先后涌现出李振华、袁子震、吕承全、李秀林、李普、郑颉云、黄明志、张磊等一批全国知名的中医大家。医院历届领导均十分重视名老中医药专家的学术经验传承工作，一直投入足够的财力和人力在名老中医工作室的建设方面，为名老中医药专家学术继承工作铺路、搭桥，为名老中医培养继承人团队。医院近些年来乘势而上，奋发有为，软硬件大为改观，服务能力、科研水平及人才培养都取得令人瞩目的成绩。特别是坚持中医药特色和优势，在坚持传承精华，守正创新方面更是形成了自己的特色。集全院力量，下足大功力，所编著的《当代名老中医临证精粹丛书》的出版就是很好的例证。

该丛书内容翔实、治学严谨，分别从医家小传、学术精华、临证精粹、弟子心悟等四个章节，全面反映了诸位名老中医精湛的医术和深厚的学术洞见，结集出版，将极大有益于启迪后学同道，故乐为之序。

中国工程院院士
天津中医药大学名誉校长
中国中医科学院名誉院长
2021 年 9 月于天津团泊湖畔

张伯礼

总序 3

欣闻河南中医药大学第一附属医院与中国中医药出版社联合组织策划编写的《当代名老中医临证精粹丛书》即将出版，内心十分高兴。入选此套丛书的专家均为全国老中医药专家学术经验继承工作指导老师，仔细算来这应该是国内为数不多的以医院出面组织编写的全国名老中医临证经验丛书，可见河南中医药大学第一附属医院对名老中医专家经验传承工作的高度重视。

河南是中华民族灿烂文化的重要发祥地，也是中医药文化的发源地、医圣张仲景的诞生地。自古以来就孕育培养了诸多中医名家，如张仲景、王怀隐、张子和等；也有很多经典中医名著流芳千古，如《黄帝内经》《伤寒杂病论》《太平圣惠方》《儒门事亲》等；中华人民共和国成立后，国家中医药管理局开展全国名老中医药专家学术经验继承指导工作及全国名老中医药专家工作室建设，更是培养出一大批优秀中医临床人才和深受百姓爱戴的知名医家。实践证明，全国老中医药专家学术经验继承工作是继承发扬中医药学、培养造就高层次中医临床人才和中药技术人才的重要途径，是实施中医药继续教育的重要形式。这项工作的开展，加速了中医药人才的培养，推进了中医药学术的研究、继承与发展。

作为河南中医药事业发展的排头兵，河南中医药大学第一附属医院汇集了众多知名医家。这套丛书收录了河南中医药大学第一附属医院名老中医的特色临证经验（其中除国医大师李振华教授、全国名老中医冯宪章教授仙逝外，其余均健在）。该丛书的前期组织策划和编写工作历时近两年，其间多次修订编纂，力求精心打造出一套内容翔实、辨证精准、笔触细腻的中医临床经验总结书籍。相信通过这套丛书的出版一定能给广大中医工作者和中医爱好者带来巨大收益，同时也必将推进我省中医药学术的研究、继承与发展。有感于此，欣然为序。

最后奉诗一首：

中医一院不寻常，

诸位名师泛宝光。

继往开来成大统，

章章卷卷术精良。

国医大师　张磊

2021 年 10 月

丛书编写说明

河南中医药大学第一附属医院经过近 70 年栉风沐雨的发展，各方面建设都取得了长足的发展，特别是在国家中医药管理局开展全国名老中医药专家学术经验继承指导工作及全国名老中医药专家工作室建设工作以来，更是培养了一大批优秀的中医临床人才和深受百姓爱戴的知名专家。为了更好地总结、凝练、传承这些大家、名医的学术思想，展现近 20 年来我院在名老中医药传承工作中取得的成果，医院联合中国中医药出版社策划编撰了本套丛书。

该丛书囊括我院内、外、妇、儿等专业中医名家的临证经验，每位专家经验独立成册。每册按照医家小传、学术精华、临证精粹、弟子心悟等四个章节进行编写。其中"医家小传"涵盖了医家简介、成才之路；"学术精华"介绍名老中医药专家对中医的认识、各自的学术观点及自身的独特临证思想；"临证精粹"写出了名老中医药专家通过多年临床实践积累的丰富而宝贵的经验，如专病的临床诊疗特点、诊疗原则、用药特点、经验用方等；"弟子心悟"则从老中医们传承者的视角解读对名老中医专家中医临证经验、中医思维及临床诊疗用药的感悟，同时还有传承者自己的创新和发挥，充分体现了中医药传承创新发展的基本脉络。

本套丛书着重突出以下特点：①注重原汁原味的传承：

我们尽可能地收集能反映名老中医药专家成长、成才的真实一手材料，深刻体悟他们成长经历中蕴含的学习中医的心得，学术理论和临床实践特色形成的背景。②立体化、全方位展现名老中医学术思想：丛书从名老中医、继承者等不同角度展现名老中医专家最擅长疾病的诊疗，结合典型医案，系统、全面地展现名老中医药专家的学术思想和临证特色。

　　希望本套丛书的出版能够更好地传播我院全国名老中医专家毕生经验，全面展现他们的学术思想内涵，深入挖掘中医药宝库中的精华，为立志传承岐黄薪火的新一代医者提供宝贵的学习经验。为此，丛书编委会的各位专家本着严谨求实、保质保量的原则，集思广益，共同完成了本套丛书的编写，在此谨向各位名老中医专家及编者表示崇高的敬意和真诚的谢意！

　　丛书在编写的过程中，得到了王永炎院士、张伯礼院士、国医大师张磊教授等老前辈的指导和帮助，在此表示衷心的感谢和诚挚的敬意！

河南中医药大学第一附属医院

2021 年 8 月 30 日

本书前言

赵文霞是博士研究生导师，享受国务院政府特殊津贴专家，第五批全国老中医药专家学术经验继承工作指导老师，全国首届中医药高等学校教学名师，首批全国中医临床优秀人才，河南省首届名中医。从事中医药防治消化系统疾病近40年，医源《灵》《素》，法效仲景，历览诸家，师从多位，精于临证，名誉一方。编者总结了赵文霞的成长经历和临证经验，选取典型医案、部分学生跟师手记，编纂成书。

本书为河南中医药大学第一附属医院《当代名老中医临证精粹丛书》系列丛书之一，分为四章。第一章医家小传，介绍赵文霞的成长经历、求医之路、成就和荣誉。第二章学术精华，展现赵文霞治疗消化系统疾病的学术思想。第三章临证精粹，主要介绍赵文霞诊治非酒精性脂肪性肝病、慢性乙型病毒性肝炎、肝硬化、慢加急性肝功能衰竭、胃食管反流病、慢性腹泻的临证治验，以及常用单味药、对药、角药心得，验方，特色疗法，药膳。另附消化疾病诊治典型医案。其中相当一部分医案为疑难重症，每则医案均采用疾病诊断与辨证相结合的方式，客观、完整地展示诊治的全过程。按语部分对赵文霞的辨证规律、治疗特色进行分析。特色疗法配有视频，读者可扫二维码观看，学习更加便捷。第四章弟子心悟，从多个侧面反映了弟子对赵文霞临证经验、中医思维或临床诊疗用药的感悟。

本书学术性、系统性、实用性、可读性强，可作为中医、中西医结合临床医生，医学院校的研究生、本科生、进修生及中医药爱好者参考使用。

本书承蒙国医大师李佃贵教授、全国名中医钱英教授拨冗作序，医院领导及多位同人鼎力支持，在此表示崇高的敬意和诚挚的感谢！

国家中医药管理局全国名老中医药专家赵文霞传承工作室成员马素平、刘晓彦、刘江凯、张小瑞、张丽慧、李艳敏、陈海燕、聂山文、顾亚娇、梁浩卫、崔健娇协助整理本书，刘杨春、刘婷婷、刘慧莉、张峰、郑华、赵婷婷、侯静玥、高山淋、滕迎春演示中医特色疗法，为本书的出版付出了艰辛的劳动，在此一并表示感谢。

由于学识所限，书中不足之处，敬请读者和同人提出宝贵意见，以便再版时修订提高。

编者
2021 年 3 月于郑州

本书序 1

赵文霞为全国第一批优秀中医临床人才，第五批全国老中医药专家学术经验继承工作指导老师，首届中医药高等学校教学名师。熟读经典，精研医理，遍访名师，博采众长，勤于临床，形成了特色鲜明的学术思想和系统的临证经验，其在消化系统疾病领域的深厚造诣为国内外同行认可。

赵文霞在国家中医药管理局赵文霞全国名老中医药专家传承工作室成员协助下，认真总结其学术思想、临证经验和治学心得，撰写了《赵文霞论治消化系统疾病》一书，即将付梓。

是书分为医家小传、学术精华、临证精粹、弟子心悟四部分，详细介绍了赵文霞成才之路、学术精华，诊治消化系统疾病的独特经验、用药心悟、验方集锦、特色疗法、药膳荟萃，内容翔实，所述病案多为疑难危重病，均能辨证明晰，治必效验。弟子心悟体现了赵文霞对疾病的认知和诊疗策略，具有很高的临床价值。

是书，展现了赵文霞的辨证思路、遣方用药经验、养生调摄心得，极具实用价值，必将对后学者有极大的启迪和帮助，造福于人民。

故为之序。

河北省中医院主任医师、教授
第三届国医大师
2021 年 2 月于石家庄

本书序 2

　　中医学术的发展，要传承精华，守正创新。赵文霞是全国中医消化界的精英。她深研岐黄之至理，得《灵》《素》之精髓，博览历代群贤著作，师从多位国医名家，躬耕临床，勇于探新，精耘杏坛，德厚流光。临证经验丰富，硕果累累；为师传道授业，桃李满园。赵文霞对消化系统疾病的诊治有独到的思路和见解，她的学术思想丰富了中医肝胆脾胃学说；她积极参与学术交流，极力推动学术进步，担任中华中医药学会肝胆病分会副主任委员和中华中医药学会脾胃病分会副主任委员。

　　《赵文霞论治消化系统疾病》一书，很好地反映了她的学术思想和临证经验，道清、理明、实用，是启迪后人的佳作。此书付梓，将是中医消化界的一件幸事，特书本序。

首都医科大学主任医师、教授
首届全国名中医　　钱英
2021 年 3 月于北京

目 录

第一章 医家小传

第二章 学术精华

第三章 临证精粹

第四章 弟子心悟

第一章

医家小传

赵文霞，女，汉族，医学博士。1956年8月出生于河南省驻马店市西平县，中共党员，教授，主任医师，博士研究生导师，享受国务院政府特殊津贴专家，全国首届中医药高等学校教学名师，第五批全国老中医药专家学术经验继承工作指导老师，首批全国中医临床优秀人才，河南省优秀专家，河南省首届名中医。国家临床（中医）重点专科、国家中医药管理局肝胆病重点学科学术带头人。河南中医药大学中医内科学学术带头人，河南中医药大学第一附属医院内科医学部主任、脾胃肝胆病科主任。

赵文霞从事中医临床、科研和教学工作近40年，主要研究方向为中医药防治消化系统疾病及内科杂病，在消化疾病诊疗方面造诣颇深。目前兼任中华中医药学会肝病分会副主任委员，中华中医药学会脾胃病分会副主任委员，世界中医药学会联合会消化病分会副会长，中国医师协会中西医结合分会消化病专家委员会副主任委员，中国民族医药学会肝病分会副会长，中国民族医药学会脾胃病分会副会长，河南省中医药学会脾胃病专业委员会主任委员，河南省中医药学会肝病专业委员会副主任委员，河南省免疫学会中医免疫专业委员会名誉主任委员，中华医学会河南内科专业委员会副主任委员等职。

一、家风严正，品学兼优

驻马店西平县是一座位于河南省中南部的美丽小城，为嫘祖故里，这里人杰地灵，名人辈出。1956年赵文霞就出生于这里一个普通知识分子家庭，父亲是会计师，母亲是工人，家中兄弟姐妹4人，生活非常艰辛。父母对孩子们的管教一向严格，尤其是父亲，这位要强的知识分子，在工作中始终秉承踏实、认真、执着、奉献的精神，在生活中对孩子们管教很严，教育子女做一件事，要么不做，要做就一定要做好。这种"不服输"的品质和言传身教，对4个孩子的成长产生了深远影响。身为长姐的赵文霞，更是完美秉承了父辈的优秀传统，并且青出于蓝而胜于蓝。她自小就非常懂事，独立性很强。在家是父母的好帮手，在学校是品学兼优的好学生。在那个物资匮乏的年代，缺衣少食，一穷二白，兄弟姐妹较多，生活环境十分艰苦。而恰恰是这些磨难，造就了赵文霞吃苦耐劳、迎难而上、坚韧不拔、不屈不挠的优秀品质，以至于在后来的工作和学习中，无论遇到多大的困难，承受多大的压力，她总能咬牙坚持，从容面对，总有一种"不达目的誓不罢休"的顽强精神，追本溯源，赵文霞后来取得的诸多成就，与良好的家风、少年时优秀人格的塑造是密不可分的。

二、上山下乡，历经磨砺

1973年，16岁的赵文霞高中毕业后，便响应国家号召，上山下乡，来到西平县出山公社。与贫苦农民的朝夕相处，使赵文霞更加深切体悟到广大农民生活的困苦。虽然相较于县城，乡村的工作及生活条件更加艰苦，但让她感受到原来的生活条件再差也比农民强很多。这段时间的艰苦历练，让她克服种种困难，总是保持乐观向上的精神。

多年以后，在谈及这段经历时，赵文霞总说那是她人生中一笔宝贵的财富，不但丰富了阅历，增长了见识，更深切体会了劳苦大众生活的艰辛，加深了对他们的理解和同情。尤其是当时农村缺医少药的状况，基层百姓对医疗卫生的迫切需求，总是那样令人揪心。这也为日后赵文霞立志学医打下了思想基础。在后来的工作中，无论门诊加班到几点，她总是充满爱心和同情心，亲切和蔼，面带微笑，从不对患者发火。这正是源于她对患者疾苦深刻的理解和深厚的感情。

三、恤民疾苦，立志学医

1975 年 8 月，驻马店发生历史罕见特大洪灾，造成重大人员、财产损失，灾情发生后，赵文霞积极参加救灾工作，连夜参加安置受灾人员、发放救灾物资的行动。然而对伤员患者的救治，却是救灾工作中最为突出的问题。虽然政府高度重视，国家、省、市派出了多支医疗队，但是伤员患者众多，仍然难以满足治疗需要，各救治点人满为患，患者排起长队，大量患者在病痛折磨下呻吟着，焦急等待接受治疗，患者那种期盼、渴望的眼神，深深触动了赵文霞年轻的心灵，她深切感到此时自己若是一名医生，能为患者解除痛苦，远较给他们发放生活用品帮助更大。那一刻，她由衷感到能够成为一名医生，为患者解除疾苦是多么的高尚，从而激起了她学医从医的强烈愿望。

四、初学西医，结缘中医

由于在工作中表现突出，1975 年 9 月赵文霞被推荐到驻马店地区卫校脱产学习，终于有机会圆自己从医的梦想。离开艰苦的农村，回到盼望已久的学校，赵文霞格外珍惜来之不易的学习机会。上山下乡时缺医少药的情景，乡亲们被病痛折磨的呻吟，在赵文霞脑海里留下深深的烙印，成为她发奋学习的巨大动力。她在课堂认真听讲，课下查阅大量资料，给自己制定远高于学校要求的学习目标，每周、每天都有明确的学习计划。这时她全家也已搬至驻马店市居住，但是她要求自己每天必须圆满完成自己的学习计划才可以回家。用她后来自己的话说，那就是"要对自己狠一点，才可能做成一件事"。

由于学习刻苦认真，在校期间，她门门功课优秀。经过两年多系统理论学习后，进入驻马店市最好的医院——驻马店地区人民医院实习，她特别珍惜这来之不易的学习机会，在众多高水平老师的指导下，每天来得最早，走得最晚，遇到疑难、危重、典型病例，更是盯住不放。有一次为能亲手接生婴儿，她在医院病床前整整守了 48 小时，片刻不离地观察产妇的临产变化，陪伴整个产程，最终顺利接生。回到家她从下午一直睡到第二天中午，喊都喊不醒，家人惊吓不已，以为她得了什么大病。

说到跟中医的渊源，还有一个小故事。那也是在驻马店地区人民医院儿科实习期间，科里来了一个腹泻的患儿，用多种方法治疗效果不好，患儿营养状况极差，腹泻不止，非常棘手。这时老师跟赵文霞说："你在学校不是学过中医吗？可以试试中医的办法。"其实那时在学校学的中医只有象征性的一点儿内容，于是她来到书店，花了二角五分钱买了一本儿科书，具体书名已忘记，只记得是当时北京著名儿科专家"小儿王"的著作，按照患儿症状，对照书中的辨证方法开具了一张处方，给患儿取了三剂药，之后赵文霞也就离开儿科了，因为当时也没有抱多大期望，所以几乎忘了这事。没想到3天后，在其他科室值班时患儿家属兴高采烈地找到她道谢，说患儿服药一剂腹泻即减，两剂明显好转，三剂药服完，腹泻完全好了，现已少量进食，精神大为好转。看着家属真诚、充满感激的目光，赵文霞心中升起满满的幸福感和自豪感，这件事也激发了她对中医的强烈兴趣和热爱，她常说，自己和中医的情缘也许从那一刻就结下了。

五、悬壶故土，造福民众

由于理论基础扎实，临床实习认真刻苦，3年后赵文霞以优异的成绩毕业，回乡做起了赤脚医生。数月下来，她深深被患者痛苦解除后的感激之情而感动，也为条件限制致使部分患者病情不能得到有效缓解而懊悔，更为自己学习时间太短，医学理论不够精深，不能为患者明确诊断而遗憾。为此，她一边工作，为患者看病，一边看书学习，提高理论水平。对患者深厚的感情，使她想为每一位患者解除病痛，她严格要求自己，不停地进行学习，以提高业务水平，渴望能有机会到更高一级院校学习提高。

六、情定中医，博闻强记

机会总是留给有准备的人。1978 年，全国恢复高考第二年，经过短时间复习的赵文霞参加了全国高考，由于基础好，她以优异的成绩被河南中医学院（现河南中医药大学）录取，终于圆了她企盼已久的中医大学梦。

当时的赵文霞因为已在卫校系统学习了 3 年西医理论，奠定了扎实的西医功底，再加上从事赤脚医生工作的临床实践，所以是带着无数的"疑问"踏入中医学院大门的。而进入更高级医学院学习，提高业务水平是她的梦想，所以进入中医学院后，赵文霞非常清楚要学什么，不断探索该怎么学。由于先学习了西医，所以学习中医给赵文霞带来很多困惑。比如对于比较抽象的中医理论的理解和接受，对于中医思维模式的逐步建立。不过赵文霞是位勤学好问的资深"学霸"，她爱思考，好提问，经常请教老师，逐步总结出一套学习中医的经验，那就是在中医理论的学习中，一定要在"背诵"上下死工夫，先把理论知识学扎实，再在临床当中反复实践，以疗效论"英雄"，再反复查阅资料，力求弄清机理。赵文霞经常天不亮就早起背诵，反复背诵，强化记忆和理解记忆相结合，真正把"学有所思、思有所疑、疑有所得"做到了实处。赵文霞对相关经典进行了刻苦、细致的研读，《黄帝内经》《伤寒论》《金匮要略》《温病条辨》等经典她均一一精读，部分经典她甚至可以大段背诵。由于有深厚的中医经典理论做基础，她对于一些中医问题的理解更为深刻，对于中医概念的把握更加准确。强烈的求知欲、严格的自律性加上勤奋，赵文霞的学习成绩在年级中始终名列前茅。大学毕业时参加中南五省会考，取得了优异成绩。

七、教学相长，为人师表

1983年赵文霞以优异成绩毕业并留校工作，被分配至中医诊断学教研室，从事《中医诊断学》教学工作。赵文霞做事最大特点就是仔细、较真。为教师者常讲"想要给学生装满一瓶水，自己首先要有一桶水"，想要教会学生中医诊断学内容，首先自己要把这部分内容弄懂、吃透。中医诊断学牵涉的中医经典内容特别丰富，青年学生思维活跃，谁也不知道在学习中他们会问出什么问题。为了提高教学水平，她反复思考，从多方面下手进行努力。一是强大自我，不断夯实基础，同时查阅相关资料，扩大知识面；二是采取灵活多样的教学方法，激发学生学习兴趣。在做学生的时候，她发现有临床经验的老师授课时，常常能列举具体病例，因此很受学生欢迎，教学效果也好，自己教课时也要尽量结合临床病例，提高学生的学习兴趣。可是自己刚刚大学毕业，没有多少临床经验，怎样才能用临床病例充实教学内容呢？通过细心观察，她发现校医院可以对外应诊，一些老专家患者较多，于是她便课余抽出一部分时间跟随专家坐诊实习，一部分时间自己独立应诊，把理论知识与临床实践有机结合起来。几年下来，通过跟师学习，她的临床诊疗水平明显提升。通过临床实践，她对经典理论的理解也更加深刻了，并积累了大量的病例。为了提高教学效果，她还不断对授课技巧进行完善。比如进行案例教学时，很多老师都列举成功的病例，赵文霞则多列举临床误诊、误治病例，详细分析导致误诊、误治的原因，给患者造成的危害，以此引起同学们的警觉，告诫学生，医学是为人的健康和生命服务的，要从一开始就养成严谨认真的态度和学习习惯，对临床技术无论如何精益求精都不为过。在积累了较多的临床病例后，她还引入更多的启发式教学模式，比如对于一个证型的诊断，她不是简单地列举和向学生灌输诊断要点，而是结合临床病例的具体表现，引导同学进行思考，并以临床疗效反证辨证的准确与否，这种启发式授课方式，如同在诊室里面对具体患者，言之有物，生动有趣，深受学生欢迎。

梅花香自苦寒来。通过数年努力，赵文霞教学水平大幅提升，授课效果明显提高，因讲课内容深入浅出，授课形式丰富多样，课堂讲解理论联系临床，成为最受学生欢迎的青年教师，赵文霞也从众多教师中脱颖而出，成为青年教学骨干。多年后，每当回忆起在中医诊断教研室工作的六年时光时，赵文霞认为这是她从事中医工作的又一笔宝贵的财富，因为教学的需要，早早地对众多经典著作进行了细致入微的研读，至今记忆深刻，为临床工作打下了坚实的理论基础。同时，在当初的跟师学习和独立应诊中，也不断地加深着对中医经典的理解。六年中，她完成了由理论到临床，再由临床到理论的第一个循环。谈到自己多年从事中医临床工作的经验时，赵文霞总爱说要感谢自己那六年的教学经历，为自己打牢了中医基础。"磨刀不误砍柴工",年轻中医师要想有所成就,首先要下苦工夫打牢中医基础,大树参天,根深才能叶茂。

八、精益求精,自我提升

1989年赵文霞来到河南中医学院(现河南中医药大学)第一附属医院,从事消化系统疾病的中医临床工作。由于有深厚的中医理论基础,她诊治疾病辨证准确,思路清晰,遣方用药得当,临床疗效显著,很快就得到了广大患者和科室同事的认可。

赵文霞深知学海无涯,在已有的成绩面前不骄不躁,不断实现一次又一次自我提升。1992~1993年参加全国中医内科骨干教师培训班;1997~1998年先后在上海中医药大学曙光医院和中国人民解放军302医院进修学习,业务能力得到大幅度提升;2004~2007年参加首批全国优秀中医临床人才研修班学习,以优异成绩毕业,获全国中医临床优秀人才称号。

2009~2012年脱产在南京中医药大学攻读并取得博士学位,2013年成为博士生导师。同时,赵文霞还先后跟随国医大师李振华教授、著名中医肝病专家李普教授学习,向中医前辈虚心求教,吸取老一辈中医大家的宝贵经验。多年的努力学习,带来技术长足的进步。虽然已经是省内、国内著名专家了,但她仍然感到自己许多方面存在不足,仍需要不断学习,年逾六旬又拜到国医大师张磊教授门下研修,用她自己的话讲就是"医生对技术的追求永远在路上,没有终点"。

九、带领团队，艰苦创业

正所谓"一花独放不是春，百花齐放春满园"。赵文霞在不断实现自我完善的同时，更是呕心沥血，历尽艰辛，打造了一支高质量中医消化病专业团队。

1. 选准方向，培养人才

当年赵文霞刚刚接手消化科的时候，科室几乎是一穷二白。一是人才匮乏，高年资大夫退休后，科室里的医师年龄最大的也就30多岁，难以建设人才梯队；二是病种单一，基本只诊治胃病，肠病、胰腺病、肝胆病及相关疾病并不收治；三是规模较小，病房只有一个病区，30多张床位，即便这样也住不满。总体来说当时的消化科处于一个比较窘迫且逐渐萎缩的状态。在这种情况下，让赵文霞来接管这个团队，那该怎么办呢？

赵文霞觉得要带好这个团队，首先要扩大病种——"路子宽才能跑得快呀"！她认为消化系统疾病除了胃病以外，还包括了肝胆、胰腺以及肠道疾病，所以要想扩大诊治病种，就要培养专业人才。当年的"五朵金花"（赵文霞、郭淑云、张照兰、冀爱英、杨国红五位专家）和其他五位骨干就是从那时起在赵主任带领下踏上了"联袂打天下"的创业之路。有分工有计划地先后外出进修学习，赵文霞1995年开始担任科室负责人，1997年带领张照兰、杨国红等人参加河南省的211人才培养，开始进修学习，每个人到不同的医院学习不同的领域。张照兰和杨国红两位主任主要是学习胃肠疾病，赵文霞主要学习肝胆疾病。学习回来以后，又成立了不同的专业小组，另外在这个过程中引进了一批各专业的人才，逐步扩大科室规模及学术影响。首先在肝病方面，业务范围有所扩大，成立了不同的专业亚组，开展相关研究。使临床和科研都逐步迈上新的台阶。

2. 完善制度，互相学习

赵文霞虽然是科室主任，但始终虚心向其他同志学习。因为当时其他几位科室骨干都是研究生毕业就到科室工作了，国医大师李振华教授的儿子李郑生当时也在消化科，赵文霞自感到科室的时间比较晚，所以非常重视同事间的交流和学习。首先建立科室的制度，包括对于疑难危重患者的科室会诊制度、疑难病历讨论制度、分级查房制度等。同时群策群力，一方面带领团队开创事业，另一方面在向同事学习的过程当中，自己也在不断地进步和成长。例如当时有一个患者，赵文霞自觉治疗效果不够理想，就主动邀请李郑生教授去查房并向患者介绍这个李大夫，通过查房讨论，不仅提高了患者的诊疗效果，而且提高了自己的诊疗水平。当时李郑生教授就不理解，因为在医疗行业很多大夫自己治不好的病也不会让同行来治疗，赵文霞却是以一种真正的"空杯"心态和博大仁爱的胸怀对待学术、对待同行，为了患者获得更好的疗效，为了业务上的不断提升，不但从书本和临床实践中学习，也在向同事、患者和名师学习。在这条艰难创业之路上，赵文霞自身得到了不断提高，科室得到了长足发展，科室学术地位也有了很大提升。以赵文霞为核心的科室领导班子日渐成熟，带领全科取得多项殊荣，如今脾胃肝胆病科已成为国家临床（中医）重点专科，国家中医药管理局中医肝胆病重点学科、中医肝病重点专科，河南省首届中医名科，河南省肝病中西医结合诊疗中心，全国中医特色护理优秀科室、优质护理服务示范病房。

3. 率先垂范，全面发展

赵文霞要求自己在管理别人的同时也要率先垂范，在管理、医疗、教学科研等方面要全面发展，她本人在全国的学术团体里兼任很多职务，得到了全国同行的高度认可。一方面，率先垂范就是首先要以身作则，甘于吃苦，要让别人做到的事情，自己首先做到，包括规范查房、节假日值班等，赵文霞自己都亲力亲为，她一不怕吃苦、二不怕吃亏，日常工作事无巨细她都要亲自过问。另一方面，赵文霞要求自己的业务能力要不断提高，及时把握学科发展的动态，在全国的学术会议上用心学习，时刻把握本学科领域的学术发展前沿，不断细化、深化各病种的研究。所以现在的脾胃肝胆病科业务范围包括胃肠疾病、胰腺疾病和肝胆疾病。在肝病里边，又细分出慢性肝炎、肝硬化、脂肪性肝病、自身免疫性肝病以及消化系统肿瘤等亚专业方向。在业务发展、学科建设的过程中，赵文霞综合业务能力也得到了提高，逐步在脂肪肝的诊疗方面取得了全国的领先地位，在乙肝肝硬化、肝癌早期诊疗等方面也得到了长足发展。

此外，赵文霞认为带领科室发展实际上是对自己胸怀和能力的考验，为了科室的发展，她从来不计较个人的得失。比如陈欣菊主任申报肝癌方面的重大专项课题，赵文霞亲自带领课题组成员反复修改完善课题思路及研究方案，跟进申报过程。在前后两个月的申报过程中做了大量的工作，但是为了鼓励年轻人，她不求名利，甚至连署名都没有。最终积劳成疾，高热不退，仍不肯休息，在她的拼搏和无私奉献的精神感染下，课题组全体成员都发挥出"拼命三郎"的精神，终于如愿以偿，申报课题成功立项。

4. 言传身教，提携后辈

赵文霞非常重视培养青年医师在科研和教学方面的能力，鼓励他们在这些方面做更多的工作。她在医院对工作要求精益求精是出了名的，其所在的脾胃肝胆病科的大夫，在赵文霞严格要求下，不出几年技术上就能小有成就，可以独当一面。她对别人要求严格，对自己更是如此，这些都是基于她对医生这一职业更深刻的理解。首先，医生服务的对象是人，人的生命贵于一切，为人的健康、生命服务的职业，对技术要求无论多么严格也不过分。其次，在脾胃肝胆病区诊治的患者，许多是外地甚至是外省患者，辗转奔波来到郑州，求诊多年，经济负担重，患者及家属已经承担沉重的心理负担，作为医生要尽量减少患者的经济负担，这样才对得起患者对我们的信任和党对我们多年的培养。

十、传承创新，硕果累累

功夫不负有心人。赵文霞从事临床、教学、科研工作 40 年，具有渊博的理论知识和丰富的实践经验，取得了令人瞩目的成就。共发表学术论文 175 篇，主、参编著作 21 部，其中全国规划教材 9 部，发明专利 2 项，获省部级科技进步奖二等奖 7 项、三等奖 1 项。先后主持国家自然科学基金等国家级课题 10 项，省部级课题 8 项，其他课题 8 项。起草的诊疗方案、指南有《非酒精性脂肪性肝炎诊疗方案》《药物性肝损害中医诊疗指南》《药物性肝损伤中医诊疗方案》《胆囊炎中医诊疗共识意见》《鼓胀（乙肝肝硬化腹水）中医诊疗方案》等。培养学术继承人 2 人，博士研究生 6 名，硕士研究生 69 名。

同时，诸多荣誉也纷至沓来。1993 年赵文霞被评为"河南省优秀教师"，1994 年被评为全国教育系统"巾帼建功"标兵，2000 年被评为河南省高等学校"优秀共产党员"，2001 年被评为"河南省百名巾帼科技英才"，2001 年被评为"河南省劳动模范"，2002 年遴选为河南省优秀专家，2006 年遴选为中国医学装备协会专家数据库专家，2007 年被授予"全国优秀中医临床人才"称号，2007 年当选国家科学技术奖评审专家，2009 年遴选为河南省首届名中医，2011 年被评为河南教学名师，2012 年被授予"郭春园式好医生"荣誉称号，同年遴选为第五批全国老中医药专家学术经验继承工作指导老师，2013 年开始享受国务院政府特殊津贴并成为博士生导师。

赵文霞还带出了一支高水平的中医团队。河南中医药大学第一附属医院脾胃肝胆病科目前是国家临床（中医）重点专科，国家中医药管理局重点学科，国家中医重点专科，全国肝胆病防治技术示范基地，河南省首届中医名科，河南省肝病中西医结合诊疗中心，药物性肝损害协作组组长单位、脂肪性肝病协作组副组长单位，国家食品药品监督管理局临床药理试验基地，河南省中医管理局重点专科，河南省优秀教学团队，首届全国中医特色护理优秀科室，河南省优质护理服务先进集体，河南中医药大学"十佳护理团队"。

赵文霞带领的脾胃肝胆病科科室规模较前扩大数倍，由原来的一个病区发展到现有的四个病区，并拥有消化内窥镜诊疗室、人工肝血液净化室、中医外治室、肝病实验室，开设病床200张，年出院患者7千余人次，年门诊量超过12万人次。现有主任医师、教授13人，副主任医师、副教授7人。博士研究生导师2名，硕士研究生导师12名。全国老中医药专家学术经验继承工作指导老师2人，享受国务院特殊津贴1人，国家首届中医药高等学校教学名师1人，河南省优秀专家两人，河南省名中医2人，全国中医临床优秀人才2人，河南省教学名师1人。

（刘晓彦、陈海燕）

第二章

学术精华

一、对中医基本理论的认识

赵文霞对《黄帝内经》《伤寒论》等中医经典进行了深入研究，对其中的脏腑气机学说、阴阳五行学说以及气血津液学说体会深刻，为其认识消化系统疾病基本病机、凝练治疗思想奠定了基础。

（一）秉承整体观念，主张精准辨证

赵文霞一贯秉承并践行中医学的"两大精髓"——整体观念与辨证论治。她认为整体观念强调的是人体自身、人与社会、人与自然环境的统一性；辨证论治立足于患者、疾病（病因、病机、病位、病性）等差异性；在辨治疾病的过程中必须把两者有机结合起来。例如肥胖脂肪肝的发生，虽然病位在肝，但与肺之通调水道、脾之运化水湿、肾之蒸腾气化皆有密切联系，为全身气血津液代谢异常在肝的表现，所以不但要治肝，而且要纠正肺、脾、肾等脏腑功能失调状态，根据具体病机特点，采用宣肺涤浊、健脾化痰、补肾祛湿诸法综合调理，改善肥胖的病理状态，同时分析具体病因，综合考虑患者的先天体质和后天不良生活习惯等因素；其病机有肝郁脾虚、脾虚湿盛、痰浊阻滞、气滞血瘀、阴虚内热等。所以要区分病因和个体病情制订治疗原则和具体方案，配合调整生活方式，才能达到治愈的目的。

（二）详察邪正盛衰，崇尚平和致中

赵文霞认为，邪正盛衰的变化决定着疾病的发展趋势及预后转归。临床中单纯"邪实"或单纯"正虚"者少见，"虚实夹杂"者居多，"正邪交争"的现象往往为时短暂，终究会发展到"正虚邪恋"或"正盛邪退"阶段。尤其是肝功能衰竭等急危重症患者，短期内正邪之间就有明显转化，经1~2周治疗患者黄疸、腹胀、乏力等症状减轻，肝功能改善，说明正盛邪退，病情向愈；反之则为邪盛正衰，预后不良。要密切观察，及时调整治疗方案。"损其有余，补其不足"，避免触犯"虚虚实实"之戒。恢复期更应注意顾护正气，扶正以祛邪，以图缓功，巩固疗效。在扶正祛邪过程中，赵文霞崇尚平和致中，强调要避免过用攻伐之品，她认为中医治病就是把机体的失衡状态调整恢复到不偏不倚的中正、平衡状态，达到"阴平阳秘""以平为期"的目的。

（三）顺应脏腑功能，强调中病即止

赵文霞强调，中医遣方用药要掌握"顺应"和"适度"两个原则。一是要顺应脏腑功能，根据五脏六腑的自身功能特点和病理特性制定治疗原则，即"顺势而治"。例如肝藏血，主疏泄，体阴用阳，性喜条达而恶抑郁。所以肝病的形成特点是肝血易虚，肝气易郁，肝阴易亏，肝阳上亢，肝火上炎，肝血易瘀。在治疗用药时，赵文霞主张肝血宜养、宜活，滋养"肝体"之阴血，使其"藏血"功能复常，可采用滋阴养血、活血化瘀之法；而肝气宜疏、肝火宜清，改善"肝用"之条达，使其"疏泄"功能复常，可采用疏肝、清肝等治法。再如腹泻型肠易激综合征，患者虽主要表现为腹痛、腹泻，但病机的关键是肝强脾弱，治要抑木扶土，健脾疏肝，疾病才能顺利治愈。二要适度调理，中病即止，不可矫枉过正，损害脏腑生理功能，如用养肝柔肝法滋养肝体时，用药不可过于滋腻，疏肝清肝法调理肝用时，用药不能过燥或过于寒凉，以免背离脏腑特点，克伐正气。

（四）运用五行学说，灵活辨证施治

赵文霞注重把"未病先防、既病防变"的"治未病"理念贯穿于辨治的始终。医圣张仲景"见肝之病，知肝传脾，当先实脾"就是先贤"治未病"理念最好的例证。五行之间生克乘侮的复杂关系对于分析疾病、预测病情演变、截断病情进展、判断疾病预后等至关重要。从五行来讲，肝属木，脾属土，肝与脾之间生理上是肝木克制脾土，病理上肝木乘伐脾土，临床肝病患者常出现腹胀、纳差、呕恶等类似脾胃病的表现，多配合应用健脾和胃等治法，赵文霞常配以党参、茯苓、炒麦芽、炒神曲等疏肝解郁、健脾消食，使脾气旺盛而不受邪。肾属水，肝属木，水能生木，肾为肝之母，肝为肾之子，肝病后期常见"子病犯母"的表现，终至肝肾阴亏之候。如肝硬化顽固性腹水的患者，由于长期应用利尿剂，耗伤阴精，治应据"虚则补其母"的原则，采用滋水涵木法，补肾阴以养肝阴，同时予以利水消胀等方法，方为标本兼治之策。

（五）分清先后主次，治病重视求本

赵文霞提出，"治病求本"乃中医特色及优势。此"本"含义有三：一指病因之本，不同原因造成的同一种疾病，当分因论治。如非酒精性脂肪肝因肥胖所致者，重在健脾化湿；因痰浊（高脂血症）所致者重在化痰涤浊；因消渴（糖尿病）所致者重在滋养肝肾之阴；二指病机之本，如胁痛病，肝病及脾，则肝为本脏，治宜疏肝柔肝为主，兼顾健脾；但如果是脾虚导致肝乘，则脾为本脏，治宜健脾为主，兼顾疏肝；三指治疗目标之本，如对于转氨酶升高的患者，由于药物、饮酒等原因导致，那么治疗达到肝功能正常并半年以上无复发即可；如果是由于乙肝病毒感染导致的肝损伤，治疗目标就不能局限于肝功能的恢复，而要清除乙肝病毒。要找准疾病的根本，分清主次，缓缓图之，勿求速效。

二、主要研究方向及学术特点

赵文霞在长期临床实践中，逐步确立了以中医药防治非酒精性脂肪性肝病、慢性病毒性肝炎、肝硬化、肝功能衰竭等疾病为主要研究方向，并在中医药治疗肝癌、胆囊炎、胆结石及慢性胃炎、功能性胃肠病等方面积累了丰富的经验。

（一）中医药防治慢性肝病

1. 分因论治脂肪肝，丰富研究思路

赵文霞早在 20 世纪 90 年代初就围绕非酒精性脂肪性肝病的中医病因病机、证候规律、治则治法等进行了一系列临床和实验研究，明确了非酒精性脂肪性肝炎（NASH）的基本病机为痰湿瘀阻肝络，提出"化痰、祛湿、活血"为 NASH 的主要治疗原则。先后完成国家"十一五"科技支撑计划"非酒精性脂肪性肝炎中医综合治疗优化方案及基层医院示范研究（课题编号：2007BAI20B095）"等四项相关课题研究，构建了 NASH 的基本证候及证候要素，进一步总结并完善了"中药内服 + 中医外治 + 饮食 + 运动"综合治疗方案用于 NASH 的治疗，初步形成了 NASH 的中医临床诊疗规范，在全国 54 家医疗单位推广应用，并被纳入国家中医药管理局发布的《22 个专业 95 个病种中医诊疗方案》。申请专利 1 项"一种治疗非酒精性脂肪性肝炎的中药颗粒专利（专利号为 2011100325180x）"。开展了"消脂护肝胶囊治疗非酒精性脂肪肝的开发研究"项目，研制出医院制剂——消脂护肝胶囊 [Z20130331（郑）] 并在临床应用 20 余年，疗效肯定。

在临床研究基础上，又开展了"化痰祛湿活血法治疗非酒精性脂肪性肝炎方案建立及疗效机制研究"，动物实验和体外肝细胞模型实验显示：化痰祛湿活血方通过调控 AMPK/ACC/CPT-1 信号通路，升高 AMPK、CPT-1 的基因表达，降低 ACC 的基因表达，从而增加脂肪酸的氧化，抑制肝内脂肪

的合成，并增强 NASH 模型大鼠 ADPN、AdipoR2、AMPK、CPT-1 mRNA 及蛋白的表达，降低 ACC mRNA 及蛋白的表达，从而阻止肝细胞脂肪变及炎症反应，这可能是化痰祛湿活血方治疗非酒精性脂肪性肝病的作用机制之一。

随着研究的不断深入，赵文霞对脂肪肝中医病因病机及治法有了新的认识。①脂肪肝的发生与肝、脾、肾功能异常相关。脂肪肝病位在肝，与脾的运化失常、肾的气化失调密切相关，脾、肾的运化或气化功能失常导致了痰浊、膏脂等病理产物的沉积，形成脂肪肝。治疗应调理脏腑功能，改善其代谢状态。2020 年非酒精性脂肪肝更名为"代谢相关性脂肪肝"，与赵文霞的认识不谋而合，也是对中医脂肪肝病机认识的升华。②炎症期是脂肪肝治疗的关键节点。赵文霞认为非酒精性脂肪性肝炎不是普通的因细菌或病毒感染引起的炎症，而是与多种代谢（糖代谢、脂代谢、胆汁酸代谢等）紊乱相关的应激性肝损伤，其炎症反应期是发展到肝纤维化、肝硬化的关键节点，也是治疗和研究的重点。在此阶段进行长期规范治疗，有望使病情逆转，恢复肝脏健康。③分因论治脂肪肝。赵文霞早期研究认为脂肪肝与脾虚、痰浊、阴虚、血瘀等因素有关，并未区分其病因治疗。近年临床实践中发现该病最常见的病因为肥胖、血脂异常和糖尿病等，中医病机在脾虚、痰浊、阴虚等方面各有侧重，所以在治疗上赵文霞主张应根据不同病因病机分别论治，这种"分因论治"观点也是中医"同病异治"特色治疗的具体体现。④将涤浊法纳入脂肪肝治疗。赵文霞近年研究发现，痰、湿、瘀均属于浊邪范畴，"浊邪"阻滞三焦是脂肪肝的重要病机，而肺为水之上源，具有主理气机、通调水道之功，与脾之运化水湿、肾之蒸腾气化在津液代谢中共同发挥重要作用，这些功能与西医学的"代谢功能"类似，一旦发生障碍则易导致"浊邪"产生，所以主张从肺论治脂肪肝，采用涤浊法治疗，疗效可喜。⑤脂肪肝更易并发胆系疾病。赵文霞认为，非酒精性脂肪肝除了可造成肝细胞炎症损伤，还可导致胆汁淤积，也更易合并胆囊炎、胆结石等病变，其发生原因与脂质代谢紊乱相关。

2. 化湿解毒调气血，治疗慢性乙肝

赵文霞认为，慢性乙型肝炎的中医病因主要是正气不足，外感湿热疫毒，伏于体内，或复加饮食不节、情志抑郁等诱因而发病。治疗方面应正确客观认识当前中医药在慢性乙肝治疗中的作用。西药抗病毒治疗虽卓有成效，但实际上仍有很多治疗难点没有解决。而中医药治疗具有多环节、多靶点等优势，可以起到弥补单纯西医治疗不足或减毒增效的作用。例如：①在西药抗病毒治疗过程中，e抗原转阴缓慢，转阴率低，此时宜以中药扶助正气，提高人体免疫力。②对于乙肝低病毒载量的患者，无西药明确抗病毒适应证，或单纯西药抗病毒治疗有部分应答的患者，可辅以中药清热解毒。③在抗病毒治疗同时，配合中药起到抗肝纤维化的作用，防止向肝硬化进展。赵文霞根据本病特点，重视病证结合治疗原则，并研制出肝炎康丸、慢肝康丸等医院制剂，配合中医特色治疗，取得明显疗效，在改善临床症状、提高抗病毒作用、防止停服西药后病情反弹等方面具有一定效果。

慢性肝病治疗关键在于调和气血。其内涵包括如下三方面：①分清在气在血。气分病多为新发病，病程短，病情轻浅；血分病多为久病，病程长，病情深重。②气病调气需活血。两胁胀痛，予香附、苏梗、青皮、柴胡等理气，气郁则营血瘀滞，应加用当归尾、郁金、茜草等以活血通络。③血病治血需补气。肝病可有肝血虚、肝血瘀等证型，两者均需补气。肝病血虚者予当归、枸杞子、酸枣仁、柏子仁等补血之不生，中气不足则血虚，应加炙甘草、大枣、生姜、炒麦芽等以补中健胃。肝病血瘀者予桃仁、红花、川芎、牛膝、莪术、三棱、炮山甲等化瘀，元气虚者应加人参、黄芪、冬虫夏草等以益气培元。

乙肝病毒属中医湿热疫毒之邪，湿性黏滞，导致病情缠绵难愈。因此，在治疗上当以清热化湿贯穿始终。清热可用茵陈、虎杖、板蓝根等苦寒之品；化湿可选用藿香、佩兰等芳香化湿和薏苡仁、茯苓等淡渗利湿之药。但要注意用苦寒之剂时，药味不宜过多，时间不宜过久，病退即止，以防苦寒败胃，导致湿热胶固不解。肝藏血，主疏泄，体阴而用阳，性喜条达而恶抑郁。肝脏受邪则疏泄不及，肝气郁滞，气滞则致血行不畅，气滞血瘀，发为本病，故行气活血为主要治疗原则。常用行气方如逍遥散、柴胡疏肝散等，活血方如血府逐瘀汤、桃红四物汤等。

3. 分期辨治肝硬化，重视舌下脉络

赵文霞认为肝硬化主要是在原有慢性肝病基础上，肝气郁结，气滞血瘀，脾不运化，水湿内聚而成；主张根据疾病

分期（代偿期与失代偿期）及具体证候之不同，抓住各自病机重点，灵活采用活血化瘀、健脾利水、养阴利水等方法治疗。代偿期肝硬化，治疗重点在于阻止病情进展，防止失代偿发生。治法以养血活血，软坚散结为主。同时密切观察肝硬化结节变化，防止癌变。研制出医院制剂软肝丸，有软肝缩脾的疗效。失代偿期肝硬化重点在于低蛋白血症、门脉高压、腹水、上消化道出血、肝性脑病、感染等并发症的治疗。常采用健脾补肾法提升白蛋白，在常规治疗基础上配合中药药膳、夜间加餐的方法，药食同补治疗顽固性腹水取得了较好疗效。并率先开展了腹水浓缩回输联合中药治疗顽固性腹水，疗效满意。

在诊治慢性肝病中赵文霞十分关注舌诊，特别重视对舌下脉络的望诊。她认为舌下脉络增粗、曲张、延长、紫暗等异常表现往往是慢性肝病进展为肝纤维化、肝硬化或门脉高压的早期表现，可能比脾功能亢进的症状和体征更早出现，可通过该线索发现早期病变。赵文霞总结出舌下脉络在慢性肝病诊断中的运用要点，形成了独特的诊疗经验。赵文霞发现病毒性肝炎肝硬化（代偿期）患者的舌下脉络改变与肝硬化的程度有密切关系。患者舌下脉络可出现粗张、延长、迂曲及细络瘀血等表现。通过对舌下脉络的观察，与临床症状及相关检查结合起来，可以早期诊断病毒性肝炎肝硬化（代偿期）。赵文霞通过长期对病毒性肝炎肝硬化（代偿期）患者舌下脉络变化的观察，发现血瘀程度越重，舌下脉络往往改变越明显，肝硬化程度也越严重。另外赵文霞还归纳制定了舌下脉络的量化标准，并以此指导临床对病毒性肝炎肝硬化（代偿期）的早期诊断和对肝硬化病情进展的判断。赵文霞将舌下脉络主干中段的直径定在 2.1~2.7mm 为正常范围，以舌下脉络主干长度不超过舌尖至舌下肉埠长度的 3/5。制定了如下标准。轻度血瘀：主干隐现，或轻度增粗（宽度 2.1~2.7mm），或主干略有延长；中度血瘀：主干迂曲增粗（宽度在 3~5mm），或主干明显延长（长度 ≤舌尖至舌下肉埠 4/5）；重度血瘀：主干迂曲增粗，内径大于 5mm，或主干明显延长，长度 >舌尖至舌下肉埠 4/5。赵文霞在临床中发现，舌下脉络的综合改变程度与肝硬化病情进展呈正相关，肝硬化患者的舌下脉络改变越大，其肝硬化程度越高。因此，通过对舌下脉络的观察，可以对患者肝硬化程度做出直观的预判，作为影像资料的参照和补充。舌下脉络望诊具有快速、直观、无损伤等优点，尤其可以随时观察以了解病情之进退，一直以来为赵文霞所重视和提倡。

赵文霞认为治肝病不知治脾，终不得要领，调理脾胃是肝病治疗的根本。只有脾气得以健运，才可益中气、化湿邪、防肝侮，实脾是中医学"正气存内、邪不可干"调养观的具体体现。赵文霞常用"实脾三法"治疗肝硬化，即肝病传脾先甘温实脾、脾已病时当淡渗实脾、脾肾衰惫宜温阳实脾。①肝病传脾先甘温实脾。《金匮要略》云："见肝之病，知肝传脾，当先实脾。"如肝硬化代偿期，患者多以理化及病毒学指标异常为主，多数患者无明显不适，部分患者仅有乏力、纳差，二便基本正常。赵文霞常将此理论运用于这类患者，临证处方中始终有甘温之品，如炒白术、炒山药、炒麦芽、炒扁豆等以实脾养胃，使脾实而肝病不传变。②脾已病时当淡渗实脾。肝硬化失代偿阶段，患者病情加重，常见腹水，伴腹胀、食欲不振、乏力、尿少、大便不实、舌胖大、边有齿痕、脉濡缓或沉迟，此皆肝病传脾之表现。赵文霞认为此期治疗当以淡渗实脾为主，兼以养肝柔肝，方选当归芍药散加减，以茯苓、白术、泽泻、猪苓、大腹皮等甘淡渗湿之品为主，予当归、川芎、白芍等养血柔肝之品，并加泽兰、益母草以养血利水。③脾肾衰惫宜温阳实脾。肝硬化后期，肝病进一步传变，导致肝脾肾三脏同病，症见脘闷纳呆，身疲畏寒，肢冷浮肿，小便短少，大便溏薄，少腹冷痛，面色苍黄或黧黑，舌质淡胖，脉细沉微。赵文霞认为，此时治疗应以温补脾肾之阳为主，药宜选甘温辛热之干姜、良姜、附子等，使阳光普照而阴霾得散，偏于脾阳虚者选实脾饮，偏于肾阳虚者选济生肾气丸。

赵文霞认为，肝硬化腹水（鼓胀）病位在肝，病本在脾，病根在肾。在该病形成过程中，肝脾肾三脏相互影响，肝郁而乘脾，土壅则木郁，肝脾久病则伤肾，肾伤则火不生土或水不涵木；同时气、血、水也常相因为病，气滞则血瘀，血不利而为水，水阻则气滞，反之亦然；气血水结于腹中，发为鼓胀。其治疗应从调理脾肾着手，并采用调理脾肾法、分消走泄法治疗以及药食同用法调养，以扶助正气（健脾、补肾、养阴等）为本，祛邪利水为标，以养正消积利水为基本原则。①调理脾肾法。赵文霞依据中医证候及西医临床分期，将肝硬化分为两期6型，临床根据早、中、晚期辨治肝硬化腹水。初病治肝，治当调气活血利水，以当归芍药散为主方加减；继病在脾，治当健脾化湿利水，以实脾饮为主方加减；

终则在肾，治当温补肾阳，化气行水，以济生肾气丸或真武汤为主方加减，若见肾阴不足，治宜滋肾柔肝、疏利气机、养阴利水，以一贯煎合达郁宽中汤加减。②分消走泻法。赵文霞强调，肺气以宣发肃降之能，参与调节全身的水液代谢，肺脏功能异常可导致水液代谢失调，就肝硬化腹水而言，肺气郁闭，通调水道功能失司，可加重脾肾水液代谢的异常，从而促进腹水的生成，并进一步阻碍肺气之宣降。三焦为人体水液运行的主要通道，水液代谢异常，必涉及三焦。因此，赵文霞治疗腹水以治三焦水湿之邪为切入点，在辨证论治基础上，将分消走泻之宣上、畅中、渗下等治法运用到本病的治疗当中。腹大如鼓，胸闷喘促，不能平卧，小便不利者，用杏仁、橘皮、桔梗、苏叶等开通肺气利水，"宣上以开水之上源"；腹部胀大，按之不坚，胁下胀满或疼痛，饮食减少，食后腹胀，甚至呕恶，便溏，尿量减少，舌苔白腻，脉弦细，常用苍术、白术、半夏、陈皮、白蔻仁、大腹皮、草果等辛苦温燥之品以畅达中焦之气机，恢复脾土之健运，"畅中以调水湿之运化"；对肝硬化腹水后期，肾脏衰败，水湿泛滥，或蓄于膀胱，或外溢肌肤，而见腹大坚满，脘腹绷急，外坚内胀，拒按，下肢浮肿，尿少者，常选淡渗利湿之品，如茯苓、猪苓、泽泻、车前子、滑石、通草、生薏苡仁、白茅根、椒目等淡渗利湿，使湿邪从小便而去，"渗下以利水之下泻"。③药食同用法。肝硬化腹水患者常合并低蛋白血症、贫血、消瘦等，赵文霞根据中药"药食同源"理论，在中医治疗基础上，采用中药滋补药膳或膏方，以晚间加餐的方式给肝硬化腹水患者服用，可起到增加营养、利尿消肿、提升白蛋白、提高免疫力等作用。

4.分阶段诊治肝癌，五结合提高疗效

赵文霞认为，中医"肝癌病"多因感受外来湿热疫毒之邪，脏腑气血虚亏，痰瘀互结，形成肝癌。治应扶正祛邪，标本兼治，早期治标常用疏肝理气、活血化瘀、清热利湿、泻火解毒、消积散结等法，尤其重视疏肝理气的合理运用；晚期治本常用健脾益气、养血柔肝、滋补阴液等法；要注意结合病程和患者的全身状况处理好正与邪、攻与补的关系。在辨证论治的基础上可选加具有一定抗肝癌作用的中草药，以加强治疗的针对性。

在原发性肝癌治疗中赵文霞强调"五个结合"。①中医治疗与西医治疗相结合。对于肝癌早期适合手术切除的患者，术前可用中药提高患者对手术的耐受能力，术后中医辨证治疗可缩短恢复时间，降低复发转移率。无法进行手术和微创治疗的晚期肝癌患者，一般采用全身化疗和分子靶向治疗为主。在此基础上可应用中药益气补血、健脾和中、固护胃气，可起到增效减毒、改善肝功能、提高生活质量、延长生存期等作用。②原发病治疗与手术微创治疗相结合。HBV 感染是原发性肝癌发病和进展的主要原因。给予乙型肝炎相关肝癌者有效抗病毒治疗原发病，可减少肝功能进一步损害、减少并发症并增强治疗效果。乙型肝炎相关肝癌且病毒复制活跃的患者，抗病毒治疗应与手术微创治疗相结合，并贯穿治疗的全过程。手术、射频消融术、经动脉化疗栓塞术（TACE）等常规治疗肝癌基础上加用抗病毒药物可促进肝功能恢复，

改善患者生活质量，延长生存期。③局部治疗与全身治疗相结合。肝癌不仅是肝脏恶性肿瘤，同时又是一种慢性全身性疾病，故治疗时不但要注意肝脏局部病灶的大小、多少，更要注重整体调节，尤其是患者免疫水平。改善肝癌患者整体免疫水平可有效降低复发转移率。赵文霞在肝癌治疗中既注重对局部病灶的改善，更注重整体的调节。在肝癌手术或微波消融、TACE 等局部治疗术后使用中医药治疗，可起到明显缓解症状、提高生活质量、延长生存期的作用。④内服药物与外治方法相结合。赵文霞治疗肝癌通常采用辨证辨病结合、内服外治并用的方法。内治方法多结合患者不同分期和个体差异给予活血化瘀、疏肝健脾、滋补肝肾、扶正祛邪等方药辅助西医治疗。外治方法多采用针灸、穴位敷贴等，对缓解癌性疼痛、腹胀、腹水和术后胃肠功能恢复等效果显著。⑤扶助正气与祛除癌毒相结合。赵文霞认为，人体正气亏虚和病邪侵袭在肿瘤的发生发展中起到关键作用，扶正祛邪应该贯穿原发性肝癌治疗的所有过程，并应随着正邪之间的消长变化而动态选择。

肝癌初期正气尚足，体质尚耐攻伐，治疗宜以解毒抗癌、化痰散结、活血化瘀为主。常用的解毒抗癌药物包括白花蛇舌草、半枝莲、夏枯草、龙葵、石上柏等，常用化痰散结药物包括茯苓、陈皮、海藻、昆布、瓦楞子、海蛤壳等。中期正气渐亏，治疗当祛邪与扶正兼顾，以疏肝健脾为主，常用柴胡、陈皮、苏梗、厚朴、枳实等疏肝健脾、理气和胃。后期因癌毒耗夺正气，治疗当以滋补肝肾，调理阴阳气血为主，常用药如人参、西洋参、党参、太子参、黄芪、白术、怀山药等。肝癌患者的预后与正气存亡密切相关，留存一分正气便有一分生机，切忌攻伐太过，在"治病"同时更应注重"治人"。无论是扶正还是祛邪，当始终注意固护胃气，以保脾胃之气不败，生命之源不竭。

（二）慢性胆囊疾病

肝与胆相表里，生理上紧密相关，病理上相互影响。赵文霞认为，临床大多数慢性肝病合并的胆囊炎症，多不是源自细菌感染，而是继发于脂肪肝、酒精肝、病毒性肝炎及肝硬化等各种肝病，因而也会随着肝病好转和痊愈而改善。也就是说，当肝病与胆病并存时，大多数情况下要首先恢复肝功能，胆囊疾患才有望逐步好转。

胆囊结石主要由胆固醇、胆红素、钙盐及混合型结石等组成。赵文霞认为，中医治疗直径 < 1.0cm 的胆囊结石，尤其是泥沙样结石有一定优势。胆石症病位在肝胆，涉及脾胃。病理因素与痰、湿、瘀、热密切相关。病因主要为情志失调、寒温不适、饮食不节或虫积等因素，导致胆失疏泄，湿郁化热，湿热久蕴，胆液久瘀不畅，聚而为石。而胆囊结石的治疗应首先辨别患者体质以及结石性质。

1. 辨体质

体质虚弱，思虑过度、纳差乏力便溏者，多为肝郁脾虚证，治宜调肝理脾扶正，常用逍遥散、四逆散等加味；体质壮实，嗜酒及食肥甘厚腻或辛辣，多为肝胆湿热证，治宜清肝利胆解毒，常用龙胆泻肝汤、大柴胡汤等加味；失眠多梦、体胖痰多、苔腻脉滑者，多为痰浊阻滞证，治宜化痰祛湿和胃，常用黄连温胆汤、小柴胡汤加味。

2. 辨结石性质

胆囊结石有胆固醇结石与钙盐结石之分，临床应区分结石性质采取相应治疗措施。对于胆固醇结石，应采用溶石与排石相结合的方法，可先溶石，待结石缩小后再予排石治疗；而钙盐结石如果体积偏小则有望排出，如果结石较大则需外科治疗。

3. 排石治疗原则

（1）常用方为四金排石汤，组成为金钱草、海金沙、鸡内金、郁金，可根据不同证型加减应用。

（2）常用排石法。①利胆通腑法：只有胆腑疏泄功能正常、肠腑通利，结石才有望排出，所以利胆通腑法为排石治疗中的主要方法。②耳穴压豆法：常用耳穴有肝、胆、胰、神门、交感、十二指肠等，耳穴压豆后，每日自行按压 5~6 次，每次每穴按压约 1 分钟，有助于胆囊收缩，排出结石。③间断脂餐法：嘱患者平素清淡低脂饮食，每隔 3 天进食脂肪餐一次，有利于胆汁大量排出，同时排出结石。

（三）慢性食管及胃肠疾病

赵文霞在诊治胃食管反流病、幽门螺杆菌感染相关胃病及腹泻型肠易激综合征等方面积累了丰富的临床经验。

1. 从肝论治胃食管反流病，和胃降逆是关键

赵文霞认为中焦脾胃为气机升降之枢纽，脾主升清，胃主降浊，脾胃患病必然表现为气机升降失常，这多与肝气郁结，横克脾胃密切相关。赵文霞擅于调升降、理气机，尤重视应用疏肝理气、和胃降逆法治疗胃食管反流病。对于纳呆、呕恶、嗳气、泛酸等症，以逆则顺之、亢则抑之为原则。例如采用疏肝、柔肝、抑肝等法治疗泄泻、胃痛、痞满等疾病。常用加味柴胡四逆汤治疗肝气犯胃兼有湿热证的吐酸，以丹栀逍遥散治疗肝胃郁热之胃痛，以黄连温胆汤治疗胆胃不和之口苦，以柴胡桂枝龙骨牡蛎汤治疗纳差厌食等，效果显著。

2. 对于幽门螺杆菌感染相关胃病治疗，寒温并用，辛开苦降，清热和胃，制酸养胃

在西药杀菌治疗同时，赵文霞应用中药调理胃肠功能，可明显提高西药杀菌效果，减轻或消除其不良反应，改善患者临床症状，促进炎症、糜烂或溃疡等病变的修复，防止停药后复发。常用泻心汤、清中汤、乌贝散、四逆散、加味柴胡四逆汤等治疗，可加用蒲公英、黄连、连翘等药，提高疗效。

3. 腹泻型肠易激综合征病位在脾胃，与肝密切相关

赵文霞认为腹泻型肠易激综合征多因忧思过度，肝气郁滞，疏泄失常，克伐脾土，导致肠鸣腹痛、痛则欲泻、泻后痛减等症。肝郁易化火，脾虚易伤阳，终致寒热错杂之证。

故其治当疏肝解郁，用痛泻要方、柴胡疏肝散、四逆散等加减。

4. 胃肠病临证注意事项

胃肠疾病往往症状明显，临床表现多样，病因病机复杂，赵文霞主张在辨证治疗中应注意以下几点：

①区分实证与虚证，总的原则是实证以祛邪为主，虚证以养正为先。例如便秘的治疗，实证便秘当用承气类急下存阴；虚性便秘则依阴阳气血亏虚的不同，以"以补开塞"法治气虚便秘、补血润肠法治疗血虚便秘、增水行舟法治疗阴虚便秘、温阳益肾法治疗阳虚便秘。

②区分功能性与器质性病变，赵文霞认为，胃肠疾病往往存在两个特点，一是患者自觉症状严重，而各种检查并无明显器质性病变，而是以功能性病变为主，比如胃食管反流病、肠易激综合征等，多见于"气郁"体质之人，发病常有一定的情志刺激等诱发因素，病机以肝郁脾虚、肝气犯胃、肝胃郁热等为主，治疗重在疏肝健脾、清肝和胃；二是没有明显自觉症状，而内镜检查却显示消化道溃疡甚至肿瘤等严重的器质性病变，常见于具有不良饮食生活习惯的患者，中医常见为痰湿中阻、湿热蕴结、气滞血瘀等证，应辨证施治。

③辨明虚实真假，赵文霞善用反治法治疗"真实假虚证"之胃肠疾病。例如对于脾虚所致痞满，赵文霞常用"塞因塞用"之健脾法治疗；对于食滞痰阻所致腹痛腹泻，采用消食导滞法治疗，为"通因通用"之法，往往效如桴鼓。

三、学术思想

（一）中医"四诊"新思维

赵文霞认为，望、闻、问、切四诊手段在中医实践中具有恒久不变的价值，同时，四诊又是一个开放的诊法体系，具有与时俱进的特点。鉴于有些疾病早期，临床症状轻微，常出现"无证可辨"，而西医学检测技术的进步，增加了辨证信息，有利于医者更加深刻、全面、直观地把握疾病的本质。赵文霞结合西医学诊疗手段丰富中医四诊内涵，将生化检验、影像检查归入中医望诊之范畴，将西医听诊内容归入中医闻诊之范畴，将病史等资料归为问诊之范畴，将体格检查、触诊等内容归入中医切诊范畴，拓展了中医四诊模式。在四诊之中，赵文霞尤其重视望诊。她认为望诊应分为宏观望诊和微观望诊两部分。她将医者运用视觉，对人体全身、局部及排出物等一切可见征象进行有目的的观察以了解健康或疾病状态，称为宏观望诊；将消化内窥镜、超声、CT、核磁共振等诊断设备所见，称为微观望诊。消化内窥镜下所见胃肠黏膜出血点、食管胃底静脉曲张为血瘀表现，出血点色鲜红、曲张静脉色紫红者多为热证，内窥镜下见黏膜色淡白多为脾虚，曲张静脉色青紫或紫黑是血瘀的表现。尽管胁下未触及固定不移之积块，但超声、CT、核磁共振所见肝脏结节、脾脏增大者，也为肝积的证据。

（二）逆流挽舟早截断

赵文霞认为，在疾病发展过程中，会出现由浅入深，由轻到重，由单纯到复杂的变化，诊治越早，疗效越好。早期诊治的时机在于掌握好疾病的发生、发展变化过程及其传变的规律，病初即能及时做出正确的诊断，进行及时有效的治疗，阻截病情传变途径。

赵文霞结合多年临床经验，总结提炼出肝病的"四早诊疗法"，包括扶正固本早预防，辨识舌脉早诊断，先症而治早治疗，持之以恒早防变。例如对于脂肪肝，应在早期单纯性肝脂肪变时就加以干预，防止进展到炎症期。而慢性肝病一旦进入炎症阶段，则主张"有一分炎症就有一分纤维化"，应提早予以抗肝纤维化治疗。如果已经出现肝硬化，则应采用解毒化瘀、软坚散结等方法治疗，防止向失代偿期转变，尽量避免出现出血、腹水、癌变等不良结局。

（三）内病外治重疗效

外治法是中医特色治疗手段之一，赵文霞认为，运用非口服药物的方法如刺激经络、穴位、皮肤黏膜、肌肉、筋骨等，可以达到治疗内脏疾病的目的。中医外治法源自数千年的临床积累，有简、便、廉、验之特点，是内治法的有益补充，两者相互为用，共同达到提高疗效的目的。赵文霞提倡在临床实践中应内病外治，多法并举，尽最大可能缓解症状，减轻患者痛苦，提高生活质量。中医外治法在缓解功能性胃肠病引起的疼痛、腹胀、泄泻、便秘等方面起主导作用，在防治慢性肝胆病引起的胁痛、腹水、黄疸、肝厥等方面起协同作用。赵文霞不断吸纳民间有效治疗方法，开展了脐火疗法温阳化气、祛湿退黄治疗黄疸；穴位埋线调理肝脾、化浊消脂治疗脂肪性肝病；中药直肠滴入清肠解毒、辟秽开窍，治疗肝性脑病；中药敷脐疗法治疗肝硬化顽固性腹水；易医脐针治疗癌性疼痛；虎符铜砭刮痧治疗肝硬化肝脾肿大、胁肋疼痛；中药荷叶封包治疗急性胰腺炎、腹膜炎等，极大提高了临床疗效。

（四）生活调养防复发

赵文霞认为，肝胆及脾胃病均属于逐渐进展的慢性疾病，必须重视养生调摄在综合治疗中的作用。饮食调养、运动管理以及情绪调节对于巩固疗效、防止病情复发非常重要。主张辨证选用药膳调理，并采用中医导引以疏肝健脾，身心同治，进行长期生活调养，从而促进机体康复，预防疾病复发。

1. 辨证施膳。基于"药食同源""寓药于食"的理论，赵文霞根据患者的体质、食物性味、五味与五脏配属关系，辨证制定药膳。病种不同，饮食调养亦有区别。对肥胖脂肪肝这类营养过剩的患者而言，科学合理的低热量饮食管理对于减轻体重、防止营养失衡以及减重后反弹尤为重要。但对于肝硬化或者肝衰竭患者，往往合并多种营养不良，此时要补充营养，甚至需要晚间加餐以保证营养需求。此外，赵文霞提倡药膳养肝，根据患者具体情况，施以不同的药膳，把中医的"辨证施膳"落到实处。

2. 重视情志调养在防治疾病中的作用。同时治疗心理疾病与机体疾病，常可起到事半功倍的效果。首先善于引导患者倾诉，必要时配合心理测试以辨识疾病；其次努力做好患者的情绪疏导工作，帮助其走出疾病的困扰，引导患者陶冶情操，建议通过参加娱乐活动、有效倾诉、充实自我等方式调整心态，增加生活的幸福感。同时善于运用调节情志的药膳，如服用百合莲子粥等。总之，这些"无药处方"为众多患者的心理康复带来了意想不到的效果。

3.强调体能锻炼。锻炼体魄可以促进气血流畅，使人体肌肉筋骨强健，脏腑功能旺盛，预防疾病。例如科学运动可防止脂肪肝患者肌肉组织的流失，对于"肌少症"所致脂肪肝有直接治疗作用。运动对于因运动过少导致的功能性胃肠病患者也有重要的辅助治疗作用。赵文霞善于根据患者营养状况、自身体能、兴趣爱好等具体情况，制订个体化运动方案。她根据多年临床经验，结合传统导引养生的理论，在传统健身术八段锦基础上，创立了一套简单易学、功效显著的健身方法——疏肝健脾养胃操，该操由八个步骤构成，动作连绵柔和、松紧有度，根据经络循行路线，拍打、刺激相关穴位，达到疏肝理气、健脾和胃、通经活络的目的。该操已获国家专利，由河南电子音像出版社正式发行。

（刘晓彦、马素平）

第三章

临证精粹

第一节　专病治验

一、非酒精性脂肪性肝病

（一）概要

非酒精性脂肪性肝病（non-alcoholic fatty liver disease，NAFLD）是一种与胰岛素抵抗（IR）和遗传易感密切相关的代谢应激性肝损伤，疾病谱包括非酒精性单纯性肝脂肪变、非酒精性脂肪性肝炎（NASH）、肝硬化和肝细胞癌（HCC）。NAFLD 不仅可以导致残疾和死亡，还与代谢综合征（MetS）、2 型糖尿病（T2DM）、动脉硬化性心血管疾病及结直肠肿瘤等密切相关。对于该病的治疗目前尚无特效手段，主要以改变生活方式、纠正不良习惯、减轻体重为主。由于需要长期干预，NAFLD 患者往往难以坚持，导致其肝功能持续异常，或体重难以减轻，或减重后易于反弹，最终疗效不佳。

对于 NAFLD，中医学多从症状、病因病机等方面命名，将其归属于"胁痛""痞满""肝胀""肝痞""肝癖""肝着""积聚""痰证""痰浊""湿阻"等范畴。"十一五"国家中医药管理局中医肝病协作组将 NAFLD 的中医病名确定为"肝癖"。2009 年发布的《非酒精性脂肪性肝病中医诊疗共识意见》将 NAFLD 的病名定为"肝癖""胁痛""积聚"。

（二）病因病机

饮食不节、劳逸失度、情志失调、久病体虚、禀赋不足是本病的主要病因。本病病位在肝，涉及脾、肾等脏腑。肝体用失调、脾肾亏虚为主要病机特点。肝的生理特点为"体阴而用阳"。在病理情况下，肝体受损，肝用无能，则无法疏泄条达，痰浊、血瘀等病理产物产生，进而发展为浊毒之邪，损害肝体，形成恶性循环。脾肾亏虚，脾虚运化无力，肾虚气化不利，而致水湿停聚而生痰，痰湿内蕴，继而生热化瘀，而致痰、热、瘀、浊、湿合而伤肝。本病随着病情演变，可出现虚实、气血的病机转化。脾气虚弱，脾失健运，易为饮食所伤，酿生湿热之邪，由虚转实；而湿邪内蕴，情志不畅，或劳逸失度，损伤脾胃，则由实转虚，虚中夹实。

（三）诊治特色

赵文霞早在 20 世纪 90 年代初就关注脂肪肝疾病谱的社会发展趋势，近 30 年来围绕脂肪肝的发病机理、中西医诊治、国内外研究进展等内容开展了大量临床和实验研究，具体可见"第二章学术精华"部分。

1. 对脂肪肝的认识

赵文霞对 NAFLD 的认识，经历了"临床实践—实验研究—临床实践"反复循环、逐步提高的过程，在病名、病机、诊断、治疗等方面的探讨由浅入深，由表及里，逐步细化，治疗方案也逐步完善。赵文霞对于脂肪肝中医病机的整个认识过程，概括起来，大致经历了"湿热蕴结、痰湿阻滞、痰湿瘀阻、脾虚湿困、痰浊瘀滞"五个阶段。

第一阶段：20世纪90年代，赵文霞临床观察发现非酒精性脂肪性肝病就诊患者多数表现为形体肥胖，胁肋胀痛，痞闷不适，舌质红，苔黄腻，脉弦滑，根据中医病机属湿热蕴结肝胆而发病。赵文霞临床常用龙胆泻肝汤、三仁汤等治疗。

第二阶段：21世纪初，赵文霞调查1163例非酒精性脂肪肝患者的体质类型分布及其与体重指数、血脂、血清酶学的相关性，结果发现痰湿质和气虚质是NAFLD发病的主要体质类型，而痰湿质较其他体质类型更易出现体重指数升高、血脂及肝功能异常。从而她认识到该病以痰湿阻滞者居多，治应化痰祛湿，常用二陈汤、肝脂乐胶囊等治疗。

第三阶段：根据近10年的研究，赵文霞发现NAFLD患者在痰湿阻滞的同时，常伴胁下刺痛或隐痛，舌质暗，舌下脉络增粗，脉涩等血瘀证表现，提示在痰湿阻滞的同时伴有血行不畅，终致痰、湿、瘀交阻而发病。于是在以往研究基础上，总结提炼了化痰祛湿活血方、消脂护肝方等有效方剂，治疗NAFLD的效果进一步提高。

第四阶段：近5年，赵文霞对该病的研究更加深入，详辨痰浊、水湿、瘀血三者在脂肪肝发病中的相互作用，认为痰湿居于首位，且以内湿为主，与脾虚有关。因肝脾同居中焦，脾主运化水湿，脾失健运易致水湿停聚，形成痰浊；同时湿邪也更易困脾，加剧脾运失常。从西医学角度，赵文霞发现非酒精性脂肪肝的发生发展与肠道菌群失调具有相关性，她进一步开拓思路，探索"肝病肠治、从肠治肝"，自拟了健脾化湿方治疗脂肪肝伴见慢性腹泻的患者，目前正在进行该领域的临床和实验研究。

第五阶段：赵文霞近两年研究发现，在 NAFLD 发生发展过程中，浊邪阻滞起着重要作用，痰湿、浊邪、瘀血阻滞于肝，发为本病。而肺为水之上源，具有主理气机、通调水道之功，与脾之运化水湿、肾之蒸腾气化在津液代谢中共同发挥重要作用，这些功能与西医学的代谢功能类似，一旦发生障碍则易导致浊邪产生，所以主张从肺论治脂肪肝，临床将涤浊法纳入脂肪肝治疗方案，取得了较好疗效。

之所以经历了上述不同的认识阶段，一是因为 NAFLD 的发生与近 20 年社会环境和人们生活方式的改变密切相关，随着生活水平的提高，生活节奏的加快，营养过剩、缺乏运动者不断增加，脂肪肝合并肥胖、高血压、糖尿病、血脂异常患者增多，其中医证候也随之日益复杂化；二是因为脂肪肝患者的个体差异化也日益明显，不同体质的人同样患有脂肪肝，临床表现各异；三是在非酒精性脂肪肝疾病本身发生发展过程中，其病机演变存在一定的规律性，临床在不同的病理阶段，中医证候表现有别，故治疗各异。

概括起来，赵文霞前期研究认为该病是由于肝失疏泄，气机郁滞，脾失健运，痰湿内生，湿邪、痰浊、瘀血等痹阻肝络所致，以脾气虚弱为本，痰湿瘀阻为标，中医病机与虚（脾虚、肾虚），痰（湿痰、浊痰），瘀（血瘀）有关，多采用化痰祛湿活血法治疗。近年来赵文霞对脂肪肝有了新的认识。脂肪肝病位在肝，而其病机变化与脾的运化失常、肾的气化失调密切相关，而脾、肾的运化或气化功能实际与西医学的代谢机制类似，正是这些功能的失常导致了痰浊、膏脂等病理产物的过度沉积，形成脂肪肝。也就是说，肝癖是肝、脾、肾三脏代谢失常的结果。2020年非酒精性脂肪肝更名为"代谢相关性脂肪肝"，赵文霞已较早认识到该病是因中医代谢异常（肝、脾、肾失调）引起的疾病，这与医学界最新的观点不谋而合。

总之，赵文霞认为NAFLD常见病因为形体肥胖，情志异常，或多卧少动，或过食油腻肥甘之品，损伤脾胃。一则肝失疏泄，肝郁而致脾虚；二则脾虚失运，水湿停滞，化生痰浊、膏脂；三则气滞痰阻，血行不畅，瘀血渐生，终致气滞、痰浊、膏脂、血瘀阻滞于肝，发为本病。其中以痰浊内停、瘀阻气滞为本病的主要病机，肝、脾、肾三脏功能失调是其病机关键，属本虚标实，以脾失健运为本，以痰（浊）、湿、热、瘀为标，伴有肝郁、肾虚。

2. 辨证论治

（1）分型论治　临床将NAFLD中医证候分为湿浊内停、肝郁脾虚、湿热蕴结、痰瘀互结、脾肾两虚5个证型。①湿浊内停证：右胁肋胀满，形体肥胖，周身困重，倦怠，胸脘痞闷，头晕，恶心，舌淡红，苔白腻，脉弦滑。治宜健脾祛湿，和胃化浊，方选健脾化湿方（自拟方）、胃苓汤等。②肝郁脾虚证：右胁肋胀满或走窜作痛，每因烦恼郁怒诱发，腹胀，便溏，腹痛欲泻，乏力，胸闷，善太息，舌淡边有齿痕，苔薄白或腻，脉弦或弦细。治宜疏肝健脾，方选逍遥散、四逆散等。③湿热蕴结证：右胁肋胀痛，恶心，呕吐，黄疸，胸脘痞满，周身困重，纳呆，舌质红，苔黄腻，脉濡数或滑数。治宜清热化湿，清肝利胆，方选茵陈蒿汤、三仁汤、龙胆泻肝汤、甘露消毒丹等。④痰瘀互结证：右胁下痞块或右胁肋刺痛，纳呆，胸脘痞闷，面色晦暗，舌淡暗有瘀斑，苔腻，脉弦滑或涩。治宜活血化瘀，祛痰散结，方选膈下逐瘀汤合二陈汤、涤浊化瘀方（自拟方）等。⑤脾肾两虚证：右胁下隐痛，乏力，腰膝酸软，夜尿频多，大便溏泄，舌淡，苔白，脉沉弱。治宜补脾益肾，温阳化湿，方选香砂六君子汤合金匮肾气丸、六味地黄汤等。

（2）分期论治　赵文霞认为，随着 NAFLD 病情由轻到重，其中医病机演变各有特点，治法方药有别。①初期阶段，痰湿为患。此阶段患者常无明显自觉症状，多于体检时发现，影像学上表现为肝内脂肪沉积或轻度脂肪肝。共同特点为形体肥胖，腹部饱满，多卧少动，嗜食肥甘厚味，乏力身困，神疲思睡，舌质淡红，舌体多胖大，苔白腻，脉弦滑。证属肝失条达、脾失健运、痰湿阻滞之证，治当化痰祛湿，兼健脾理气。方选二陈汤加减，常用药物有陈皮、半夏、枳壳、厚朴、茯苓、生山楂、泽泻等。②中期阶段，郁热尤重。此阶段临床症状开始显露，影像学上表现为中度或重度脂肪肝，常伴肝功能异常。症见右胁不适或胀痛，口苦口干，善太息，心烦易怒，纳呆欲呕，小便黄赤，大便秘结或黏滞不爽等，舌质红或暗红，苔黄腻，脉弦数。证属痰湿久蕴、郁而化热，湿热胶着于肝胆，治当清肝利胆、化湿清热，兼顾调和肝脾。方选丹栀逍遥散或龙胆泻肝汤加减，常用药物有牡丹皮、栀子、龙胆、黄芩、柴胡等。③晚期阶段，瘀血停滞。此阶段临床少见，影像学检查一般表现为重度脂肪肝、肝硬化、肝癌和肝功能明显异常。共同特点为面色晦暗，身目黄染，腹部膨隆，右胁刺痛，乏力，气短，双下肢水肿，舌质紫暗或暗红，舌面瘀点或瘀斑，脉沉涩。为瘀血闭阻、肝脉不通之证，治当活血化瘀，兼以通络止痛。方选膈下逐瘀汤或复元活血汤加减，常用药物有当归、川芎、红花、桃仁、川牛膝、生地黄等。

（3）分因论治　赵文霞近年临床实践中发现，肝癖病（非酒精性脂肪性肝病）最常见的病因为肥胖、血脂异常和糖尿病等，由于具体病因不同，脂肪肝的中医病机在脾虚、痰浊、阴虚方面各有侧重，所以在治疗上她主张应根据脂肪肝的不同病因病机辨证论治，其中肥胖型脂肪肝以痰湿阻滞为主，治以化痰祛湿方；高脂血症型脂肪肝以痰浊瘀阻为主，治以涤浊化瘀方；糖尿病型脂肪肝以阴虚血瘀为主，治以养阴活血方加减。这种病证结合、分因辨治的观点是中医同病异治特色治疗的具体体现，丰富了脂肪肝的诊治思路。

3.脂肪肝相关研究

早在20世纪90年代初期，赵文霞即围绕中药赤芍治疗脂肪肝的机制进行了实验研究，结果表明赤芍可改善脂肪肝模型大鼠的胰岛素及瘦素抵抗，促进脂质代谢和抗脂质过氧化。在国内较早揭示了中药治疗脂肪肝的有效性，并阐释了其作用机制。

在之后的研究中，赵文霞发现脂肪肝的发病与痰湿阻滞密切相关，自拟脂肝乐胶囊（由泽泻、山楂、黄芪、草决明、赤芍等组成）治疗痰湿瘀阻型脂肪肝，结果表明该药具有明显的降低甘油三酯，抑制脂肪在肝脏沉积，改善血液流变性的作用。

此后赵文霞开展针对脂肪肝不同中医治法的研究，比较了化痰祛浊方（由泽泻、荷叶、莱菔子、大黄等组成），疏肝健脾方（由柴胡、茯苓、决明子、片姜黄等组成），凉血活血方（由赤芍、丹参、郁金、山楂等组成），滋阴补肾方（由何首乌、黄精、枸杞子、肉苁蓉等组成）对脂肪肝大鼠模型的干预作用。结果表明以上 4 种方药均有通过不同程度改善瘦素及胰岛素抵抗治疗脂肪肝的作用。赵文霞围绕自拟中药复方化痰祛湿活血方治疗非酒精性脂肪性肝炎的作用机理开展了大量实验研究，分别通过动物实验和体外肝细胞模型实验完成。体外肝细胞模型实验研究显示化痰祛湿活血方通过调控 AMPK/ACC/CPT-1 信号通路，升高 AMPK、CPT-1 的基因表达而降低 ACC 的基因表达，从而增加脂肪酸的氧化，抑制肝内脂肪的合成，这可能为其治疗非酒精性脂肪性肝病的作用机制之一。动物试验研究结果显示化痰祛湿活血方通过调控 ADPN/AMPK/ACC 信号通路，增强 NASH 模型大鼠 ADPN、AdipoR2、AMPK、CPT-1 mRNA 及蛋白的表达，降低 ACC mRNA 及蛋白的表达，使其恢复至接近正常水平，使胆固醇及脂肪酸的合成原料下降，增加脂肪酸的 β 氧化，减少肝细胞脂肪沉积。

继而赵文霞进一步开展了化痰祛浊法与疏肝健脾法对脂肪肝模型大鼠干预作用的比较研究。结果表明，在降低肝匀浆 FFA、甘油三酯等在肝脏中沉积以及肝组织病理学变化方面，疏肝健脾方疗效优于化痰祛浊方，提示疏肝健脾法在脂肪肝的治疗中具有重要地位。

赵文霞围绕消脂护肝方治疗脂肪肝在分子生物学层面开展了一系列临床和实验研究，证明该方具有保肝抗炎、降脂减肥、减少肝脏脂肪沉积、纠正瘦素和胰岛素抵抗的作用，其作用机制与下调 CYP2E1 mRNA 表达，上调 PPARα mRNA 表达，阻止脂质过氧化反应等有关。

近年来，赵文霞总结分析多年研究结果，发现脂肪肝的发生发展不但与痰湿有关，并且常合并瘀血，最终导致痰、湿、瘀交阻，治疗应化痰、祛湿、活血三者兼顾，于是围绕自拟化痰祛湿活血方治疗脂肪肝的疗效及机制开展了系列研究，采用多组学的方法在反复印证中药复方治疗脂肪肝疗效的同时，更进一步深入揭示了其作用机制。

以国家"十一五"科技支撑计划为依托，赵文霞团队开展了非酒精性脂肪性肝炎中医综合治疗优化方案及基层医院示范研究（课题编号：2007BAI20B095），采用多中心、随机、阳性药物对照、第三方统计的研究方法，共纳入病例 202 例，对照组和试验组各 101 例，河南中医学院（现河南中医药大学）第一附属医院、中山大学附属第五医院、陕西中医学院（现陕西中医药大学）附属医院、湖北省中医院共同完成。经过本课题的顺利实施，形成了"非酒精性脂肪性肝炎中医综合治疗优化方案""非酒精性脂肪性肝炎的中医证候诊断标准""非酒精性脂肪性肝炎 CT 检查规范"，申请专利 1 项"一种治疗非酒精性脂肪性肝炎的中药颗粒专利（专利号为 2011100325180x）"等四项成果。构建了 NASH 的基本证候及证候要素，总结了"中药内服+中医外治+饮食+运动综合治疗方案"，进一步完善了 NASH 中医综合诊疗方案，初步形成 NASH 的中医临床诊疗规范，在全国 54 家医疗单位推广应用，并被纳入国家中医药管理局发布的《22 个专业 95 个病种中医诊疗方案》，实践证明中医综合治疗优化方案治疗非酒精性脂肪性肝炎疗效显著。在此基础上赵文霞团队又开展了消脂护肝胶囊治疗非酒精性脂肪肝的开发研究，研制出医院制剂消脂护肝胶囊 [Z20130331（郑）]，至今已在临床应用 20余年，产生了广泛的社会效益。之后又开展了"化痰祛湿活血法治疗非酒精性脂肪性肝炎方案建立及疗效机制研究""从痰湿瘀虚论治非酒精性脂肪性肝病的作用机理、方案构建与应用"等系列研究，随着在 NAFLD 领域的研究日益系统深入，赵文霞对中医药防治 NAFLD 的体会也更加深刻。

赵文霞根据脂肪肝中医病机关键侧重点的不同，应用脂肝乐胶囊、消脂护肝方、化痰祛湿活血方、健脾清化方等有效专方于不同类型、不同阶段脂肪肝的治疗，并随症灵活加减。如痰湿显著者，加清半夏、陈皮燥湿化痰；肝气郁滞者加佛手、甘松以疏肝理气；瘀血显露者，加蒲黄、五灵脂以活血化瘀。

4. 临证要诀

（1）赵文霞认为，NASH 是与多种代谢紊乱（糖代谢、脂代谢、胆汁酸代谢等）相关的应激性肝损伤，而非细菌或病毒感染引起的炎症，其炎症阶段是发展到肝纤维化、肝硬化的关键环节，也是治疗和研究的重点。在此阶段进行及时规范治疗，可阻止病情进展，恢复肝脏正常功能。

（2）从肺论治肝，纳入涤浊之法。赵文霞近年研究发现，痰、湿、瘀均属于浊邪范畴，浊邪阻滞三焦是重要病机，而肺为水之上源，具有主理气机、通调水道之功，与脾之运化水湿、肾之蒸腾气化在津液代谢中共同发挥重要作用，这些功能一旦发生障碍则易导致浊邪产生，所以主张从肺论治脂肪肝，临床采用"涤浊法"治疗，正在开展相关研究。

（3）中西医结合，重视原发疾病。赵文霞根据中西医对脂肪肝病因病机的不同认识，采用中西医结合的方法，改善肝功能，阻止脂肪肝病情进展。在饮食运动治疗的基础上，西医方面运用保肝降酶类药物、胰岛素增敏剂及降脂药物等治疗；中医采用辨病辨证相结合、中药复方与单味药相结合的治疗原则，达到既调节血脂及肝脏脂肪代谢能力又改善患者肝脏功能的目的，总体以疗效为先。同时，赵文霞也非常重视中成药在治疗脂肪肝中的重要作用。由于脂肪肝为慢性病，治疗疗程较长，中成药具有携带和服用方便等优势，故在临床广泛应用。赵文霞主张应用中成药治疗脂肪肝时，应遵循辨病与辨证结合、抓住疾病特点、按疗程合理用药、配合饮食运动治疗等原则。

脂肪肝有原发者，也有继发于其他疾病者。赵文霞依据中医"治病求本"理念，重视原发病的治疗。临证时，根据西医学检查结果并结合原发疾病，对患者进行辨证施治，灵活加减，对症用药。如肥胖患者属肝气郁结者，酌加延胡索、香附、佛手、甘松，并嘱其纠正不良饮食习惯，调畅情志，适当运动；肝损伤属于热邪内盛者，酌加山豆根、五味子、垂盆草、水飞蓟，并嘱其勿劳累，忌酒，避免使用对肝脏有损伤的药物；高脂血症属痰浊内盛者，加用泽泻、山楂、荷叶，并嘱其清淡饮食，必要时加服降脂药物；2型糖尿病属内热显著者，加生山药、黄精、天花粉、黄连，并嘱其按时服用降糖药物，适当运动；高血压病属肝火旺盛者，加决明子、钩藤、夏枯草，并嘱其按时服用降压药物，避免情绪大幅度波动。

（4）立体综合治疗，增强远期疗效。脂肪肝病情复杂，一方一药难达预期疗效。赵文霞结合患者形体肥胖的特点，提出治疗非酒精性脂肪性肝病十六字要诀：合理膳食，控制体重，适量运动，慎用药物。临床提倡立体综合疗法。所谓立体治疗，是指包括内服药物和中医外治在内的整体治疗，比如在中药内服的基础上，辅以穴位埋线、铜砭刮痧、针灸、中药封包等传统中医外治方法来治疗本病。如对于单纯性脂肪肝症见肥胖、便秘等患者多采用电针、穴位埋线治疗；对于血瘀明显者，采用具有活血化瘀的药物塌渍治疗；对于肝胆疏泄不畅的患者选用耳针以达疏肝利胆之效。所谓综合疗法，是指涵盖了药物治疗、中医外治、饮食调养、适量运动、情志调理等在内的多种治疗措施。赵文霞为患者进行饮食管理，制定每日低热量饮食处方，要求患者要以低糖、低脂、高纤维、优质蛋白饮食为宜，或进行间断轻断食治疗。在给患者进行药物治疗同时，针对脂肪肝血瘀、肝郁、痰湿的病机，赵文霞先后研制多种茶饮，以便患者平时饮用，因其方便、价廉、效果好等优势，深受患者喜爱。如调脂茶，主要由丹参、决明子、生山楂、薏苡仁组成，具有疏肝、降脂、化湿之效，用于痰湿、血瘀型患者。此外，还为患者开具运动处方，要求患者运动时消耗每日限定的基础热量，以低强度、长时间的有氧运动为主，逐步减轻体重。步行可遵循"3、5、7"原则，即每日步行 3000 米（30 分钟内），每周 5 次，每次步行后脉搏与年龄之和为 170。如此循序渐进，持之以恒，坚持 3~6 个月可有效减轻体重，有助于身体康复。

（四）结语

赵文霞指出，NAFLD 并非传统认为的"良性病变"，而是"沉默的肝病元凶"，该病已成为隐源性肝硬化的主要病因，个别患者还可能发生癌变，远期预后不良。

中医药在防治该病方面有显著优势。中医学的整体观念、综合治疗与 NAFLD 的多系统病变特点相吻合，在有效改善脂肪肝患者症状和肝功能同时，肥胖、高脂血症、高血压、糖尿病等相关疾病也得到相应控制。中医学的辨证论治实现了脂肪肝的个体化治疗，中药复方的合理应用，使用药安全性得到保障，中药新药研发为脂肪肝的长期治疗提供了更多便利和可能。

但是，中医药防治 NAFLD 存在三大难点问题：一是脂肪肝临床症状不够明显，缺乏特异性表现，导致其难以及时发现或长期治疗。二是患者对饮食、运动疗法不能积极配合，易使病情迁延难愈或复发。三是现有中医药防治脂肪肝的临床和实验研究多存在样本量少、研究层次不够深入、研究设计不够严谨、研究水平不高等问题。

因此，赵文霞指出，在今后的工作中应加强对脂肪肝患者的健康教育，提高患者依从性，合理饮食、适量运动、形成良好生活习惯；积极开展多中心、大样本、设计科学严谨的临床和实验研究以揭示脂肪肝深层次问题，造福患者。

（张小瑞、刘晓彦）

二、慢性乙型病毒性肝炎

（一）概要

慢性乙型病毒性肝炎是由乙肝病毒持续感染引起的慢性肝脏炎症性疾病。目前，以抗病毒为关键环节的西医综合治疗在抑制病毒复制方面疗效确切，然而如何根除乙肝病毒，控制慢性迁延性肝炎、肝纤维化，如何降低肝硬化、肝癌发生率等问题依然困扰临床。

中医药在改善慢性乙肝患者临床症状、抑制肝脏炎症反应、延缓肝纤维化进展方面发挥了良好的疗效。

（二）病因病机

慢性乙型病毒性肝炎是由乙型肝炎病毒诱导的一种慢性免疫性肝损伤。临床上主要以乏力、食欲不振、肝功能异常为多见。赵文霞认为该病属于中医的"肝着""胁痛""黄疸"等范畴，病因主要是正气不足，外感湿热疫毒，伏于体内，或复加饮食不节、情志抑郁等。正气足，则邪气退，疾病向愈；邪气盛，正气衰，疾病进展。可见是否发展成为慢性乙型病毒性肝炎，人体正气盛衰至关重要。同时亦不能忽视外邪的致病作用，其中尤以湿邪为关键。湿邪易久居脏腑诸窍，首犯脾脏，脾失健运，脾虚气损，此为因实致虚；久之气化失利，肝失疏泄，肝郁脾壅，气滞血瘀，此为因虚致实。湿热、瘀血之邪既是致病因素又是病理产物，邪毒久蕴，正虚邪恋，脏腑功能失调，可见虚实夹杂之病理变化，致使肝病向慢性转化。总之，慢性乙型肝炎外由湿热疫毒之邪，内因人体正气不足，常因情志不舒、劳倦、饮食不节而诱发。病位在肝，涉及脾肾。病性为本虚标实。

（三）诊治特色

1.辨证论治

赵文霞认为治病求因，清热解毒祛湿以祛邪，疏肝健脾补肾以扶正，疏肝理气、活血化瘀以固本。临床上多从以下五型进行辨证论治。

（1）肝郁脾虚证　症见右胁胀闷不适，或胁肋胀满窜痛，喜太息，胃呆纳少，肢体困重无力，疲惫酸楚，便溏。舌质淡红，苔白腻，脉弦细。治疗以疏肝健脾，培土益木为法，方选逍遥散加减。药用柴胡、白芍、茯苓、白术、薏苡仁、陈皮、木香、鸡内金、砂仁、甘草、大枣等。纳差、腹胀、便溏、乏力者加党参、陈皮、茯苓、炒白术；恶心呕吐者加陈皮、半夏、砂仁等；气郁化火者加牡丹皮、栀子等。

（2）肝胆湿热证　本证多见于慢性活动性肝炎，为肝胆湿热交争，郁滞中焦不化，可见口干舌燥，胁痛，渴而不欲饮，胸胁憋闷，头晕目眩，腹胀，或有烦热，周身沉重乏力，大便黏滞，排便不畅，小便混浊色黄伴有臊味。舌红，苔黄腻，脉滑数。治疗以清肝胆湿热为主法，方选龙胆泻肝汤或茵陈蒿汤加减。药用茵陈、大黄、栀子、牡丹皮、金钱草、龙胆草等。脘腹胀满者加枳实、大腹皮以疏利气机；胁痛者加当归、白芍、延胡索、郁金、川楝子以疏肝养血、理气止痛；湿重者加藿香、佩兰、薏苡仁等；热重者加海金沙、黄连、蒲公英等。

（3）痰湿阻滞证　症见胁肋胀满，脘腹痞满，口淡，纳差，便溏，倦怠乏力。舌质淡红，舌体胖大，苔白厚，脉弦滑。治疗以健脾燥湿化痰为主。方选二陈汤合香砂六君子汤加减。药用陈皮、半夏、茯苓、白术、党参、泽泻等；腹胀者加大腹皮、莱菔根以行气消胀；热毒甚者加板蓝根、虎杖以清热解毒；寒湿阴黄者，以茵陈术附汤化裁治疗。

（4）肝阴不足证　症见胁肋不适或隐痛，口舌干燥，两目干涩，五心烦热等。舌质红，苔少，脉沉弦细数。治疗以滋阴柔肝为法，方选一贯煎加减。药用沙参、麦冬、石斛、枸杞子、白芍、山药、佛手、地黄等。纳差者加党参、陈皮以健脾和胃；大便干结者加火麻仁、郁李仁等；五心烦热者加牡丹皮、地骨皮以清虚热。

（5）气滞血瘀证　症见两胁刺痛，胁下积块，面色晦暗，倦怠乏力，纳差腹胀。舌质暗，有瘀斑，舌下脉络显露，脉沉弦。治疗以行气活血化瘀为主。方以血府逐瘀汤为主进行加减，常用药物有当归、地黄、桃仁、红花、枳壳、赤芍、柴胡、川芎、桔梗等。偏于气滞者加佛手、延胡索、郁金等以疏肝理气；偏于血瘀者加三棱、莪术、川芎以活血化瘀；肝脾肿大者，加用鳖甲、牡蛎、水蛭等以软坚散结、破瘀通络。

2. 临证要诀

（1）治病求本　正气存内，邪不可干，正气衰者，外邪触之即病。赵文霞认为乙肝发病的根本原因在于正虚。正虚包括脏腑亏虚和气血虚损两方面。正气不足，感受湿热疫毒之邪，无力祛邪外出，邪内伏于肝，阻滞气机，或情志不舒，肝气郁结，乘克脾土，导致肝郁脾虚；肝为刚脏，体阴而用阳，喜润恶燥，热为阳邪，易灼伤肝阴，暴怒伤肝，肝肾同源，导致肝肾亏损；湿困脾阳，热灼肾阴，脾肾不足，肝脾肾三脏俱损。治疗当疏肝、健脾、补肾。酌情选用逍遥散疏肝健脾，健脾丸健脾益气，一贯煎、六味地黄汤、二至丸等滋补肝肾。脏腑功能与气血盛衰密切相关。肝主疏泄，影响气机运动；肝藏血，脾胃为后天之本、气血生化之源，肾为先天之本、藏精气，精血同源，肝脾肾功能失调，气滞不能行血而血瘀、气虚推动无力而血瘀，瘀血阻滞气机，加重气滞；气虚不能生血，气血亏虚。循环往复，病情逐步进展，终成顽疾。治疗需注重调理气血，使正复邪去。

（2）病证结合　湿热疫毒之邪是病毒性肝炎主要致病因素，因此治疗时应以化湿解毒为关键。综观中医各证型及其之间的客观联系，湿是其中关键所在，湿邪存在于各型之中，湿邪应是慢性乙肝的基本矛盾，且"湿闭久则生热"。因此，清热、化湿应贯穿乙型病毒性肝炎治疗始终。化湿药分为芳香化湿和淡渗利湿，临床上常用的芳香化湿药有藿香、佩兰、白豆蔻、石菖蒲、砂仁等；淡渗利湿药有猪苓、茯苓、泽泻、薏苡仁等；应用时可佐加清热苦寒之药如茵陈、虎杖、板蓝根、苦参、半枝莲、叶下珠、白花蛇舌草等。由于慢性乙型肝炎的治疗是长期的过程，过用久用寒凉，定会败坏脾胃，损伤正气。因此应用时药味不宜过多，时间不宜过久，病退即止，以防苦寒败胃。

肝藏血，主疏泄，体阴而用阳，性喜条达而恶抑郁，怒气郁积于胁下则伤肝，肝的疏泄对气机的升降出入及脏腑经络的生理功能起着协调作用。可见肝郁气滞是慢性乙肝的重要病机，情志不畅使肝失条达，气机郁滞，不得疏泄。故在治疗上行气活血是关键。肝胆互为表里，一脏一腑，互通共济，疏肝与利胆，两者相辅相成。临床常用疏肝药物有柴胡、郁金、香附、川楝子、金铃子、钩藤等；利胆药物有金钱草、海金沙、鸡内金、车前草、栀子、黄芩等；常用方剂有小柴胡汤、大柴胡汤、茵陈蒿汤、柴胡疏肝散等，并根据不同症状加减应用。久病由气入血，故应酌情配伍活血化瘀类药物。瘀血程度较轻者多选用郁金、川芎、延胡索、川楝子等理气活血之药；瘀血较重者多选用红花、牡丹皮、赤芍、三棱、莪术等化瘀活血药物；疾病后期，正气虚弱，邪气较盛者多选用当归、三七、丹参、水红花子、鸡血藤等既养血又活血的药物。

在西医西药迅速发展的今天，应正确客观认识当前中医药在慢乙肝治疗中的作用。虽然目前西药抗病毒治疗卓有成效，但仍有很多治疗难点没有解决。而中医药治疗具有多环节、多靶点等优势，可起到弥补单纯西医治疗短板或减毒增效的作用。例如：①在西药抗病毒治疗过程中，e抗原转阴缓慢，转阴率低，此时宜以中药扶助正气，提高人体免疫力。②对于乙肝低病毒载量的患者，无明确抗病毒适应证，或单纯西药抗病毒治疗不佳者，可辅以中药清热解毒。③在抗病毒治疗同时配合中药起到抗肝纤维化的作用，防止病情向肝硬化进展。

（3）内外结合　赵文霞除运用内服药物治疗慢性乙型病毒性肝病，在外治疗法上亦有深刻的见解。在针刺、艾灸等传统疗法基础上不断探索创新，先后开展了中药溻渍肝区以解毒化瘀止痛，脐火温中疗法治疗慢性乙型肝炎所致的黄疸（阴黄），健脾护肠解毒汤中药直肠滴入治疗高胆红素血症，督灸治疗以提高患者机体免疫力等多种外治方法，进一步提高了临床疗效。

（四）结语

慢性乙型肝炎是西医病名，根据临床表现和发病特点，将其归属为中医的"胁痛""黄疸""肝着"等范畴。该病病因主要从内外因两个方面进行阐述。内因主要责之于人体正气的亏虚，外因主要是湿、热、疫毒。病机为外感湿热疫毒或先天禀赋不足，湿热疫毒留滞体内，熏蒸肝胆，导致肝胆失疏，脾失健运而发为本病。病位在肝胆，与脾胃肾密切相关。在辨证治疗基础上注意治病求本，病症结合，扶正祛邪，调理气血。合理选用外治方法以提高临床疗效。

（李艳敏、马素平）

三、肝硬化

（一）概要

肝硬化（liver cirrhosis）是临床常见的慢性、进行性肝病，是由一种或多种病因长期、反复作用形成的弥漫性、纤维性以及坏死性肝损害，在病理组织学上主要表现为肝脏弥漫性纤维化、再生结节和假小叶形成。临床以肝功能损害和门静脉高压症为主要表现，并伴有多器官多系统受累。早期肝硬化，肝功能正常或轻度异常，可有门静脉高压，常没有典型的症状和体征；晚期易引起上消化道大出血、继发感染、肝性脑病、肝肾综合征等严重并发症，且具有难以逆转的特点。该病年发病率 17/10 万，治疗上往往颇为棘手，代偿期肝硬化患者 5 年生存率约为 80%~86%，失代偿期肝硬化患者预后差，5 年生存率为 14%~35%，在疾病致死原因中排第 6 位。

中医学并无肝硬化这一名称，但根据其特点及临床表现，归属于"肝积""鼓胀""积聚"等范畴。

（二）病因病机

赵文霞认为肝硬化病因多为感受疫毒外邪、酒毒所伤、饮食不节等损伤肝脏，病机为气滞血瘀，水湿内停，炼津成痰，痰湿瘀凝结渐成肝积。肝疏泄不利，气滞血瘀，进而横逆乘脾，致脾失健运，水湿内聚，进而土壅木郁，以致肝脾俱病。病久及肾，肝肾同源，子病及母，致肾关开阖不利，水湿不化，则出现腹部胀满，类似西医学的肝硬化腹水。

1.毒邪内伏是肝炎肝硬化的起始病因

肝炎肝硬化的主要病因是病毒性肝炎。乙型肝炎、丙型肝炎病毒有传染性，为嗜肝病毒，属中医学"疫毒"所致之疫病。赵文霞认为肝炎肝硬化"毒邪"之来源有两个方面：一是先天不足，感受母体疫毒之邪；二是后天摄生不当，感受外来疫毒之邪。

2.血瘀内留贯穿肝硬化始终

肝主疏泄，对于气的升降出入运动的协调平衡起着调节作用。肝藏血，调节血量，濡养肝体。肝的疏泄功能和藏血功能是相辅相成、相互为用的。肝疏泄功能正常，气机调畅，血运通达，藏血功能才有保障；肝藏血功能正常，则发挥血的濡养作用，不使肝气亢逆，才能保持全身气机疏通畅达；若肝的疏泄功能减退，必然导致气血异常。赵文霞认为肝气郁滞可导致血瘀证，瘀血可阻滞气机，反过来影响肝之疏泄。在肝炎肝硬化病程中，血瘀贯穿始终，肝硬化越重，血瘀的程度越重。

3.痰浊凝聚是肝硬化的主要病理变化之一

外感六淫、七情内伤、饮食不节等均可导致脏腑功能失调，气化不利，水液代谢障碍，水液停聚而形成痰浊。赵文霞认为肝硬化患者痰浊凝聚原因有感受疫毒之邪，留滞体内，或从热化火炼津为痰，或从寒化凝液为痰，或肝失疏泄，气机郁滞，津液停聚而为痰，"见肝之病，知肝传脾"，肝郁乘脾，脾失健运，水湿内生，也可凝聚生痰。肝炎肝硬化实为痰浊留滞于脏腑经络，阻滞气机，妨碍血行，痰瘀互结于胁下，发为肝积。

4. 正气亏虚是肝硬化形成和演变的内在因素

赵文霞认为正气亏虚是肝炎肝硬化形成、演变的内在因素，正如《素问·刺法论》所说："正气存内，邪不可干，邪之所凑，其气必虚。"正气不足是肝炎肝硬化的前提和根据，居于主导地位。因正气虚弱，抗邪无力，使疫毒之邪留驻体内，导致肝脾肾等脏腑功能失调，气滞、血瘀、痰结，痹阻肝络，形成肝积。在病程变化过程中，先是正虚受邪，后是邪气侵袭，损伤正气。正如《医宗必读·积聚》口："积之成也，正气不足，而后邪气踞。"另一方面，治疗中使用的理气化痰、活血消瘀之品，攻伐太过，亦重创正气。上述多种原因常交错夹杂，导致正气亏虚，终成正邪交织，正虚邪实之证。

总之，肝硬化病位在肝，涉及脾肾，疫毒侵袭是其主要病因，病机关键在于正虚血瘀，此病为本虚标实之证。其中正虚为本，邪实为标。本虚即气血阴阳亏耗，临证可见脾气虚、肝血虚、肝肾阴虚、脾肾阳虚等证候；标实即气滞、血瘀、痰阻、水停等，标既是病理产物，又是新的致病因素，最终导致虚实夹杂，正气日虚，而邪气日盛，终成顽病重疾。

（三）诊治特色

1. 辨证论治

赵文霞认为肝硬化主要是在原有慢性肝病基础上，肝气郁结，气滞血瘀，脾不运化，水湿内聚而成，要是根据疾病分期及具体证候之不同来分期辨证论治，灵活采用活血化瘀、疏肝健脾、养阴等方法治疗。

赵文霞治病重视证、法、方、药的一致性，不开无名之方、无法之药。依据本病中医证候及西医临床分期，将肝硬化分为两期6型。代偿期肝硬化分为肝郁脾虚、气滞血瘀两型，治疗重点在于防止病情发展。治法以疏肝健脾、活血化瘀、软坚散结为主。同时密切观察肝硬化结节变化，防止癌变。研制出医院制剂软肝丸，有软肝缩脾的功效。失代偿期肝硬化分为脾虚湿盛、湿热蕴结、脾肾阳虚、肝肾阴虚4型。重点在于低蛋白血症、门脉高压、腹水、出血、肝性脑病、感染等并发症的治疗。常采用健脾补肾法，提高白蛋白，同时根据药食同源理论，配合中药药膳、夜间加餐的方法治疗顽固性腹水，取得了良好疗效。并率先开展了腹水浓缩回输联合中药治疗顽固性腹水，疗效较好。

（1）肝硬化代偿期

肝郁脾虚证：症见两胁胀痛，胁下积块，脘腹痞满，疲乏无力，食欲不振，面黄无华，大便溏薄，舌胖质暗淡，舌下脉络显露，苔薄白或腻，脉沉弦。治疗以疏肝理气、健脾和胃为法，方选逍遥散加减。组成：柴胡、郁金、香附、白术、茯苓、陈皮、枳壳、麦芽、当归、白芍。方以柴胡、香附、郁金等疏肝解郁，行气止痛；白术、茯苓、陈皮、枳壳、麦芽健脾和胃；当归、白芍养血敛阴，柔肝缓急；兼见血瘀者加泽兰、桃仁活血通络，散瘀消积；若见血瘀明显者可加三棱、莪术、水红花子、土鳖虫。

气滞血瘀证：症见胁下可触及明显包块，质硬，痛处固定，面色晦暗，纳呆体倦，月事不行，毛发稀疏无华，舌质紫暗，或有瘀斑，脉弦细或细涩。治疗以行气化瘀、软坚散结为法。方以膈下逐瘀汤加减。组成：当归、川芎、赤芍、牡丹皮、红花、桃仁、枳壳、香附、乌药、延胡索、五灵脂、甘草。当归养血活血，赤芍、牡丹皮、川芎、红花、桃仁活血化瘀，通利血脉；乌药、枳壳、香附行气散结，疏达气机；延胡索、五灵脂行气止痛；甘草调和诸药，益气和中。诸药配伍，行气活血，散结消瘀，气畅血行。若两胁胀痛、肝郁气滞明显者，可加白芍养血柔肝，柴胡、郁金、佛手疏肝理气；腹部胀满、大便溏薄、脾虚明显者，加黄芪、党参、茯苓、炒白术健脾益气；夹有痰浊者，加远志、半夏、浙贝母。

（2）肝硬化失代偿期

脾虚湿盛证：症见腹部胀满，如囊裹水，朝宽暮急，倦怠乏力，面色苍黄，下肢浮肿，纳呆便溏，舌体胖大，舌质暗淡，苔薄白腻，脉沉迟。治疗以益气健脾、行湿散满为法。方选四君子汤合胃苓汤加减。组成：党参、白术、苍术、厚朴、陈皮、桂枝、猪苓、茯苓、泽泻、生姜、大枣。方中党参、白术健脾益气；苍术、厚朴、陈皮燥湿行气；茯苓、泽泻、猪苓合桂枝化气利水。

湿热蕴结证：症见腹大坚满，疼痛拒按，身目俱黄，色黄如橘，烦热、口渴欲饮，口苦口臭，小便短赤，大便秘结，舌质红，苔黄腻或灰黑，脉滑数。治疗以清热化湿、行气利水为法。方选茵陈蒿汤合中满分消丸加减。组成：茵陈、大黄、栀子、金钱草、黄芩、黄连、知母、枳实、厚朴、大腹皮、砂仁、陈皮、半夏、姜黄、茯苓、泽泻、猪苓、车前子。方中茵陈、栀子、金钱草、大黄、黄芩、黄连清泻肝胆湿热；枳实、厚朴、大腹皮、砂仁行气宽中；陈皮、半夏、姜黄燥湿化痰；茯苓、猪苓、泽泻、车前子淡渗利水消肿。

脾肾阳虚证：症见腹部膨隆，青筋暴露，脘闷纳呆，身疲畏寒，肢冷浮肿，小便短少，大便溏薄，少腹冷痛，面色苍黄或黧黑，舌质淡胖水滑，脉细沉微。治疗以温补脾肾、行气利水为法。方选实脾饮合真武汤加减。组成：附子、干姜、桂枝、黄芪、人参、白术、茯苓、猪苓、泽泻、车前子、木香、厚朴。附子、干姜温补脾肾；黄芪、人参、白术益气健脾培元；茯苓、猪苓、泽泻、桂枝，淡渗利水；木香、厚朴宽中下气；脾肾同治，使阳气得振，寒湿得化，水道得通。若腹水明显可加大腹皮、茯苓皮、抽葫芦，并重用车前子、牛膝。

肝肾阴虚证：症见腹大如鼓，按之不坚，面色黧黑，形体消瘦，五心烦热，心悸少寐，齿衄鼻衄，口舌干燥，小便短少或滴沥，甚至无尿，舌质红绛少津，脉细或数，按之无力。治疗以滋养肝肾、养血利水为法。方以六味地黄丸合猪苓汤加减。组成：熟地黄、山药、山茱萸、猪苓、茯苓、泽泻、牡丹皮、大腹皮、白茅根、冬瓜皮、当归、川芎、鳖甲、牡蛎。熟地黄、山药、山茱萸滋补肝肾，养阴润燥；当归、川芎养血活血；猪苓、茯苓、泽泻、大腹皮、白茅根、冬瓜皮养阴清热利水；鳖甲、牡蛎软坚散结。

2.临证要诀

（1）临证辨别疾病虚与实，尤重瘀血致病　赵文霞认为本病为正虚邪实、虚实夹杂之证，其中正虚为本，邪实为标，气滞血瘀贯穿于疾病始终，随着疾病加重，瘀血证逐渐加重。而本虚又可具体分为气血阴阳亏虚，临证可见脾气虚、肝血虚、肝肾阴虚、脾肾阳虚诸种证候；标实即血瘀、气滞、痰阻、水停等。因此临证尤其要重视辨别虚实、瘀血轻重，此外还要辨别寒热及痰浊。

辨虚分气血阴阳：肝硬化正气亏虚，常见纳差、乏力、消瘦、舌质色淡或紫，舌苔灰糙或舌光无苔，脉弦细或细数等。具体又分气、血、阴、阳四端，如气虚明显者，常选用人参、党参、白术、茯苓、山药等；血虚明显者，用当归、炒白芍、熟地黄、龙眼肉等；阴虚明显者，常用生地黄、玄参、麦冬、五味子、玉竹等；阳虚明显者，用附子、肉桂、补骨脂、菟丝子等，其中附子用量较轻，常1~3g；精血阴阳俱虚者，可用紫河车等血肉有情之品。赵文霞强调，在养血补阴药中需加行气药及和胃药，以防药过滋腻碍气，壅滞中焦，影响药物吸收。

辨血瘀轻与重：肝硬化早中期，气滞血瘀，结于胁下，阻于肝络，肝体失于濡养。临床症见右胁胀痛不适，或刺痛，胁下积块固定不移，可见赤掌，颈胸部蛛丝纹缕，腹壁青筋暴露，舌质暗，舌下脉络增粗。治疗应以活血化瘀、软坚散结为主，化瘀则血行得畅，血行则瘀无所留，使肝脏血行通畅，瘀血化除。血瘀兼热者，用赤芍、牡丹皮、生地黄、郁金、丹参；血瘀兼寒者，用桂枝、茜草、艾叶；血瘀兼水者，用泽兰、益母草、川牛膝。

肝硬化晚期，机体气血阴阳失调，各种致病因素终致毒瘀痰结于脏腑，血瘀程度更重。临床症见胁下积块坚硬如石，表面凹凸不平，面色黧黑，形体消瘦，肌肤甲错，赤掌、颈胸部蛛丝纹缕明显，腹壁青筋暴露，舌质暗，舌下脉络迂曲扩张呈结节状。治疗以活血化瘀、通络消癥为主，多选用牡蛎、鳖甲、炮穿山甲、莪术、水红花籽、壁虎、土鳖虫、水蛭等活血通络、软坚消癥之品。因此类药物性多峻猛，初期用以汤剂，病情改善后改以丸散剂口服，峻剂缓投以防伤正。

辨寒热：赵文霞认为疫毒之邪侵袭人体后留而不去，根据患者体质、治疗情况等而具寒热属性。若外感热邪，或素体热盛，蕴久成毒，化为湿热之毒，症见身目尿黄，口苦，便干，目眵多，舌质红，苔黄厚腻，脉弦滑等，常用茵陈、栀子、大黄、虎杖、白花蛇舌草、黄芩、胡黄连、叶下珠、垂盆草等清热利湿解毒之品。若湿邪偏重，阻遏阳气，或素体阳虚，或用药寒凉，蕴久成毒，化为寒湿之毒；症见乏力，纳差，腹胀，便溏，舌质淡暗，苔白厚腻，脉濡缓等，药用薏苡仁、川木瓜、威灵仙、藿香、草果、白豆蔻等温化寒湿。

辨痰浊：肝硬化痰浊凝聚者症见胁肋胀痛，便秘，纳呆，舌苔腻，脉弦滑。治以理气化痰散结之法，兼热者用竹茹、明矾、浙贝母等；兼寒者用苏子、白芥子、莱菔子等；兼瘀者用莪术、三棱等；痰浊胶结者用皂角、海浮石等；痰蒙清窍者用石菖蒲、郁金等。

（2）观舌下络脉辨瘀血轻重　正常人的舌系带两侧有两条青紫色静脉和一些微细小血管，中医称之为络脉和细络。舌下络脉是脏腑经络与舌体连接的道路，故脏腑经络的虚实寒热皆可表现于舌下络脉，舌下络脉望诊是中医舌诊的重要组成部分。

舌下脉络望诊具有快速、直观、无损伤等优点，尤其可以随时观察以了解病情之进退。赵文霞非常重视和提倡肝硬化患者的舌下脉络望诊，认为舌下络脉的综合改变程度与肝硬化病情进展息息相关，通过对舌下络脉的观察可以对患者肝硬化程度做出直观的预判。肝硬化患者舌下络脉改变越明显，其血瘀程度越重，肝硬化程度越高。因此舌下络脉的观察可以作为影像资料的参照和补充。

经过长期观察实践，赵文霞归纳制定了舌下络脉随血瘀程度改变的量化分级标准：以舌下络脉主干中段的直径< 2.7mm，舌下络脉主干长度不超过舌尖至舌下肉埠长度的五分之三为正常范围。轻度血瘀者，主干外径增粗（宽度3~4mm），长度略有延长（≥舌下肉埠至舌尖连线的3/4但< 4/5），主干无或轻度迂曲，细络隐现；中度血瘀者，主干外径增粗（宽度4~5mm），长度有延长（≥舌下肉埠至舌尖连线的4/5），主干中度迂曲，细络明显可见，但属枝较少；重度血瘀者，主干外径增粗（宽度>5mm），长度延长（接近舌尖），主干重度迂曲，细络明显可见，且属枝较多。

（3）治病求本，调养脾胃　肝疏泄一身之气机，主人身血之藏泻，肝硬化辨证必本于气血，气血失调是肝硬化病机之基础，治疗应重视顺应肝脏体阴用阳特性，疏肝气、补肝血、化肝瘀。肝主疏泄、脾胃主气机升降，两者共同协调周身气机之升降出入平衡。肝藏血、脾统血，两者共同协调可使血液生化运行有度。木郁克土，肝病常殃及脾胃；脾病则会进一步加重肝病。因此，赵文霞认为调理脾胃是肝硬化治疗的重要措施，肝硬化代偿期，肝病传脾先甘温实脾，肝硬化失代偿期，脾已病时当淡渗实脾，脾肾衰惫宜温热实脾。

（四）肝硬化兼证治疗

在肝硬化病变过程中，常伴有腹水、肝性脑病、消化道出血等表现，时常危及生命，赵文霞对上述兼证的治疗也积累了丰富的临床经验。

1. 肝硬化腹水

赵文霞认为肝硬化腹水（鼓胀）以单腹胀急为主要表现，而腹部为肝、脾、肾三脏聚集之地，其病变涉及以上诸脏。鼓胀之病位在肝，肝之气血失调、脉络瘀阻，终致诸脏受损；木郁克土，肝病传脾，脾为三阴之长，为阴中之至阴，故鼓胀病本在脾；肝脾损伤不复，病久及肾，肾不主水，水液停蓄，故鼓胀病根在肾。总之，鼓胀病机复杂，涉及肝、脾、肾诸脏，总属虚实夹杂之证，养正消积利水为其基本治法。

对于肝硬化腹水的治疗理念有四。

（1）分阶段论治，调摄肝脾肾以消除腹水之源。肝硬化腹水早期以气滞湿阻为主，形成气鼓，病位在肝，治宜疏肝健脾，行气利水；中期病位在脾，脾阳素虚，湿从寒化，寒湿困脾，或阳热素盛，湿从热化，湿热蕴结，形成水鼓，治宜健脾化湿利水。气滞湿阻日久亦可致肝脾血瘀，形成血鼓，治宜活血化瘀利水；晚期在肾，治当温补肾阳，化气行水，以济生肾气丸或真武汤为主方加减，若见肾阴虚不足，治宜滋肾柔肝、疏利气机、养阴利水，以一贯煎合达郁宽中汤加减，或六味地黄汤合猪苓汤加减。

（2）调理脏腑，消除腹水之源。肝硬化腹水应重视调理脏腑，据腹水"正损、气滞、阴阳失衡"成因用药。常选用健脾渗湿药如薏苡仁、茯苓、茯苓皮利水而不伤正；理气利水药如大腹皮、防己、冬瓜皮以行气利水；养阴利水药如猪苓、泽泻、白茅根利水不伤阴；温阳利水药如生姜皮、椒目、桂枝化气行水；攻下逐水药如牵牛子、大戟、芫花以除脘腹胀满之大量腹水，应用以上药物时应注意中病即止，不可过用以防止伤正气。

（3）中晚期肝硬化腹水在补肾养阴利水的同时应注意配合温阳健脾之法。肝、脾、肾阴虚是中晚期肝硬化腹水的病机特点，治疗当以补肾养阴利水为要。同时应注意：①养阴勿腻。养阴药物大多具有滋腻性，若太过则易助湿碍脾，脾胃运化失职，土壅木郁，致肝气郁滞，故应选用滋而不腻，补而不滞之柔肝养血之品。如生地黄、麦冬、玄参、沙参等，慎用鳖甲、龟板等以防壅阻气机。②以阳行阴利小便。近人曹炳章云："凡润肝养血之药，一得桂枝，化阴滞而阳和。"在大剂养阴药中少佐桂枝温通经脉，以助气化、行水湿，即"善补阴者于阳中求阴"，气行则水行。③重视调理脾胃，使阴生化有源。④慎用峻下逐水剂。赵文霞注重攻补兼施，在治疗肝硬化腹水时认为应慎用峻下逐水剂，主张衰其大半而止，中病即可，切勿过用，以防伤津竭阴加重病情。

（4）以三焦水湿之邪为切入点，运用分消走泻法治疗肝硬化腹水。三焦是人体水液运行的主要通道，《素问·灵兰秘典论》曰："三焦者，决渎之官，水道出焉。"赵文霞认为，水液代谢异常，必然由于三焦决渎失司，她主张在针对病机治疗的基础上运用宣上、畅中、渗下诸法分消走泄。

①宣上以开水之上源。肺气通过宣发肃降功能参与调节周身水液代谢，肺气郁闭，通调水道失司，则可加重水液代谢的异常，从而促进肝硬化腹水的生成，并进一步妨碍肺气宣降。对肝硬化腹大如鼓，胸闷喘促，不能平卧，小便不利者，常选苏叶、橘皮、桔梗、杏仁、桑白皮、葶苈子等宣通肺气利水。即可通过肺的宣发功能促使湿邪从表而出，同时也因肺为水之上源，通过开宣肺气，肺的肃降有权、通调水道功能健运，又可使湿邪下行入膀胱，通过气化排出体外。②畅中以调水湿之运化。脾胃是中焦气机升降出入的枢机。水湿阻滞中焦必致气机升降失调，进而困厄脾土之运化。临证见腹部胀大、按之不坚，胁下疼痛或胀满，纳差，食后腹胀，甚则呕恶，大便溏薄，尿量减少，舌苔白腻，脉弦细。水湿困于中焦者，治以苦热，佐以酸淡。赵文霞常用陈皮、半夏、白术、苍术、白蔻仁、草果、大腹皮等辛苦温燥之品畅达中焦气机，使脾土恢复健运之能。③渗下以利水之下泻。肾主水，司二便。肝硬化腹水后期，肾脏衰微，水湿泛滥，或外溢肌肤，或蓄于膀胱。临证可见脘腹绷急，腹大坚满，

外坚内胀，拒按，下肢浮肿，尿少，皆为下焦水湿停聚征象，治应淡渗利湿，让湿邪自小便而去。常用猪苓、茯苓、生薏苡仁、泽泻、车前子、白茅根、滑石、椒目等。

2. 肝性脑病

根据临床表现与体征，赵文霞认为肝性脑病可归于中医学"肝厥"范畴，为肝硬化晚期的表现，有闭证、脱证两端。其中，闭证以邪实为主，治疗及时得当尚有回转之生机；脱证以正虚为主，为正气衰竭，阴阳离决之象，多为危重证候。肝性脑病当采用中西医结合综合治疗。对于肝厥之闭证，赵文霞认为常见阴阳两证，即痰浊内闭证、痰热蒙心证。痰浊内闭证常见精神呆滞，表情淡漠，神志不清，渐趋昏迷，语无伦次，懒言嗜睡，口中秽气，苔黄腻浊，脉细弦滑。治疗以化湿邪浊，醒神开窍，方用菖蒲郁金汤合苏合香丸。痰热蒙心证，常见发热烦躁，甚则怒目狂叫，双手振颤或抽动；神昏谵语，甚则呼吸气粗；喉中痰鸣，面色晦暗；舌质红，苔黄腻，脉滑数。治疗以清热化痰，息风开窍，方用黄连清胆汤合安宫牛黄丸。对于肝厥之脱证多为气阴两竭证，常见精神萎靡，嗜睡，神志模糊，渐入昏迷，循衣摸床，汗出黏手，呼吸急促，舌质淡红，苔薄白，脉沉细数。当以益气养阴，固脱开窍为治法，以生脉饮合参附龙牡汤加减。

3. 门脉高压性上消化道出血

上消化道出血属于中医"血证""吐血""便血"范畴，赵文霞主张出血活动期应禁食不禁药，在西医止血、降低门脉压力、保护胃黏膜等治疗基础上早期使用中医药干预。

（1）临证详辨火、瘀、虚　肝硬化合并门脉高压性胃病出血临床多见便血，严重者可见吐血。赵文霞认为该病原发病为肝积，而血瘀是肝积的核心病机，肝气横逆犯胃，可致胃络瘀阻，血溢脉外而成出血。除瘀血之外，肝积所致血证的共同病机还有火和虚，在火热之中又有实火、虚火之分。肝积患者情志过极，忧思恼怒过度，肝气郁结，或因饮食不节、饮酒过多及过食辛辣厚味，滋生湿热化火，为实火。劳倦过度，心主神明，神劳伤心，耗伤阴液，则阴虚火旺；或久病、热病使阴精耗伤，以致阴虚火旺，为虚火。火热之邪侵犯血脉，轻则加速血行，重可灼伤脉络，迫血妄行，引起出血。虚主要有气虚、阴虚之别。肝积患者疾病早期多为正盛邪实，而久病或热病使正气亏损或阴液耗伤，气虚不摄，血溢脉外而致出血。阴虚不能制阳，则阳气偏亢而虚热内生。因此，火、瘀、虚是肝硬化合并门脉高压性胃病出血的主要病理因素，其中血瘀贯穿病程始终，火和虚皆可致瘀，为导致出血的关键病机。

肝火犯胃而致出血者，一般症见出血色红或紫暗，口苦胁痛，心烦易怒，寐少梦多，舌质红绛，脉弦数。以阴虚火旺为主者，通常出血量少，反复不止，颧红，心烦，口渴，手足心热，或有潮热，盗汗，舌质红、苔少，脉细数。气虚血瘀导致出血者，出血缠绵不止，或量少而不畅，血色暗，或可见赤掌、颈胸部蛛丝纹缕，或腹壁青筋暴露，右胁胀痛或刺痛，舌质暗，舌下脉络增粗，脉弦细。

（2）标本缓急精施治　赵文霞善于处理标本虚实关系，

出血时"急则治其标"，止血为急。根据标本缓急，在本病的不同阶段，采取不同的中药剂型、不同的给药途径，随症加减化裁。出血活动期当"急则治其标"，以止血为主。在西医对症治疗基础上，阴虚为主者给予康复新液以养阴生肌止血，血瘀为主者予云南白药以化瘀生肌止血，或以白及、三七粉以收敛止血。赵文霞认为白及、三七粉合用可广泛应用于门脉高压性胃病、食管－胃底静脉曲张、胃十二指肠溃疡等多种原因引起的消化道出血。常用量为白及6~15g，三七粉3g，其中三七粉冲服。为迅速控制出血，还可运用炭类药物，如大黄炭、荆芥炭、棕榈炭、茜草炭等，这些药物可在黏膜形成保护层，防止胃酸对黏膜的侵蚀，帮助止血。

赵文霞认为，出血得到控制后24小时，治疗当以控制原发病、预防再出血为主，以"缓则治其本"为主要原则，四诊合参，根据辨证给予汤药治疗。如肝火犯胃型，以泻肝清胃、凉血止血为治法，方选丹栀逍遥散合十灰散加减，常用药物有柴胡、当归、白芍、牡丹皮、栀子、黄芩、白术、茯苓、侧柏叶、白茅根、藕节、大黄、茜草等；阴虚火旺者，治以滋阴降火、宁络止血，方选知柏地黄汤或茜根散加减，常用药物有知母、黄柏、生地黄、麦冬、山茱萸等，配养阴止血药，如墨旱莲、阿胶珠等。若兼有气虚者予以太子参、甘草健脾益气生津，以促进气阴相生。气虚血瘀导致出血者，治以益气活血止血，急则用独参汤，缓则用当归补血汤合四君子汤加减，常用药物有黄芪、人参、白术、三七、白及、茜草、生大黄、木香、当归、炙甘草等。脾胃虚寒证患者表现为血色淡暗，形寒肢冷，腹痛绵绵，喜暖喜按，纳少便溏，舌质淡胖、苔白，脉细弱。治宜健脾温阳止血，方以黄土汤为主方加减。

（3）辨证调摄防复发　肝硬化合并门脉高压性胃病出血的常见诱因主要有进食粗糙质硬及辛辣刺激食物、饱餐、饮酒、服用非甾体类抗炎药、情绪激动、用力排便等，因此，饮食及生活调摄是防治出血复发的关键。赵文霞强调该类患者应注意饮食有节，起居有度，调畅情志，避免进食粗糙质硬、辛辣刺激食物，戒酒，适量进食，避免紧张、恐惧、忧虑等不良情绪，劳逸适度，注意休息，避免使用非甾体类抗炎药，定期复查，这些措施是防止出血复发的重要保障。

（五）结语

总之，赵文霞认为肝硬化系多种因素损及肝络，久则气滞血瘀，水湿内停，炼津成痰，痰湿瘀凝结而成。其中毒邪内伏是肝炎肝硬化的起始病因，正气亏虚是其形成和演变的内因，痰浊凝聚是其主要病理变化之一，而血瘀贯穿于肝硬化始终。临证强调辨别疾病虚实，尤重瘀血。同时注重观舌下络脉以辨瘀血轻重。依据本病中医证候及西医临床分期，将肝硬化分为两期6型，强调根据分期及具体证候之不同来辨证论治，灵活采用活血化瘀、疏肝健脾、补益脾肾等方法治疗。同时注意肝硬化腹水、肝性脑病、肝硬化消化道出血等变证的治疗。

（梁浩卫、马素平）

四、慢加急性肝功能衰竭

慢加急性肝功能衰竭是临床最常见的肝衰竭类型，其病情重，进展快，并发症多，死亡率高，属于中医"急黄""瘟黄"等范畴。赵文霞在治疗慢加急性肝衰竭方面有独到的经验，力主早诊断、早治疗，采用分因分期辨证论治，同时结合中医外治及药膳等方法，取得了较好疗效。

（一）概要

肝功能衰竭（liver failure，LF）是多种因素引起的严重肝脏损害，导致肝脏合成、解毒、代谢和生物转化功能严重障碍或失代偿，出现以黄疸、凝血功能障碍、肝肾综合征、肝性脑病、腹水等为主要表现的一组临床症候群。根据病史、起病特点及病情进展速度，肝衰竭可分为四类：急性肝衰竭（acute liver failure，ALF）、亚急性肝衰竭（subacute liver failure，SALF）、慢加急性（亚急性）肝衰竭 acute（subacute）–on–chronic liver failure，ACLF 或 SACLF 和慢性肝衰竭（chronic liver failure，CLF）。慢加急性肝衰竭（ACLF）是指在慢性肝病病理损害的基础上，发生新的程度不等的肝细胞坏死性病变。其主要表现为明显的消化道症状；黄疸迅速加深，血清总胆红素大于正常值上限 10 倍或每日上升 ≥ 17.1μmol/L；出血倾向，PTA ≤ 40%（或 INR ≥ 1.5）；出现失代偿性腹水；伴或不伴有肝性脑病。肝衰竭是一种全球性的严重疾病，患病率尚无确切数据。患者群中总以男性居多，不同的发病原因，性别分布各有差异，原发病为病毒性肝炎的肝衰竭，男性多于女性；自身免疫性肝炎所引起的肝衰竭，女性占大多数，发病年龄以青壮年为主。2015年世界卫生组织（world health organization，WHO）统计的结果表明，全球近2.4亿慢性乙型肝炎患者，绝大多数分布在中低收入国家，每年死于乙肝感染引发的肝衰竭、肝硬化和肝细胞癌的人数约为65万，且呈逐年增加的趋势。在我国以慢加急性（亚急性）肝衰竭和慢性肝衰竭为主，其中乙肝病毒（HBV）相关肝衰竭病情严重，并发症多，治疗困难，病死率高。

根据肝衰竭的特点，赵文霞认为，其大致相当于中医学的"黄疸""急黄""瘟黄"等范畴，在发病过程中，也可出现"血证""鼓胀"及"肝厥"等。

（二）病因病机

"黄疸"之名最早记载于《素问·六元正纪大论》，"湿热相搏……民病黄疸"。关于黄疸的病机，东汉张仲景在《金匮要略·黄疸病脉证并治》中提出"黄家所得，从湿得之"的观点；隋代巢元方《诸病源候论·急黄候》曰："脾胃有热，谷气郁蒸，因为热毒所加，故卒然发黄，心满气喘，命在顷刻，故云急黄也。"唐代孙思邈在《千金要方》中说："凡遇时行热病，多必内瘀发黄。"清代沈金鳌在《沈氏尊生》中说："天行疫病以致发黄者，俗谓之瘟黄，杀人最急。"清代张璐《张氏医通》曰："诸黄虽多湿热，然经脉久病，不无瘀血阻滞也。"清代叶天士在《临证指南医案》中说："阳黄之作，湿从火化，瘀热在里，胆热液泄。"赵文霞认为，湿邪、热邪、寒邪、疫毒、气滞、瘀血均是黄疸的病理因素，与外感湿热疫毒、内伤饮食劳倦及病后继发有关。其中湿热疫毒是主要病因，血分瘀热是重要病机。湿热瘀毒互结，熏蒸肝胆，弥漫三焦，阻遏气血，则皮肤、目睛、小便黄染深重，热入营血，内陷心包，则可见壮热神昏、吐血衄血等危重证候，病势凶险。其病位主要在脾、胃、肝、胆，病性为本虚标实，实证以毒、热、湿、瘀为主，虚证以阳虚、气虚、阴虚最为常见。

（三）诊治特色

1. 辨证论治

赵文霞认为本病多为本虚标实，实证中以毒、热、湿、瘀为主，虚证以阳虚、气虚、阴虚最为常见，临床中单纯"邪实"或单纯"正虚"者少见，"虚实夹杂"者居多。"正邪交争"现象多为暂时的，很快会发展到"正虚邪恋"或"正盛邪退"阶段。急性期邪气偏胜，兼有正虚，治疗多以祛邪为主，兼顾扶正。恢复期正气大虚，邪气渐退，应着重注意顾护正气，扶正以祛邪，巩固疗效。赵文霞在临证中根据病情不同阶段辨治本病。

（1）毒热瘀结证　多见于疾病急性期，发病急骤，身黄、目黄，颜色鲜明甚至其色如金，困倦乏力，口干口苦，或口渴但饮水不多，呕恶厌食或脘腹胀满，大便秘结，尿黄赤而短少；或见壮热、神昏谵语，或有出血表现（吐血、衄血、便血、肌肤瘀斑）；苔黄干燥，舌质红，或红绛，或紫暗，或有瘀斑、瘀点，脉弦数或弦滑等。治疗以解毒凉血，健脾化湿为法。方选千金犀角散加减。药用水牛角、黄连、升麻、栀子、茵陈、板蓝根、生地黄、玄参、牡丹皮等。若大便秘结，可加大黄、枳实、厚朴；若出现躁扰不宁，肝风内动者用紫雪丹；热邪内陷心包，谵语或昏迷者用至宝丹；热毒炽盛，湿热蒙蔽心神，神志不清者，急用安宫牛黄丸。

（2）湿热蕴结证　可见身目黄染，或迅速加深，口干欲饮或饮而不多，乏力明显，脘腹胀满，纳呆呕恶，高热或身热不畅，大便黏滞秽臭或先干后溏，小便短黄，舌质红，苔黄腻，脉弦滑或弦数。治以清热利湿，健脾化瘀。方选甘露消毒丹加减。药用滑石、黄芩、茵陈、石菖蒲、川贝母、木通、藿香、连翘、白蔻仁、薄荷、射干、牡丹皮等。若湿困脾胃，便溏尿少，口中甜者，可加厚朴、苍术以芳香化湿，行气健脾；纳呆者加炒麦芽、鸡内金以醒脾消食。

（3）脾虚湿困证　身目发黄如橘，脘闷腹胀，头重身困，无发热或身热不扬，嗜卧乏力，纳呆便溏，厌食油腻，恶心呕吐，口黏不渴，小便不利，舌苔厚腻微黄，脉濡缓或弦滑。治疗以健脾利湿，清热利胆。方选茵陈四苓汤加减。药用茵陈、猪苓、茯苓、泽泻、白术等。若右胁疼痛较甚，可加郁金、佛手、川楝子以疏肝理气止痛；若脘闷腹胀、纳呆，可加陈皮、藿香、佩兰、厚朴、枳壳等以芳香化湿理气。

（4）脾肾阳虚证　多见于疾病后期或恢复期，可见身目黄染，色黄晦暗，神疲纳差，畏寒肢冷，腹胀，恶心呕吐，食少便溏，少腹腰膝冷痛，下肢浮肿，或朱砂掌、蜘蛛痣，或有胁下痞块，舌质淡胖，或舌边有齿痕，苔白黄滑腻，脉沉迟或弱。治疗以健脾温阳，化湿解毒。方选茵陈四逆汤加减。药用茵陈、炮附子（先煎）、干姜、炙甘草等。若胁痛或胁下积块者，可加柴胡、丹参、泽兰、郁金、香附、赤芍、茜草等以疏肝利胆，活血化瘀；便溏者加茯苓、泽泻、车前子利水渗湿；黄疸日久，身倦乏力，以脾气虚弱为主者，加党参、黄芪等益气健脾；腹胀明显者，加大腹皮、白茅根、莱菔子、木香等利水消肿。

（5）肝肾阴虚证　多见于疾病恢复期，身目晦暗发黄或黄黑如烟熏，头晕目涩，腰膝酸软，口干口渴，形体消瘦，腹胀大如鼓，全身燥热或五心烦热，胁肋隐痛，舌红少津，脉细数。治疗以滋补肝肾，健脾化湿。方选一贯煎合六味地黄丸加减。药用北沙参、麦冬、当归、生地黄、枸杞子、川楝子、熟地黄、山药、茯苓、牡丹皮、泽泻、山茱萸等。呕血、黑便、齿衄、鼻衄等出血者，酌加三七、白及、藕节炭、仙鹤草、栀子等，止血散瘀，凉血止血；若津伤口干，加石斛、天花粉、芦根、知母清热生津；午后发热，酌加银柴胡、鳖甲、地骨皮、白薇、青蒿等清虚热；若兼面赤颧红者，可加鳖甲、龟甲、牡蛎等滋阴潜阳。

（四）临证要诀

1. 截断逆挽，及早治疗。中医自古有"治未病"的理念，以未病先防、既病防变、瘥后防复为核心，张仲景提出"见肝之病，知肝传脾，当先实脾"，指出应依据脏腑传变阻断病势，强调疾病的早期治疗。而肝衰竭起病急，进展快，并发症多，病情凶险，赵文霞认为对有肝衰竭倾向或疑似肝衰竭患者，需根据其症状、生化指标、凝血功能等进行评估，一旦诊断为肝衰竭，需争分夺秒，及早治疗，阻断病势进展，犹如逆流挽舟。对此类患者，入院当天需要全面评估其整体情况，包括病因、病情严重程度及发展趋势，制定并实施治疗方案；入院1周内是能否延缓或阻断病情进展的关键时期，应积极采取中西医综合治疗措施遏制病情进展，必要时联合人工肝治疗等手段；入院1个月左右是病情转归逐渐明朗阶段，在此阶段病情或者逐渐稳定，进入恢复期，或者持续恶化，难以控制，所以对于肝功能衰竭患者要充分重视，时刻关注病情变化，积极防治并发症。

2. 辨病因，祛除致病因素。赵文霞认为肝衰竭的主要病因多为外感疫毒之邪、恣食肥甘或饮酒无度，湿热酒毒之气积于中焦；内伤饮食劳倦，致湿热、寒湿中阻或黄疸、鼓胀等病变日久，正气虚弱而成。病位主要在肝，与心、脾、肾等密切相关。在我国慢性乙型病毒性肝炎是引起肝衰竭的主要原因之一，故抗病毒药物应及早应用，尽快抑制病毒复制，减轻肝脏损伤；酒精性肝病所致肝衰竭在我国也有逐年呈上升趋势，故戒酒为此类患者的首要措施；对药物性肝损伤则需尽快停用可疑药物。

3. 分期辨证论治。肝衰竭病机复杂，临证多见虚实夹杂，在疾病的不同阶段，虚实侧重有所不同，故治疗亦有所区别。

（1）进展期重视祛邪　本病在进展期多热毒猖獗，邪气炽盛，正气难支，病势暴急，其主要矛盾在于邪毒炽盛，故治疗以祛邪解毒为主。赵文霞认为其毒邪以热毒、疫毒为主，同时兼有湿毒、浊毒、瘀毒，治以清热凉血解毒、开窍解毒，同时联合祛湿解毒、泄浊解毒、化瘀解毒。以热毒为主的患者可见身目黄染，色泽鲜明，发热，口渴口干，大便干，小便黄赤，舌红苔黄或燥，多选用茵陈、黄芩、白花蛇舌草、重楼、蒲公英、龙胆草、赤芍、白茅根等药物，创立退黄合剂（茵陈 30g，赤芍 30g，金钱草 30g，郁金 15g，大黄 10g）以清热利湿，化瘀通腑退黄。兼夹湿热者，可见胸脘满闷、恶心欲呕、厌油、舌苔白腻等，可选用法半夏、陈皮、茯苓、豆蔻、生薏苡仁等药物；浊毒重者，可见面色晦暗、大便黏腻不爽、舌苔白厚或滑腻，可选用藿香、佩兰、苍术、草果、槟榔等；兼夹瘀毒者，可见身、面部赤丝血缕，舌质暗红或紫暗，舌下脉络迂曲、增长增粗等，可选用丹参、当归、川芎、桃仁、红花、赤芍等药。

（2）稳定期扶正祛邪并举　急性期经治疗，病情有所缓解，但往往会经过病情胶着阶段，此时多正气渐亏，而湿、热、毒、瘀胶着，赵文霞认为此期应在祛邪基础上兼顾正气，此时患者热毒之势已不如进展期炽盛，故应适当减少寒凉药物的应用，在清热祛湿、化瘀凉血解毒的基础上辅以益气生津、健脾和胃的药物；同时此阶段往往会出现黄疸稽留不退，赵文霞认为这与痰瘀关系密切，肝失疏泄，脾失健运，津液水湿蓄积，凝聚成痰，痰瘀互结，胶着不散，瘀滞于内，致肝胆气机不畅，胆汁疏泄失职，则黄疸难以速去，治疗时应当注重涤痰化瘀，常用药物有半夏、陈皮、竹茹、浙贝母、皂角刺、白矾等，使痰化结散，胆汁循正道而行，张仲景曰："诸黄虽多湿热，然经脉久病，不无瘀血阻滞也。"无形之邪热必附于有形之瘀血，瘀血不去，则邪热不易化解，黄疸亦无以消退。故在治疗方面多配伍活血化瘀之品，如川芎、丹参、郁金、三七、水红花子、土鳖虫等，使瘀血去、胆道通，有利于黄疸消退。但应当注意，肝衰竭患者往往凝血功能较差，瘀血和出血并存，宜选用化瘀止血、养血活血、凉血活血的药物，不宜选用峻下破血的药物。

（3）恢复期注重扶正，辅以祛邪　从肝脾肾入手，详辨脏腑阴阳气血之不足，从气血入手，扶助正气，辅以祛邪。肝病日久，疏泄失常，脾胃运化失权，肝失濡养，阴血渐耗，加之肝衰竭患者往往合并腹水，祛湿利尿药物的应用都会耗伤阴津，导致肝肾不足，此时应注意养肝肾之阴，调补肝血，可选用白芍、当归、枸杞子、女贞子、墨旱莲等；同时肝脾相关，在治疗过程中要始终注意固护脾胃，疾病早期，大部分患者正气尚足，毒邪炽盛，多为阳证，病程日久，正气渐耗，加之寒凉药物的应用，部分患者可从阳证转为阴证，此时应当注意固护中焦，温补脾阳；病情迁延易出现肝肾不足，此时应当滋补肝肾、调整阴阳，可选用枸杞子、女贞子、旱莲草、生地黄、吴茱萸、杜仲、续断、鳖甲、龟甲等。

（4）内外同治，多法并举　《理瀹骈文》记载："外治之理，即内治之理，外治之药，亦即内治之药。所异者，法耳。"赵文霞在治疗慢加急性肝功能衰竭时注重中药内服和外治疗法的联合运用，多法并举。基于肝肠循环的理论，应用清肝健脾解毒汤直肠滴入治疗，可有效降低肠源性内毒素血症，预防肝性脑病、自发性腹膜炎等并发症的发生，提高临床疗效。该方中茵陈、薏苡仁、茯苓清热退黄，健脾利湿；赤芍、紫草凉血清热；大黄既能清热利湿，又能化瘀通下。

84

诸药合用，共奏清热利湿、解毒退黄之效。针对脾肾阳虚或脾胃虚寒患者，赵文霞联合应用脐火温中疗法进行治疗，首先制作外用药饼，药饼一般采用益气健脾温阳的药物，如黄芪、党参、白术、炒薏苡仁、吴茱萸、肉桂等加工为细粉，过200目筛，加水调和而成，把药饼放在神阙穴，点燃蜡筒使其燃烧，通过温热刺激使药物有效渗透吸收，经过经络的输布，深入于内，疏通经络，起到理阴阳、和气血的作用，可明显缓解患者身目黄染、腹胀、畏寒等症状。

（5）药膳加餐，加强营养　肝衰竭时机体能量消耗显著增加，加之饮食摄入不足，消化吸收障碍，患者中普遍存在营养不良的现象，营养不良可影响肝细胞再生及其他器官功能，从而使感染、相关并发症发生率明显增高，导致疾病的进一步恶化。赵文霞基于药食同源、寓医于食的观点，利用健脾为主的中药结合食物性味制定营养药膳，用于肝衰竭患者的个体化营养干预，所用中药主要为太子参、茯苓、薏苡仁、山药、莲子、佛手、鸡内金等，起到健脾祛湿、行气开胃的作用。上述药物研碎后加入红枣、粳米熬制成粥，睡前服用，根据患者不同的症状可适当加减。23：00~次日凌晨3：00是子时、丑时，正是肝胆经当令，肝主藏血，人卧则血归于肝，此时营养物质经过人体吸收，以供养肝脏，有助于机体的康复，并可减少患者自身蛋白的分解，防止肝性脑病的发生。多年临床实践证实，健脾中药能够有效地改善肝硬化失代偿期患者的营养状态。

（五）结语

慢加急性肝功能衰竭的治疗近些年取得了一定的进展，但仍是临床难治病，任何单一的方法都不能发挥治疗的最大效果，需要多种方法联合应用，包括肝移植。早期诊断、早期治疗，多学科共同协作，是提高肝衰竭治疗成功率的关键。

（刘江凯）

五、胃食管反流病临证治验

（一）概要

胃食管反流病是指由于消化道运动功能障碍，胃内容物反流至食管，引起胸骨后疼痛、烧心、咽喉部异物感等不适症状及（或）并发症的一种疾病，部分患者反流物可到达咽喉部及口腔，引起食管外症状。西医主要应用抑酸剂以及促胃动力药物来改善患者的临床症状，虽然能够获得短期的疗效，但是部分患者症状长期反复发作，无法根治，严重影响生活质量，也给家庭和社会造成巨大的经济负担。

（二）病因病机

本病归属于中医学"吐酸""嘈杂""痞满""梅核气""食管瘅"等范畴，病位在食管和胃，与肝、胆、脾关系密切。病因病机有素体脾胃虚弱，或外邪内侵，损伤中州，饮食不节，损伤脾胃，或情志不遂，肝气郁滞，气郁日久，化火生热，横犯于胃，肝胃郁热，气逆上冲，故出现反酸、烧心、胸骨后灼痛等症状。病有虚实两端，在脾胃虚弱、升降失和的基础上，气逆、气郁、郁热等因素迁延变化引起本病的发生和发展。病机关键为肝胃不和，气机失调，热邪上逆，酸水泛滥，故在治疗中应注重"土木同调，肝脾同治"，根据症状应以疏肝健脾、和胃降逆为主要治法。

（三）诊治特色

1. 辨证论治

赵文霞在治疗本病时将辨病与辨证相结合，明确虚实寒热，虚则补之，实则泻之，热者寒之，寒者热之，兼顾随证用药之法，疗效显著。本病初期多为实证，以肝胃不和、肝胃郁热为主，久病则虚实夹杂，以脾胃虚弱、胃阴不足、痰气交阻多见。

（1）肝胃不和证　多见于发病初期，每于情志不遂而致胃脘胀满，两胁疼痛，胸闷脘痞，胸骨后灼热或灼痛，嗳气频繁，反酸，食欲不振，大便不畅，舌质淡红，苔薄白，脉弦。治疗以疏肝和胃为法，方选四逆散加减。药用柴胡、白芍、枳壳、黄芩、党参、半夏、焦三仙、鸡内金等。此方攻补兼施，既能疏肝解郁，又能健脾和胃，可用于多种消化系统疾病。若痞胀明显，可加木香、青皮；若嗳气频频，可加旋覆花、代赭石、沉香等。

（2）肝胃郁热证　表现为胃脘部、胸骨后烧灼不适，疼痛，痛势急迫，反酸嘈杂，口干口苦，嗳气频频，小便发黄，大便干结，性情急躁易怒，舌质红，苔黄，脉弦或数。治疗以清肝泻火、和胃降逆为法。方选左金丸合丹栀逍遥散加减。药用黄连、吴茱萸、牡丹皮、栀子、黄芩、柴胡、当归、白芍、白术、郁金等。若反酸明显，可加海螵蛸、煅瓦楞等；若口干喜饮，可加麦冬、玄参。

（3）脾胃虚弱证　表现为吐酸时作，嗳气酸腐，胸脘胀闷，喜唾涎沫，饮食量少，困倦乏力，大便溏薄，舌淡，苔白，脉沉迟等。治疗以健脾益胃为法，方选香砂六君子汤加减。药用木香、砂仁、陈皮、半夏、党参、白术、茯苓、甘草等，可酌加吴茱萸以降逆止呕。若纳少苔厚，可加神曲、谷芽、麦芽等以消食导滞；若湿浊留恋，苔白腻，可加砂仁、苍术、藿香、佩兰等化湿醒脾。

（4）胃阴不足证　主要表现为胸骨后及胃脘部烧灼不适，疼痛隐隐，口干咽燥，大便干燥，舌红少津，脉弦细。当以养阴生津、和胃降逆为法，可选用益胃汤加减。药用沙参、麦冬、生地黄、玉竹等。若阴虚胃痛、脘腹灼热者，可加石斛、白芍以增加养阴益胃止痛之功；若呕吐反酸较甚者，可加竹茹、生姜等；若胃阴不复，可酌加乌梅等酸甘合化，以复阴津；为防阴柔之品阻滞气机，方中当酌加枳壳、佛手等顺气和中；若胃气呆滞，加陈皮、焦三仙、姜半夏、鸡内金等和胃醒脾理气之品以健脾和胃。

（5）痰气交阻证　胸骨后及胃脘部烧灼闷痛，胸脘痞闷，时呕吐痰涎，恶食油腻之物，时有吞咽不利或咽部如有炙脔，咳之不去、咽之不下，舌淡苔白腻，脉弦滑。治疗以降逆化痰、益气和胃为法，可选用旋覆代赭汤加减。药用旋覆花、代赭石、半夏、生姜、人参、炙甘草、大枣等。胸骨后隐痛甚者，加丹参、郁金、砂仁通络止痛；进食哽噎感明显者，加郁金、浙贝母、威灵仙顺气开郁；痰郁化热者，加川贝母、山豆根、木蝴蝶、桔梗等以清热利咽。

2. 临证要诀

（1）强调疏肝调气　胃食管反流病是多因素导致的疾病，其中心理压力、焦虑、抑郁等不良情绪与该病密切相关，已经证实以上不良情绪是导致胃食管反流病发病的主要因素。赵文霞认为情志不畅，肝疏泄失司，气机失调，横逆犯胃，肝气郁结，日久可出现反酸、胃脘烧灼感、烦躁易怒、胸闷不舒等症状。因此她在治疗胃食管反流病时尤其强调疏肝、理气、解郁，而胃气之和降亦有赖于肝气之条达，若患者平素情绪不定，郁怒则易伤肝，忧思则易伤脾，肝脾损伤则气机郁结；而肝郁最易乘脾，肝气郁结可导致脾胃升降失常，使胃气上逆，胃酸亦随胃气上泛而发病。故在治疗方面赵文霞重视调节情志，疏肝理气，降气和胃，疗效显著。

（2）重视和中固中　患者平素嗜食肥甘厚味，或饮食不节，饥饱无常，或嗜好烟酒，导致脾胃损伤，日久影响脾之健运、胃之和降。胃为水谷之海，以通为用，以降为和，不降则滞，反而为逆；脾为太阴湿土，喜燥恶湿，以升为健，清阳不升，浊阴不降，清浊不分，水谷停滞，夹酸而上迫食道，反流成病，如此相互作用，导致疾病反复发作。中焦脾胃为人体气机升降之枢纽，中气虚弱，斡旋无力，水湿、痰浊、食积等病理产物则胶着为病。所以在治疗胃食管反流病时，赵文霞重视中焦枢机，健脾益胃，使胃和脾健，气机斡旋有力，自复升降出入之性，兼顾清热利湿、化痰滋阴等法以除其致病之源，病必速愈不复。

（3）"四驾马车"调理体质　即采用外治法、合理饮食、规律起居和心理疏导四种方法调理体质。赵文霞临证中除应用中医传统的汤药外，还常运用灸法、拔罐法、推拿、针刺、膏贴等各种外治手段，这些疗法富有中医特色，方便操作，易被患者接受，体现了中医特色治疗的价值和优势。嘱患者食饮有节，忌烟酒、酸辣、咸寒、肥甘厚味之品；起居有常，劳逸有度，忌熬夜房劳、久卧少动等；平素调摄情志，休养心神，忌过怒、过思、过忧；只有这样才可避免病情缠绵不愈、反复发作。

（聂山文）

六、慢性腹泻

（一）概述

慢性腹泻指排便次数增多（＞3次/日），粪便量增加（＞200g/d），粪质稀薄（含水量＞85%），病史超过3周或长期反复发作，是临床多种疾病的常见症状。该病由多种机制共同作用导致，如进入结肠的液体量超过结肠的吸收能力，结肠的吸收容量减少时便产生腹泻；胃部疾病、肠道疾病、肝胆疾病及心理疾病均可以作为该病病因。该病老年人患病率为7%~14%，其中近50%的患者伴有腹痛症状，西医治疗主要有微生态制剂、止泻药、营养支持，以及纠正水、电解质、酸碱失衡等。

中医学认为本病属"泄泻""鹜溏""飧泄"等范畴，病因为外感邪气，损及脾胃；饮食所伤，脾运失职；情志失调，脾胃升降失常；禀赋不足、脏腑虚弱，脾虚不能运化等；主要病机为脾胃运化功能失调，肠道分清泌浊、传导功能失司；病位虽在大肠、小肠，但与脾、肝、肾关系密切，病理因素与湿邪关系最大，关键病机是脾虚湿盛。

本病有病程长、反复发作的特点，因而难以完全治愈，长期的慢性腹泻可以导致营养不良和心理疾病，甚至出现水电解质紊乱、酸碱失衡等，严重影响人们的生活工作。

（二）病因病机

赵文霞认为，大便的形成依赖大肠对食物残渣中的水液进行吸收，形成粪便有度排出，这一过程与脾、胃、肠的功能状况密切相关，同时还受肝的疏泄、命门火的温煦及肺气的宣降等作用的直接影响。感受外邪或饮食所伤均可导致脾胃升降失司，运化失常，清浊不分；情志不遂，肝气郁结，横逆犯脾，忧思伤脾，土虚木乘，导致中焦升降失常；病后体虚，先后天之本皆损，水谷不化；禀赋不足，不能受纳运化，从而肠道分清泌浊、传导功能失司，皆可发为本病。《景岳全书·泄泻》中说"泄泻之本无不由于脾胃"；赵文霞认为泄泻还与肝郁有密切关系，本病病位在肠，涉及脾、肝、肾，为虚实夹杂证。

（三）诊治特色

1. 辨证论治

赵文霞认为本病的病机有脾虚、肝郁、肾阳不足之分，但脾虚作为发病之本贯穿该病的始终，脾虚易为肝乘而加重病情，脾虚日久又可伤及肾阳，使病情缠绵，故治疗时宜肝脾肾同调，既可未病先防，又可既病防变，从分析基本病机入手进行治疗，疗效更优，以健脾渗湿、重视疏肝、寒热并用、益气升提为四大治法。临床常分三型论治。

（1）脾胃虚弱证　常见大便时溏时泻，迁延反复，食少，食后脘闷不舒，稍进油腻食物则大便次数明显增加，面色萎黄，神疲倦怠，舌质淡，苔白，脉细弱。治疗以益气健脾、化湿止泻为主，方用参苓白术散加减。药用人参、麸炒白术、茯苓、甘草益气健脾，砂仁、陈皮、桔梗、扁豆、山药、莲子肉、薏苡仁理气化湿。若进食生冷后发作，提示中焦虚寒，可加干姜、炮姜温中散寒；若久泻不止，腹坠胀或兼有脱肛者为中气下陷，使用升麻、黄芪、柴胡以健脾止泻，升阳举陷。

（2）肝气乘脾证　素有胸胁胀闷，嗳气食少，每因抑郁恼怒或情绪紧张之时发生腹痛腹泻，腹中雷鸣，攻窜作痛，矢气频作，舌质淡红，脉弦。以抑肝扶脾为治法，方选疏肝止泻方。炒白术燥湿健脾，醋柴胡、炒白芍疏肝柔肝，炒薏苡仁、陈皮、木香、砂仁、桔梗渗湿理气。胸胁脘腹胀满疼痛兼嗳气者加柴胡、郁金、香附疏肝理气止痛；神疲乏力、纳呆等脾虚甚者加党参、茯苓、扁豆等益气健脾；久泻反复发作可加乌梅、焦山楂、甘草敛肝收涩止泻。

（3）肾阳虚衰证 常见黎明之前脐腹作痛，肠鸣即泻，完谷不化，腹部喜暖，泻后则安，形寒肢冷，腰膝酸软，舌淡苔白，脉沉细。以温肾健脾、固涩止泻为治法，方选四神丸加减。药用补骨脂温补肾阳，肉豆蔻、吴茱萸温中散寒，五味子收敛止泻。若脐腹冷痛，可加附子、炮姜以温脾逐寒；年老体衰、脱肛者为中气下陷，可加黄芪、党参、白术、升麻益气升阳；若滑脱不禁，可用真人养脏汤涩肠止泻；若大便夹有黏冻，胃脘嘈杂，表现为寒热错杂，可用乌梅丸酸收涩肠、温清并用。

2. 临证要诀

（1）健脾化湿为根本 赵文霞认为脾居于中焦，灌溉四旁，为后天之本，脾气主升，喜燥恶湿；慢性腹泻虽病机复杂多变，常有兼夹及转化，但脾虚湿盛为其关键病机；禀赋不足、感受外邪、饮食所伤，均可导致脾受湿困或脾虚生湿，从而影响脾发挥运化水谷精微和升清降浊的功能，发生泄泻；有一方不及，便有一方太过，五行相侮相乘，出现土虚木乘，久之先天的肾气失去后天水谷之气的滋养，则脾肾俱虚。临床应从脾论治，泄泻多由脾胃清阳不升、湿浊下滞大肠所致，即"清气在下，则生飧泄"，使用党参、茯苓、白术、甘草健脾的同时，应兼顾运化水湿，加用苍术、佩兰、藿香、豆蔻仁等，若健脾运脾无功，宜配合升提清阳药物如桔梗、葛根、防风等，葛根、防风升发脾胃清阳之气，祛风化湿，《医宗必读·泄泻》曰："如地上沼泽，风之即干。"桔梗入肺经，宣发肺气，肺与大肠相表里，肺气宣发肃降功能正常，则大肠传导功能正常，如合并中气不足，需加柴胡、升麻、黄芪升举阳气，形成中气如轴，左升右降，斡旋运转不停，五脏得养，生生不息，此即"运中土，灌四旁，保肾气，防传变，泄自止"。

（2）重视调肝止泻　在临诊时，赵文霞深谙"见肝之病，当先实脾"之理，重视调肝以治脾，采用疏肝、柔肝、抑肝等法治疗泄泻。肝主疏泄，喜条达，恶抑郁，与脾同居中焦，生理上存在密切联系，病理上也相互影响。木不疏土，肝脾不调，脾土壅之，反侮肝木；或因忧郁、恼怒、情绪激动导致肝木之气失于条达，横逆克犯脾土，引起木不疏土；或因脾虚失运，气血生化无源，肝木失于阴血濡润，而导致肝乘脾土，致使脾失健运，清阳不升，浊阴流于下。泄泻病本在脾虚，脾土亏虚，肝木失养，而致肝旺乘脾，使脾气更虚，形成恶性循环，而使泄泻久治不愈。该类型多见于气郁体质之人，发病常有一定的诱发因素，如情志刺激，或压力过大，故在用常规方法治疗疗效欠佳时，应从疏肝论治。即使患者没有表现出肝郁的明显症状，也多在采用常法的基础上加用调肝的药物，通过治肝而达到理脾的目的，多获良效。常用药物有白芍、郁金、醋柴胡、麦芽、佛手、甘松、香橼等疏肝养肝之品，使肝疏泄功能正常，脾气健运，则泄泻自止。

（3）强调寒热并用　适用于寒热错杂、虚实夹杂的泄泻。该病由于病程长，病情反复发作，缠绵难愈，损伤脾胃，运化失职，湿邪停聚于中焦，郁而化热；或久病及肾，致脾肾阳虚，寒自内生。故赵文霞指出，久泻虽然多虚，但夹实者亦不少；久泻虽然多寒，但夹热者亦多。因此治疗久泻，必须辨清寒热虚实的轻重，才能收到较好的疗效。赵文霞把温阳清热、辛开苦降、调节阴阳平衡之法并用，善用川黄连配炮姜。川黄连苦寒，能燥湿健脾，清化湿热；炮姜辛温，温中止泻。两药合用，取川黄连健胃理肠、炮姜和中止泻之功，同时川黄连制炮姜之温，炮姜化川黄连之寒，使之苦而不寒，温而不燥。若粪质清稀如水，腹痛喜温，畏寒，完谷不化，手足欠温，苔白滑，脉弦濡者，则重用炮姜，少佐黄连，同时配伍木香、苍术、陈皮、半夏、砂仁等；若粪便黄褐，臭味较重，肛门灼热，泻下急迫，小便短赤，口干口苦，口渴喜冷饮，舌红苔黄，脉数者，重用黄连，少佐炮姜，并配伍黄芩、黄柏、炒薏苡仁、木香等。

（4）内外同治 赵文霞认为针灸可迅速缓解本病症状，对消化系统有良性双向调节作用。《医学入门》曰："凡病药之不及，针之可以。"取任脉、足阳明经、足太阴经之穴位，如神阙、天枢、足三里、公孙等，脾气虚加脾俞、太白，肝气郁结加太冲，肾阳不足加肾俞、命门，每次留针时间30分钟左右。腹痛明显者辨证使用易医脐针，或使用耳穴压豆，选大肠、脾、胃、肝、肾等穴位，操作简便。对于反复发作，症状比较持久者，常选用肝俞、胆俞、胃俞、中脘、足三里、内关等穴，以穴位埋线治疗。《灵枢·官能》云："针所不为，灸之所宜。"脐周冷痛，属虚寒者，艾灸神阙穴；形寒肢冷，鸡鸣泄属脾肾阳虚者，可采用督灸温补阳气。

（5）调护与宣教并重 改变不良生活方式，起居有常，调畅情志，保持乐观，慎防风寒湿邪侵袭，饮食有节，忌辛辣刺激食物，避免生冷不洁滑肠的食物，对于预防本病具有重要意义。

（四）结语

慢性腹泻属于中医学"泄泻""飧泄"等范畴，受饮食、情志等因素影响，反复发作，难于根治。本病病位在肠，涉及脾、肝、肾，为虚实夹杂证。治疗以健脾化湿为根本，重视调肝止泻，强调寒热并用，内外同治，常获良效。同时保持良好生活习惯，调畅情志，是防止复发的关键。

（崔健娇）

第二节　用药心得

赵文霞善于运用中医药治疗消化系统疾病，遣方用药，特色鲜明，疗效显著。

一、单药运用，独辟蹊径

赵文霞使用单味药物，见解独特，与常规用法迥异，常取奇效，现酌选一二，以飨同道。

（一）水红花子散结利水治鼓胀

1. 概述

水红花子为蓼科植物红蓼的干燥成熟果实。味咸，微寒，无毒，归肝、胃、脾经。功效：化瘀散结，利水消肿，消积止痛。主要用于癥瘕痞块、瘿瘤、肿痛、食积不消、胃脘胀痛等证。其主要成分为黄酮、鞣质、挥发油、脂肪油等，主要药理作用为抗肿瘤、免疫抑制、抗氧化、消积止痛、抗肝纤维化等。现代临床主要用于癥瘕痞块、癌病等病证的治疗。

2. 赵文霞经验

水红花子在临床上应用较少，赵文霞常将其用于治疗鼓胀（肝硬化腹水）。取其化瘀、消癥、利水之功效，可使脉道通利，减轻肝脏瘀血，促进腹水消退。本品性寒，尤其适用于肝脾血瘀兼有水热蕴结之鼓胀患者。伴胁肋疼痛者，加延胡索、川楝子以理气止痛；湿热黄疸明显者，加茵陈、薏苡仁祛湿退黄；伴阴虚者，加玉竹、石斛。现代药理研究发现，水红花子可有效扩张血管，改善肝脏血液循环，防止肝细胞坏死，延缓肝纤维化的进程，降低门脉高压，防止腹水的产生。

鉴于本药性寒，活血消癥作用较强，不适宜病久气血阴阳俱虚的患者，以防过度耗伤正气，影响预后。

（二）白矾化痰祛瘀疗黄疸

1. 概述

白矾为硫酸盐类矿物明矾石加工提炼制成。性寒，味酸、咸，归肺、脾、肝、大肠经。功效：外用解毒杀虫、燥湿止痒，用于湿疹、疥癣、脱肛、痔疮、聤耳流脓；内服止血、止泻、祛痰，用于久泻不止、便血、崩漏、癫痫发狂。其主要成分为含水硫酸铝钾，主要的药理作用是能强力凝固蛋白质，并有广谱抗菌作用，现代临床常用于消炎、止血、止汗、止泻等。

2. 赵文霞经验

赵文霞在治疗顽固性黄疸时，常在辨证用药的基础上，加用白矾内服以燥湿化痰、祛瘀利胆，达到退黄的目的。赵文霞认为顽固性黄疸患者多为久病，湿热痰瘀交阻凝结，脉络瘀阻，胆道不通，黄疸缠绵难消。白矾入脾、膀胱经，可燥湿化痰，解毒祛瘀。

临证需掌握以下要点：①阴虚胃弱，无痰热者忌服。②白矾大剂量内服可引起口腔灼伤、呕吐腹泻、虚脱等症，故用量要小，一般为 1~3g，用中药汤剂或水溶解后服。③白矾食用后基本不能排出体外，其中含的铝不是人体需要的微量元素，过量摄入会影响人体对铁、钙等成分的吸收，因此应中病即止，不宜长期使用。

（三）生白术通便利水有奇效

1. 概述

白术为菊科植物白术的根茎。味苦、甘，性温，无毒，归脾、胃经。功效：益气健脾，燥湿利水，止汗安胎。主要治疗脾气虚证，如食少、便溏或泄泻、痰饮、水肿、带下诸证、气虚自汗及脾虚胎动不安。白术含有挥发油、多糖、内酯及其他类化合物，主要药理作用为调节胃肠功能及运动、调节胃酸及胃蛋白酶、利尿等。现代临床多用于治疗脾虚食少、腹胀泄泻、痰饮水肿、自汗等证。

2. 赵文霞经验

赵文霞擅长将生白术用于治疗便秘（气虚证）及肝硬化腹水（阴虚水停证）。

（1）便秘（气虚证）　此类便秘多由气虚肠燥所致，症见大便质地不干硬，虽有便意，但排便困难，或用力排便则汗出短气，便后乏力。赵文霞认为久病体虚之人，阴虚不润，血虚不荣，阳虚不温，久则气血阴阳俱亏，大便艰涩，因过用番泻叶、大黄、芦荟等通下之药易耗伤正气，故治疗常以补中益气汤为主，加大剂量生白术以益气润肠通便，从而补益中焦之气，气机推动有力，则排便畅通。赵文霞强调，白术用于便秘需掌握以下要点：①气虚肠燥者，用之效果最优。②白术生用，其滑肠通便作用最强。③剂量宜大，常用量30~60g。

（2）鼓胀（阴虚水停证）　赵文霞擅长将生白术用于治疗肝硬化腹水证属阴虚水停者。因病久湿邪内蕴，郁而化热，耗伤阴液，则肝肾阴亏，脾胃津伤，治宜柔肝体、补肝用、健脾生津。《沈氏尊生书》亦指出"鼓胀病根在脾""补肾不如补脾"。赵文霞认为脾胃为后天之本，气血津液生化之源，治疗阴虚鼓胀时，在滋阴、祛湿、利水的基础上，加用生白术健脾，使阴津生化有源，同时利水而不伤津。赵文霞临床研究发现，生白术能够升高患者血清白蛋白含量，降低球蛋白含量，调整白球比，从而加速腹水的消退。根据赵文霞经验，治疗阴虚型鼓胀生白术用量一般为30g。

（四）炒麦芽疏肝消食调肝胃

1.概述

炒麦芽为禾本科植物大麦的成熟果实经发芽干燥的炮制加工品。味甘，性平，归脾、胃、肝经。有行气消食、健脾开胃、退乳消胀之功效。临床多用于食滞、断乳、乳房胀痛。

2.赵文霞经验

赵文霞常将炒麦芽用于肝气犯胃之饮食不化，胃脘痞满，尤适用于郁而化热者，取其疏肝解郁之功，临床效果颇佳。赵文霞认为对于肝郁气滞的患者，巧妙使用炒麦芽，在化食消积行滞的同时，更能针对其病机发挥作用，以调根本。赵文霞多在柴胡剂及行气消胀药物的基础上加用炒麦芽15g，若食积较甚者，合用炒神曲、炒山楂等消食药；若气滞较甚则加川楝子、延胡索；热盛则可酌加清半夏、郁金、黄连等；伴吞酸者加用煅瓦楞子、海螵蛸；伴胃脘隐痛者，加白及、三七粉；伴血瘀之象者，加蒲黄、五灵脂、丹参、檀香等。

（五）钩藤平抑肝木治胃病

1. 概述

钩藤为茜草科植物钩藤或华钩藤及其同属多种植物的带钩枝条。性甘，微寒，味苦，归肝、心包经。功效为清热平肝，息风定惊。主治小儿惊痫瘈疭，成人高血压，头晕目眩，妇人子痫。其主要成分有钩藤碱、钩藤次碱等，主要药理作用有镇静、降压等。现代临床多用于治疗惊痫，肝经有热之头胀头痛，或肝阳上亢、头晕目眩等证。

2. 赵文霞经验

赵文霞常用钩藤治肝气郁结所致之脘痞、胃脘痛、胁痛等。赵文霞认为肝气不舒易郁而化火，乘脾犯胃，同时，脾胃运化水谷又有赖于肝木疏泄功能的帮助，故治疗此类病证时常以四逆散、柴胡剂为基础方，佐以少量钩藤以抑制肝木对脾胃的过度克伐，然后再随症加减。伴嘈杂、吞酸者，加黄连、吴茱萸、煅瓦楞子、海螵蛸以清热平肝，收湿止酸；兼肝郁化热、脘腹刺痛者，加川楝子、延胡索、三七粉、刀豆子以理气泄热，化瘀止痛；兼气滞、食积、纳差、口臭者，加黄连、半夏、焦三仙、鸡内金等以消食化积，化痰清热。据刘河间"气有余便是火"理论，肝气郁结则易于化火，而乘脾犯胃，钩藤性甘，微寒，用于此处，既可平肝，又可清肝热，与病机、症状均合。

使用本品需掌握以下要点：①病由肝郁而致，偏有热象者，用之最佳。②钩藤使用剂量不宜过大，赵文霞常用量为3g。③钩藤宜后下，久煎则效差。

（六）半夏消痞通阳愈顽疾

1. 概述

半夏为天南星科植物半夏的干燥块茎。其性温，味辛，有毒。功可燥湿化痰，降逆止呕，消痞散结，外用可消肿止痛。现代药理研究显示其主要成分为谷甾醇、胡萝卜苷、葡糖醛酸等，具有镇咳、祛痰、止吐、抗肿瘤、抗心律失常、解毒抗炎等作用。

2. 赵文霞经验

赵文霞善用半夏治疗各种疑难杂症。

（1）痞满结胸证 赵文霞认为半夏可消阴而除痞，常以半夏泻心汤（半夏配黄连、黄芩、干姜等）苦辛通降、开痞散结，治寒热错杂之心下痞满者；以小陷胸汤（半夏配瓜蒌、黄连）化痰散结，治痰热结胸证；以半夏厚朴汤（半夏配紫苏、厚朴、茯苓等）行气解郁、化痰散结，治梅核气、气郁痰凝者。

（2）气逆呕吐证 赵文霞认为，半夏味苦降逆和胃，为止呕要药。各种原因引起的呕吐，皆可随证配伍用之。对痰饮或胃寒所致的胃气上逆呕吐，治以小半夏汤（半夏配生姜）；对于胃热呕吐，半夏配黄连以清热和胃降逆；胃阴虚呕吐者，半夏配石斛、玉竹、麦冬以养阴止呕；胃气虚而呕吐者，半夏配人参、白蜜以益气止呕。

（3）肝癖痰核证　本品味辛性温而燥，为燥湿化痰、温化寒痰之要药。内服能消痰散结，尤善治脏腑之湿痰。脂肪肝归属于中医学"肝癖"范畴，赵文霞常用半夏组方治疗。如对于胁下痞块，胀闷不适之脂肪肝患者，常以半夏配昆布、海藻、贝母等治疗；对于形体肥胖、痰多质稀、乏力便溏者，治以健脾化湿之法，常以二陈汤加减治疗。

赵文霞强调，半夏使用应注意以下几点：一是半夏入药一般宜制用。炮制品中有姜半夏、法半夏、半夏曲、竹沥半夏等，姜半夏长于降逆止呕，法半夏长于燥湿，半夏曲则有化痰消食之功，竹沥半夏能清化热痰，主治热痰、风痰之证，临床应区别应用。二是半夏不宜与乌头类药材同用。三是半夏性温燥，阴虚燥咳、血证、热痰、燥痰者应慎用。

（七）炮姜小用治脾胃

1. 概述

炮姜为干姜炒至表面微黑、内呈棕黄色而成。性辛热，归脾、胃、肾、心、肺经。功能温经止血，温中止痛。用于治疗脾胃虚寒、腹痛吐泻、吐衄崩漏、阳虚失血等疾病。现代研究显示其化学成分为挥发油、树脂、淀粉等，能显著缩短出血和凝血时间，对胃溃疡、糜烂性胃炎出血有良好作用。

2.赵文霞经验

（1）脘腹冷痛　赵文霞认为本品性辛热，能温脾胃，故常用其治心腹冷痛、胀满诸症。

（2）腹痛腹泻　赵文霞运用炮姜所治之腹痛泄泻多为脾胃虚寒所致。常以香砂六君子汤、痛泻要方、良附丸为基础方，佐以炮姜温中散寒，然后再随症加减。伴有嘈杂、吞酸者，加黄连、吴茱萸、煅瓦楞、海螵蛸以清热平肝，收敛止酸；伴有肝郁化热、脘腹刺痛者，加川楝子、延胡索、三七粉、刀豆子以理气泄热，化瘀止痛；兼气滞、食积、纳差、口臭者，则加黄连、半夏、焦三仙、鸡内金等消食化积，祛痰清热；若治寒凝脘腹疼痛，常配高良姜，如二姜丸。

（3）脾虚出血　赵文霞认为炮姜守而不走，燥脾胃之寒湿，除脐腹之寒痞，暖心气，温肝经，能去恶生新，使阳生阴长，故常用以治疗虚寒之血证。如吐血、便血，常以炮姜配人参、黄芪、附子等；若治冲任虚寒，崩漏下血，则与乌梅、棕榈炭同用；治产后血虚寒凝，小腹疼痛者，则与当归、川芎、桃仁等同用。

（八）刀豆子降逆益肾有良效

1.概述

刀豆子为豆科一年生缠绕草质藤本植物刀豆的种子。性味甘、温，入脾、胃经，功效降气止呃，临床常配合丁香、柿蒂，用于虚寒性呃逆。

2. 赵文霞经验

《本草纲目》言刀豆子归胃、肾经，可温中下气，利肠胃，止呃逆，益肾补元。赵文霞常取其温中降逆之功用，将其用于胃肠气滞所致的呕吐、呃逆、脘痞等症，每获良效。如肝气郁结之胁痛，则在四逆散、小柴胡汤基础上加刀豆子、香附等下气止痛之品；慢性胃炎之脘痞、纳差、嗳气，则在泻心汤基础上加刀豆子、柿蒂、焦三仙、鸡内金等。另外，因其有益肾补元的作用，在治疗功能性肠道疾病如腹泻、便秘时，赵文霞也会在参苓白术散、理中汤、补中益气汤等方的基础上加用刀豆子，临床疗效甚佳。

（九）吴茱萸贴敷涌泉穴

1. 概述

吴茱萸为芸香科植物吴茱萸的未成熟果实。其性大热，味辛、苦，有小毒。功可温中止痛，降逆止呕，杀虫。现代药理研究显示，其主要成分为挥发油、吴茱萸碱、吴茱萸苦素、吴茱萸素等多种生物碱，能扩张外周血管，改善血液循环，利于炎性渗出物的吸收，有消炎镇痛的作用。

2. 赵文霞经验

（1）口腔溃疡　赵文霞认为口腔溃疡虽多为火气内盛，灼伤口腔黏膜所致，但若为虚火灼络，过用苦寒药反而适得其反。吴茱萸为气味俱厚之品，为阴中之阳也，性虽大热，但既有辛热发散之功，又有苦泻降气之效，能引热下行。肾为先天之本，水火之脏，肾经循行经咽喉止于舌根两旁，井穴具有清泄脏腑内热的作用。赵文霞常用吴茱萸末醋调贴肾经之井穴涌泉穴，引火下行，降火潜阳，治疗口腔溃疡，疗效显著。根据《灵枢》"病在上者下取之，病在头者足取之"的理论，取涌泉能够从阴引阳，并且与中医学"上病下治"的理论相符合。

（2）失眠　赵文霞认为失眠主要病位在心，但与肝、胆、脾、胃、肾的阴阳气血失调相关，多为心肾不交、阴虚火旺所致，吴茱萸入足少阴肾经和手厥阴心包经，具有安神定志、引热下行之功，可引肾上浮之虚火下归。涌泉穴为肾经之井穴，是人体位置最低的穴位，具有滋阴降火、开窍宁神的作用。吴茱萸贴敷涌泉穴可刺激穴位激发经络之气，药经皮肤由表而入里，循经络传至脏腑，引心热下行，以交通心肾，使水火相济，其寐则安。

（十）灵芝补益肝气性最平

1. 概述

灵芝为多孔菌科真菌赤芝的干燥子实体。其性平，味甘，归心、肺、肝、肾经，具有补气安神、止咳平喘之功，可用于心悸气短、虚劳咳喘、眩晕失眠等症。现代药理研究表明，其成分为氨基酸、多肽、蛋白质、真菌溶菌酶、糖类（还原糖和多糖）、挥发油、苯甲酸、生物碱、维生素 B_2 及维生素 C 等，孢子还含甘露醇、海藻糖等。具有保肝、抗炎、抗肿瘤、调节免疫的作用。

2. 赵文霞经验

赵文霞认为慢性肝病与免疫失调具有密切关系，灵芝形如肝脏，补益肝气之效最佳，且灵芝性平，久用无生热之弊。在辨证论治基础上，常加用灵芝 6~12g 以养肝护肝。灵芝可调节免疫，抗氧化，提高肝脏细胞的解毒功能，改善头晕、乏力、恶心、肝区不适等症状。

（马素平、刘晓彦、陈海燕）

二、巧用对药，珠联璧合

赵文霞临证常将作用相近或相反的两个药物结对使用，以增强疗效或减少不良反应。兹从药对配伍规律及其临床应用等方面，介绍临床常用的 10 个药对。

（一）白及、三七

白及味苦、甘、涩，性寒，主入肺、胃经，为收敛止血要药，用于周身内外出血，尤其善止肺、胃出血，因其寒凉苦泄，可消散痈肿，又能敛疮生肌。三七味甘、微苦，性温，归肝经，入血分，既能止血，又能化瘀生新、消肿定痛，常用于人体内外上下各种出血，有血瘀者尤宜；同时亦可治疗各种跌打损伤，瘀滞诸痛，为伤科要药。此两味药物内服、外用均可。

赵文霞认为白及、三七粉联合可广泛应用于糜烂性胃炎、胃十二指肠溃疡出血等多种疾病，常用量为白及 6~12g，三七粉 3g，对于出血创面较大、出血量较多的患者亦可加大用量。三七可以补气摄血，即"止血不留瘀，化瘀不伤正"之意。制成散剂后更易分散，奏效快，对出血创面具有更强的保护作用，亦可联合乌贝散应用于胆汁反流性胃炎等多种存在消化道黏膜损伤的疾病。

（二）高良姜、香附

高良姜味辛性热，归脾、胃经，功善散寒止痛、温中止呕，可用于治疗脘腹冷痛。香附味辛，味苦微甘，性平，归肝、脾、三焦经，善于疏肝解郁、理气和中、调经止痛。高良姜、香附合用，一散寒凝，一行气滞，共奏温胃理气止痛之功。清代谢元庆所著《良方集腋》称此两味药为良附丸，主要用于治疗气滞寒凝诸证，症见脘腹疼痛，喜温喜按，胸胁胀闷，苔白，脉弦等。

赵文霞认为，临床所见寒凝气滞诸证，尤其是肝、胃两经之病，症见胃脘冷痛，喜热食，两胁胀闷，遇寒加重，舌质胖嫩或色偏暗，苔白，脉弦，即可明确辨证，投此方可散寒凝、行气滞。中焦为一身气机之枢纽，中焦气滞寒凝不仅可见胃脘及两胁冷痛，更可致多种病证，如阴寒凝滞之胸痹，症见心痛如绞，喘不得卧，伴形寒；或女性痛经之寒凝气滞证，症见少腹冷痛，得热痛减，经色暗黑。温阳散寒行气后方可使一身之气机通畅，诸症得减。两药的常用量为高良姜 6g，香附 10g，因寒所得者，高良姜可加至 9g，因气而得者，香附可加至 15g。赵文霞认为这两味药合用对于解除胃肠道痉挛，促进溃疡面愈合，改善胃冷痛、腹胀闷、胁胀痛等症状疗效显著。临床中若患者病程长、病情复杂，可将此对药合于复方之中加减化裁。

（三）海螵蛸、浙贝母

海螵蛸，又名乌贼骨，咸，涩，微温，归肝、肾经。功能收敛止血、固精止带、制酸止痛、收湿敛疮。临床可用于崩漏下血、肺胃出血、创伤出血。浙贝母苦寒，归肺、心经，清火散结作用较强。海螵蛸、浙贝母为乌贝散的主要组成药物，功能制酸止痛、收敛止血。用于治疗胃及十二指肠溃疡属肝胃不和证，临床表现为胃脘疼痛、泛酸、嘈杂等。

赵文霞结合海螵蛸与浙贝母的性味、归经与功能，认为二者不但可以用于胃及十二指肠溃疡，凡具胃脘痞满、灼热疼痛、反酸烧心、舌苔偏腻、胃镜提示胃黏膜有糜烂者，亦可选择使用。各种原因导致的吐血，也可在辨证论治的基础上联合使用。此药对可合于复方之中，作汤剂或散剂服用。

（四）丹参、郁金

丹参味苦，微寒。归心、心包、肝经。功效为活血祛瘀、凉血清心、养血安神。丹参活血祛瘀力强，尤以治疗胸胁疼痛、癥瘕结块为佳。郁金味辛、苦，性寒，归心、肺、肝经。功效为活血止痛、疏肝解郁、凉血清心、利胆退黄。

赵文霞认为该药对既能入气分以疏肝解郁，又可入血分以活血调经，且能化痰湿以开心窍，凉血热以止吐衄。两药均入肝经，合用可增加疏肝理气、活血之功效。配合生地黄、牡丹皮、栀子等，可用于血热妄行而有瘀滞者，起祛瘀生新、止血而不留瘀的作用。用于黄疸配合茵陈、栀子、枳壳、青皮等，能利胆退黄。

（五）牡蛎、土鳖虫

牡蛎味咸、涩，性寒，归肝、肾经，有平肝潜阳、软坚散结、收敛固涩之功效。土鳖虫味咸性寒，有小毒，归肝经，入肝经血分，性专走窜，具有散瘀血、消坚结、接骨续筋、消肿止痛、下乳通经等功效，临床通常用于癥瘕痞块、血瘀经闭、产后瘀阻腹痛。

赵文霞认为牡蛎、土鳖虫二者相须为用，治疗肝积以血瘀为主证者，可破积聚、祛瘀血。肝脾肿大属于中医学"癥积"范畴，是慢性肝病常见之体征。癥瘕积聚虽有形，而究其本则源于正虚，脾虚则水谷运化失常，酿湿生痰，气虚则血运无力，瘀血阻滞，痰瘀交阻，结成癥积。肝积多是本虚标实，表现为局部肿胀或有肿物痞块，痛有定处，倦怠乏力，食少神疲，舌质紫暗或有瘀点、瘀斑，脉细弦或细涩等，此药对可与桃仁、红花、赤芍、当归、郁金、川芎等配伍以行气活血、化瘀消积，同时配合健脾益气之品以消癥积之源。

（六）泽泻、白术

泽泻味淡、微苦，性寒，归肾、膀胱经。能利水渗湿、泄热，治疗小便不利、水肿胀满、痰饮眩晕。白术味苦、甘，性温，归脾、胃经，具有健脾益气、燥湿利水、止汗安胎的功效。用于治疗脾虚食少、腹胀泄泻、痰饮眩晕、水肿、自汗、胎动不安。泽泻、白术联用，最早见于《金匮要略》之泽泻汤，该方具有利水除湿、健脾益气之功效，主治饮停心下，头目眩晕，胸中痞满，咳逆水肿。

赵文霞将泽泻、白术联用，治疗肝病脾虚失运、湿浊内生、痰湿之邪停聚中焦，而出现脘腹胀满、乏力肢肿、周身困重等症，特别是肝硬化腹水脾虚水泛证，症见腹大如鼓、皮色苍黄、脉络显现、舌苔偏腻，多有良效。泽泻利水渗湿，引水从下排出，以治其标；白术健脾行水，使痰饮不得生，以治其本。两药相伍，一重在祛湿，使已停之饮有所出路；二重在健脾，使水湿得以正常运化。泽泻与白术用量不拘于五比一，临证根据标本、虚实、轻重调整剂量。然泽泻大量使用易伤阴，治疗时应中病即止，不可久用。

（七）赤芍、白芍

赤芍为毛茛科植物赤芍或川赤芍的干燥根。其味苦，微寒，归肝经。功可清热凉血、散瘀止痛。凡血热、血瘀之证，或妇女经闭、痛经，产后瘀血积聚，以及损伤瘀肿等一切瘀血留滞作痛病证皆可用之。白芍是毛茛科植物芍药的干燥根。味苦，微寒，具有补血敛阴、柔肝止痛、养阴平肝的功效，为治疗诸痛之良药。

赵文霞认为赤芍偏于清热凉血、行血散瘀，用于血热、血滞之证；白芍偏于养血益阴、柔肝止痛，用于血虚肝旺之证。赤芍散而不补，白芍补而不散；赤芍泻肝火以凉血，白芍养肝阴以平肝。两药合用，一散一敛，一泻一补，对脾胃肝胆病阴虚夹有瘀热者最为适用。

（八）蒲黄、五灵脂

蒲黄，性平，味甘，入肝、心包经。具有活血化瘀、收敛止血的功效。五灵脂，性温，味甘，归肝经。具有活血止痛、化瘀止血之功。《太平惠民和剂局方》称此两味药为失笑散，两药相须为用，活血散结、祛瘀止痛作用增强，可治一切心腹诸痛。现代药理研究表明，蒲黄、五灵脂两药合用具有保护胃黏膜、抗炎、止痛的作用。

赵文霞根据"胃病久发，必有聚瘀""久病入络"的理论，认为胃病初发时多在气分，气滞日久影响脉络通畅，致胃络瘀阻不通发为胃痛，故常以此两味药治疗瘀血停滞型胃痛。血瘀证患者多病程较长，病位较深，蒲黄、五灵脂可入血分，活血而不伤血。血瘀兼有气滞者，可在失笑散基础上合用四逆散，或佐以莱菔子、厚朴行气除满，三棱、莪术活血散结；血瘀兼有痰饮者，可予失笑散合用温胆汤，活血化瘀兼健脾化痰；若血瘀兼有寒证者，常在此方基础上合用良附丸，温阳散寒推动血行，加强散瘀止痛之力；血瘀兼有湿热者，可合用清中汤；兼有气虚者，可合用补中益气汤或四君子汤，补气活血使气血运行通畅，通则不痛；兼有阴虚者，可在此基础上合用益胃汤以养阴益胃，活血止痛。

（九）地骨皮、牡丹皮

地骨皮为茄科植物宁夏枸杞及枸杞的根皮，性寒，味甘、淡，入肺、肾经。《本草纲目》言其"去下焦肝肾虚热"，具有清热凉血、退虚热以及清肝、平胸胁痛之功效。牡丹皮为毛茛科植物牡丹的根皮，性微寒，味辛、苦，入心、肝、肾经，有清热凉血、活血化瘀之功。地骨皮可凉血疗虚热，牡丹皮善清血而又活血，因而有凉血散瘀的功效，使血流畅而不留瘀，血热清而不妄行。故为治疗血热炽盛、肝肾火旺及瘀血阻滞等证的要药。

赵文霞常以此两味药合用治疗肝硬化蜘蛛痣。她认为瘀血阻络是肝积的基本病机，而蜘蛛痣是肝硬化的主要临床表现之一，蜘蛛痣中医称"血痣"，由于邪入血分，不得透达，瘀血阻络而导致。针对肝硬化蜘蛛痣形成的病因病机，赵文霞常以地骨皮入肺、肾经，为走表又走里之药，可消皮毛浮游之邪，且地骨皮虽入肾而不凉肾；牡丹皮虽为清热凉血之药，但其味辛，具有发散之力，可上行颠顶，下达血海，为血中之气药，功可行气活血祛瘀，两药合用具有凉血不留瘀，活血不动血的作用，为治疗肝硬化蜘蛛痣之良药。

（十）全蝎、蜈蚣

全蝎为钳蝎科动物东亚钳蝎的全体，味辛，性平，有毒，入肝经，具有解毒散结之效，用于治疗各种疮疡肿毒。蜈蚣为蜈蚣科动物少棘巨蜈蚣的虫体，味辛，性温，有毒，入肝经，具有解毒、通络、止痛的功效。张锡纯认为蜈蚣"走窜之力最速，内而脏腑，外而经络，凡一切疮疡诸毒皆能消之"。现代药理研究表明，全蝎、蜈蚣具有抗肿瘤、调节免疫、止痛等作用。

赵文霞认为肝积是由正虚感邪、正邪斗争而正不胜邪逐渐发展而成，而肝癌多是在肝积的基础上进一步感受六淫邪毒，或七情内伤，情志抑郁，或饮食失调，损伤脾胃，气血生化乏源，导致气、血、湿、热、瘀、毒胶结难化发为癌毒。因此祛邪是治疗肝癌的关键，以毒攻毒是中医祛邪、治疗疑难杂症的有效方法之一。全蝎、蜈蚣为有毒的虫类中药，为血肉有情之品，具有走窜通达、破血行血、化痰散结、疏逐搜剔之特性，且二者均入肝经，具有解毒、散结、止痛之功效，治疗肝癌时常将两药配成药对，相须使用，增强药力。因这两味药均有毒，用量不宜过大，常用 3~5g，且时间不宜过长，临证运用必须注意。

（马素平、陈海燕、李艳敏）

三、善用角药，相得益彰

赵文霞临床在辨证论治的基础上，常根据中药性味归经，将三种中药联合使用，各用所长，互为犄角，称为"角药"，起到特定的治疗作用。兹将其常用的 10 组角药介绍如下。

（一）龙骨、牡蛎、土鳖虫

龙骨为古代多种哺乳动物（象、犀牛、马、骆驼、羚羊等）骨骼的化石，味甘、涩，性平，入心、肝、肾经，具有重镇安神、平抑肝阳、收敛固涩的功效。牡蛎为牡蛎科动物长牡蛎及同属动物的贝壳，咸、涩，微寒，入肝、胆、肾经，具有重镇安神、平肝潜阳、收敛固涩、软坚散结、制酸止痛的功效。土鳖虫为鳖蠊科昆虫地鳖或冀地鳖的雌虫体，味咸，性寒，有小毒，归肝经，具有祛瘀通经、消癥之功。

赵文霞常以龙骨、牡蛎、土鳖虫三药联合治疗肝硬化脾大。赵文霞认为，肝硬化脾大属中医学"癥瘕""积聚"等范畴，其基本病机为正虚血瘀，是多种病因长期侵袭机体，伤及肝脏，致肝气郁结，脾失健运，气滞血瘀，或气虚推动无力，血瘀阻于肝络而成。正如《景岳全书·积聚》曰："积者，积累之谓，由渐而成者也。"一般活血化瘀药难于奏效，赵文霞常将龙骨、牡蛎、土鳖虫三药联合运用。土鳖虫为血肉有情之品，专入肝经，可祛瘀破血、通经消癥。牡蛎与龙骨的功用相近，生用既助土鳖虫软坚散结，又收敛固涩，防攻逐过甚诱发呕血便血。三药同用，共奏活血化瘀、软坚散结的功效。

然三者皆属攻逐之品，故体虚者慎用。在治疗中应注意治实当顾虚，补虚勿忘实，可根据具体情况，或先攻后补，或先补后攻，或寓补于攻，或寓攻于补。

（二）大腹皮、白茅根、椒目

大腹皮为棕榈科乔木槟榔的果皮，味辛，性温，归脾、胃、大肠、小肠经，有行气止痛、利水消肿之功效。白茅根为禾本科植物白茅的根茎，味甘，性寒，入肺、胃经，有清热生津、凉血止血、利尿之功效。椒目为芸香科花椒属植物花椒的种子，性寒，味苦、辛，归脾、肺、膀胱经，具有利水消肿的功效。

赵文霞常将三药合用治疗肝硬化腹水。她认为肝硬化腹水的病机以肝脾肾亏虚为本，气血水搏结为标，本病责之气滞、血瘀、水停相因为患，故治疗当紧紧抓住气、血、水三个方面。肝硬化腹水患者出现的腹部胀满，治疗时多在利水的基础上配用理气消胀之品，大腹皮是槟榔的外皮，能行浊气，下浊水，可用治湿阻气滞、脘腹胀闷、水肿胀满、大便不爽、小便不利。白茅根能清肝利尿、凉血止血，且归肺经，肺主一身之气，为水之上源，肝主疏泄，具条达之性，基于肝与肺左升右降的理论，在治疗腹水时应注重调理肝肺，以使气机调畅、三焦通利。椒目治肠间水，除腹满，且椒目归脾、肺、膀胱经，可调节上中下三焦，使三焦水道通利。故大腹皮、白茅根、椒目三药合用共奏疏利三焦、利水消肿之功。

该组角药治疗肝硬化腹水，符合"急则治其标"的治疗原则。但临床中应注意治腹水当"衰其大半而止"，时时注意顾护正气。

（三）茵陈、白术、桂枝

茵陈为菊科草本植物滨蒿或茵陈蒿的幼苗，味苦，性微寒，归脾、胃、肝、胆经，有清热利湿、退黄疸的功效，为治黄疸之要药。白术为菊科植物白术的根茎，味苦、甘，性温，入脾、胃经，具有补脾燥湿、利水止汗的功效。桂枝为樟科植物菌桂的细枝，辛、甘、温，入心、肺、膀胱经，具有发汗解表、温通经脉、通阳化气的功效。

赵文霞常以茵陈、白术、桂枝三药联合治疗黄疸之阴黄。出自《医学心悟》的方剂茵陈术附汤为治疗阴黄的代表方，方中以辛甘大热之附子制约茵陈寒凉之性，但取其退黄之功，合用以温化寒湿而退黄，并配以干姜、肉桂、炙甘草以温中健脾。基于因地制宜的中医学理论，赵文霞认为我国中部和北部地区气候干燥，且当地人喜食肥甘厚味，故多腠理紧实，使用辛甘大热之附子、肉桂有生热之弊，故常选用桂枝，该药性温，善通阳气，能化阴寒，可治疗阴寒遏阻阳气、津液不能输布而导致的寒湿停滞。配合茵陈具有良好的退黄功效，白术甘苦性温，健脾燥湿，培土制水。常用量茵陈为 15~30g，白术为 15g，桂枝为 3~6g，三药合用，治疗阴黄疗效显著。

（四）金钱草、郁金、鸡内金

金钱草为报春花科草本植物过路黄的全草，味甘、淡，性寒，归肝、胆、肾、膀胱等经，有清热利水通淋、除湿退黄解毒之功效，可用治于湿热黄胆、肝胆结石、热淋、石淋等证。郁金为姜科草本植物郁金、广西莪术、姜黄或莪术的块根，味辛、苦，性寒，归心、肺、肝经，有活血止痛、疏肝解郁、凉血清心、利胆退黄之功效，可用于治疗胁肋疼痛、黄疸、经行腹痛、癥瘕结块等证。鸡内金为脊椎动物雉科家鸡的砂囊角质内膜，俗称鸡肫皮，味甘，性平，入脾、胃、小肠、膀胱经，具有消食积、止遗尿的功效，用于食积不化、脘腹胀满及小儿疳积、遗精、遗尿等证。

赵文霞常用金钱草、郁金、鸡内金治疗胆结石。她认为胆结石的形成多因湿热内生，煎熬胆汁，凝结成石。金钱草泄肝胆热的同时又可消胆中之石，且具有利水通淋的作用，有助于结石的排出。郁金为纯阴之品，辛能散，疏肝郁，苦能泻，降逆气，现代药理研究表明郁金中含有挥发油，能溶解胆固醇，促进胆汁分泌和胆囊收缩，可用于治疗胆结石、胆囊炎及黄疸。鸡内金为鸡之砂囊，其中含有稀盐酸，善化瘀积，因此鸡内金具有化坚消石之功，每次用量 15~30g，研末服效果较煎剂更好。三者联合使用尤其适用于胆石症之肝胆湿热证，可增强清热利胆、消积排石之功。

（五）薏苡仁、冬瓜子、芦根

薏苡仁为禾本科草本植物薏苡的成熟种仁，味甘、淡，性微寒，归脾、肾、肺经，有利水渗湿、健脾除痹、排脓消痈之功效。冬瓜子为冬瓜的种子晒干而成，性味甘，寒，功能清肺、化痰、排脓。芦根为禾本科植物芦苇的根茎，甘，寒，入肺、胃经，可清肺胃热、生津止渴。

赵文霞常以薏苡仁、冬瓜子、芦根联合治疗痰浊阻滞型肥胖，表现为身体虚胖，面色无光，神疲乏力，嗜睡，嗜食肥甘，懒动，口中黏腻，或便溏，脉濡或滑，舌体胖，苔滑腻等。赵文霞认为肥胖的基本病机是本虚标实，以脾虚痰浊内停多见，故选用薏苡仁，其为甘淡平和之药，入肺脾肾经，健脾以扶正，渗湿以祛痰，具有渗而不峻、补而不腻的特点。冬瓜子性甘凉，上清肺部蕴热，下导大肠积滞，现代药理研究表明冬瓜中含有丙醇二酸，是一种能抑制糖类转化为脂肪的化合物，可防止人体内脂肪堆积。芦根具有清肺胃积热、排痰浊脓毒的作用，现代药理研究表明芦根具有降脂、促进身体毒素排出的作用。该组角药，既可健脾渗湿，又可祛痰导滞，符合肥胖基本病机，治疗痰浊阻滞型肥胖疗效显著。

薏苡仁乃清补淡渗之品，药力和缓，且质地较重，故用量须倍于他药。此三味药配合使用，既可作为汤药服用，亦可代茶饮。

（六）丹参、檀香、砂仁

丹参为唇形科草本植物丹参的根及根茎，味苦，性微寒，归心、心包、肝经，有活血祛瘀、凉血清心、养血安神之功效，用于胸肋胁痛、风湿痹痛、癥瘕结块、疮疡肿痛、跌仆伤痛、月经不调、经闭痛经、产后瘀痛等病证。檀香为檀香科乔木檀香的木材，味辛，性温，归脾、胃、肺经，有行气止痛之功，可用于治疗胸腹疼痛等证。砂仁为姜科草本植物阳春砂或海南砂或缩砂的成熟果实，味辛，性温，归脾、胃、肾经，具有化湿行气、温中止泻、安胎的作用，可用于治疗脘腹胀满、腹痛、呕吐、泄泻等证。丹参、檀香、砂仁合用最早源于《时方歌括》，方名丹参饮，该方具有活血祛瘀、行气止痛的功效，主治血瘀气滞、心胃诸痛。

赵文霞常以此组角药治疗病程较长的气滞血瘀、正气渐虚的胃痛患者。丹参入血分，能活血化瘀止痛；砂仁辛香而散，为温中和气之药，但其温而不烈，利而不削，和而不争，通畅三焦，温行六腑，暖肺醒脾，养胃益肾，调畅肝胆之气；檀香调脾肺、利胸膈，为理气要药。三药合用对于病久难愈、气滞血瘀、正气渐虚的胃脘痛，不但能化瘀止痛，还能调胃醒脾、补血养肾。如痛甚可加延胡索、三七粉、三棱、莪术，并可加理气之品，如枳壳、木香、郁金等。

临证时丹参用量为30g，檀香3g（后下），砂仁3g（后下），疗效以止痛为主，行气和胃为辅。

（七）浙贝母、荔枝核、皂角刺

浙贝母为百合科植物卷叶浙贝母的鳞茎，味苦，性寒，入心、肺经，具有止咳化痰、清热散结之效，用于瘰疬、疮痈肿毒及肺痈、乳痈等证。荔枝核为无患子科乔木荔枝的成熟种子，味辛，性温，归肝经，有疏肝理气、散结止痛之功效，用于脘腹疼痛、痛经、产后腹痛、疝气、睾丸肿痛等证。皂角刺为豆科植物皂荚的干燥棘刺，味辛，性温，归肝、肺经，有消毒透脓、搜风杀虫的功效，可用于治疗痈疽肿毒、瘰疬、疮疹顽癣、产后缺乳、胎衣不下、疬风等证。

赵文霞结合浙贝母、荔枝核、皂角刺的性味归经及功能主治，认为此三味药合用既可用于治疗胃息肉，亦可用于治疗甲状腺结节、乳腺结节。赵文霞认为息肉与结节皆可归属于中医学"积聚""痰核"的范畴，二者总体病机类似，皆为本虚标实之证，正如《素问·评热病论》曰："邪之所凑，其气必虚。"《活法机要》曰："壮人无积，虚人则有之。"在正气亏虚的基础上，气滞、血瘀、痰凝、毒聚等交织为患。浙贝母偏于苦寒，长于清火散结；荔枝核散结止痛，同时有疏肝理气之效；皂角刺消毒透脓，亦有行气祛痰的功效。三药合用起到行气化瘀、祛痰攻毒的作用，可控制息肉及结节进展，亦可改善患者体质，调节机体阴阳平衡，减少息肉及结节的复发机率。

（八）黄连、木香、秦皮

黄连为毛茛科植物黄连或同属植物的根茎，味苦，性寒，入心、肝、胆、胃、大肠经，具有清热燥湿、泻火解毒之功，可用于湿热内蕴、胸中烦热、痞满、舌苔黄腻、黄疸，以及肠胃湿热留恋、呕吐、泻痢、痔疮等的治疗。木香为菊科本草植物木香的根，味辛、苦，性温，归脾、胃、大肠、胆经，有行气止痛之功，用于治疗胸腹胀痛、胁肋疼痛及泻痢腹痛等。秦皮为木犀科植物大叶梣（苦枥白蜡树）的干皮或枝皮，味苦、涩，性寒，入肝、胆、大肠经，有清热燥湿、清肝明目之功效，用于治疗湿热下痢、里急后重、目赤肿痛、目生翳膜等。

赵文霞常用黄连、木香、秦皮配伍治疗湿热泄泻、痢疾。黄连性味苦寒，入大肠经，功善清热燥湿、泻火解毒。木香苦辛性温，芳香浓郁，行气力佳，能宣三焦之气滞，解寒凝之诸痛，然以疏理胃肠之气为主，具有消胀除痛之功效。木香生用行气之力强，炒用有实大肠之功，常用于治疗泻痢腹痛。黄连、木香、秦皮合用是在香连丸的基础上加秦皮，秦皮苦涩性寒，可入大肠经，直清里热，尤适用于痢下赤多白少，肛门灼热，口渴喜冷饮，证属热重于湿者。黄连、木香、秦皮三药合用，清肠化湿、行气止痢，多有良效。

湿热泄泻与湿热痢疾病位均在肠腑，病机相似，治疗均当清利肠道湿热，用此组角药，疗效显著。

（九）柴胡、白芍、白术

柴胡为伞形科植物北柴胡或狭叶柴胡的根或全草，味苦，性平，入心包络、肝、三焦、胆经，有解表退热、疏肝解郁、升举阳气的功效，可用于治疗寒热往来、疟疾、肝气郁结、胁肋疼痛、感冒、发热、气虚下陷、久泻脱肛、子宫下垂等。白芍为毛茛科植物芍药除去外皮的根，味苦、酸，性微寒，入肝经，具有养血敛阴、柔肝止痛、平肝潜阳的作用，用于肝气不和所致的胁痛、腹痛，以及手足拘挛疼痛，肝阳亢盛所引起的头痛、眩晕、月经不调、经行腹痛、自汗、盗汗等症。白术为菊科植物白术的根茎，味苦、甘，性温，入脾、胃经，具有补脾燥湿、利水止汗之功，可用于治疗脾胃虚弱、食少胀满、倦怠乏力、泄泻等。

赵文霞常以此组角药治疗腹泻型肠易激综合征，尤其适用于肝郁脾虚证的患者。该证型多由情志失调、烦恼郁怒、肝气不舒、横逆克脾、脾失健运、升降失调所致，其腹泻特点为常于餐后排便，尤其以早餐后多次排便较为常见，可多达 10 次甚至以上，每次排便量少，大便可有少量黏液但无脓血。《医方考》曰："痛泻不止者，泻责之脾，痛责之肝，肝责之实，脾责之虚，脾虚肝实，故令痛泻。"柴胡一药，既能轻清升散，又能疏泄，可透表退热、疏肝解郁、升举阳气，既可用于实证，又可用于虚证，配伍不同可发挥其不同功效。白芍能解痉而缓和肝气之"刚悍"，使之"柔和"而缓解疼痛，因此具有养血柔肝、缓急止痛的作用，其中生白芍长于养阴柔肝、补血益胃，酒炒白芍长于和中缓急，土炒白芍多用于安脾止泻。白术是一味培补脾胃的药物，它补气的作用较弱，但苦温燥湿，能补脾阳。柴胡、白芍与白术相配，起到于土中泻木的作用，尤其适用于泄泻之肝郁脾虚证。

（十）天麻、半夏、夏枯草

天麻为兰科植物天麻的块茎，味甘，性微温，入肝经，具有平肝息风、通络止痛的功效，用于治疗头晕目眩、热病动风、惊痫抽搐、头痛、痹痛、肢体麻木等。半夏为天南星科草本植物半夏的块茎，味辛，性温，有毒，归脾、胃经，有燥湿化痰、消痞散结、降逆止呕的功效，用于痰多咳嗽、胸脘痞闷、胸痹、结胸、瘿瘤瘰疬、疮疡肿痛、梅核气、恶心呕吐等。夏枯草为唇形科植物夏枯草的干燥果穗，味辛、苦，性寒，入肝、胆经，有清肝火、散郁结的功效，用于治疗肝火上炎、目赤肿痛、头痛、晕眩、瘰疬痰核等。

赵文霞认为眩晕有虚实之分，实证多为风阳上扰、痰浊上蒙所致，虚证以气血亏虚、肝肾阴虚为多。临床中多运用天麻、半夏、夏枯草治疗眩晕之实证，可平肝潜阳、化痰定眩。其中天麻为治风要药，既能平息肝风，又能祛除风湿，适用于肝阳上亢所致的头晕，亦适用于夹痰湿者，其不同的炮制方法所具有的功效略有不同，生天麻祛风止痛力更强，炒天麻则平肝潜阳、定惊镇静之力较强，赵文霞治疗眩晕多使用炒天麻；同时不同季节采摘的天麻功效亦有差别，冬季茎枯时采挖的为冬麻，春季发芽时采挖的为春麻，二者比较冬麻的质量更佳。半夏性燥而功善化痰，其所化之痰为脾不化湿、聚而成痰者为主，临床使用时当注意清半夏长于清化风痰、化饮散痞，姜半夏长于和胃止呕、祛痰镇咳，法半夏长于祛痰止咳、除湿祛浊，赵文霞临床治疗眩晕较多选用清半夏。夏枯草味苦辛，性寒，具有清肃降泄的特性，入肝经，善于降肝火、潜肝阳。天麻主要的作用是治风，而夏枯草为得至阳之气而长，半夏为得至阴之气而生，二者相配伍，能调和肝胆，平衡阴阳。此组角药可平肝潜阳、化痰定眩，治疗眩晕每获奇效。

（马素平）

第三节　验方集锦

赵文霞在中医理论指导下，结合多年临床经验，形成多首经验方，疗效显著。现撷取十首汇集如下，以供参详。

一、消脂护肝方

（一）组成和用法

组成：泽泻 21g，山楂 15g，赤芍 15g，决明子 15g，黄芪 12g，郁金 12g，柴胡 9g。

用法：共粉碎成细末，过筛，每次 3g，日 3 次，饭后口服。或水煎服，日 1 剂，早晚两次分服。

（二）方解与功效

方解

君药：泽泻甘淡，性寒，归肾、膀胱经，功专利水降浊，渗湿泄热。《本草纲目》谓之能清湿热、行痰饮,《本草蒙筌》称之能泻伏水,去留垢,《本草经》记载:"消水,养五脏,益气力,肥健消水。"切中脂肪肝、肥胖症痰湿郁积的病机,为君药。

臣药:山楂、赤芍。山楂酸甘,微温,归脾、胃经,具有消食化积、活血化瘀之功效。《本草纲目》谓之能"化饮食,消肉积,痰饮,滞血痛胀",《本草通玄》言:"山楂中和,消油垢之积。"而油腻肉食正是引起脂肪肝的主要因素之一,《医学衷中参西录》言:"山楂,若以甘药佐之,化瘀血而不伤新血,开郁气而不伤正气,其性尤和平也。"赤芍味苦,微寒,归肝经,具有清热凉血、祛瘀止痛之功效。《滇南本草》言赤芍泻脾火,降气,行血,破瘀,散血块,止腹痛,攻疮痈。《药品化义》称之能泻肝火。赤芍与山楂合用,消食化滞、活血化瘀、凉血活血,助君药消食化滞、散瘀泻热。

佐药:决明子、郁金、黄芪。决明子甘苦、微寒、质润,归肝、大肠经,具有益精清肝之功,益肝以防肝郁,清肝以防郁而化热,质润以防苦寒之剂伤阴,《日华子本草》谓之能助肝气,益精水,《神农百草经》谓"久服益精光",不但能清肝明目,润畅通便,助君药祛湿化痰,而且可清肝火、养肝阴,使痰湿从二便分消。郁金味辛苦,性寒,归肝、胆、心经,具有行气解郁、清心凉血、利胆退黄、活血止痛之效。《本草备要》谓:"行气,解郁,泄血,破瘀。"黄芪甘温,归脾、肺经,具有补益中气、升发清阳之功效,《珍珠囊》谓之能"益元气、壮脾胃",益气化湿,以行中焦运化之力,实为治本虚之要药,与决明子、郁金共为佐药。

使药：柴胡。柴胡苦辛，微寒，归肝、胆、三焦经，具有疏肝解郁，引诸药归于肝经，直达病所之功。《神农百草经》谓："主心腹肠胃结气，饮食积聚，寒热邪气，推陈致新。"使肝气条达，结气得散，瘀血得化。

功效：化湿祛痰，活血化瘀，疏肝健脾。

（三）适应证

适用于痰湿血瘀型脂肪肝，高脂血症，肥胖病等。

二、软坚化瘀通络散

（一）组成及用法

组成：醋鳖甲150g，炮穿山甲150g，土鳖虫100g，生牡蛎300g，炒鸡内金150g，当归90g，甘草60g。

用法：取以上七味药物，共粉碎成细末，过筛，混匀备用。每次6g，1日两次，饭后温水冲服。

（二）方解和功效

方解

君药：鳖甲。该药有软坚散结之功，味咸入肝经血分，长于软坚消癥，多与活血化瘀消痰药物配伍使用，用于肝脾肿大及癥瘕积聚。《神农本草经》载："主心腹癥瘕坚积……"《药性论》曰："主宿食，癥块，痃癖气，冷瘕……"

臣药：穿山甲、土鳖虫。二药均味咸，入肝经血分，性专走窜，能破瘀消癥，通经络而达病所，加强君药破瘀消癥之力，为臣药。《本草经疏》云穿山甲"性走，能行瘀血，通经络"；《神农百草经》言土鳖虫"主心腹寒热洗洗，血积癥瘕，破坚，下血闭"；《医林改错》载土鳖虫"治血鼓，腹皮上有青筋"。

佐药：当归、生牡蛎、桃仁、鸡内金。当归甘、辛、温，归肝、脾经，甘润补血，辛行温通，既能补血又能活血，是活血行瘀之要药，素有"十汤九归"之说；生牡蛎咸、寒，入肝经，具有软坚散结之效，正如《本草备要》所述"咸以软坚化痰，消瘰疬结核，老血疝瘕"；桃仁亦入肝经血分，善消瘀血；鸡内金甘、平，归脾、胃经，能消食以助脾运，脾运恢复能促进气血津液的运行，并有化坚之效，《滇南本草》云："治痞积疳积。"四药配合君、臣药以加强活血散结作用，共为佐药。

使药：甘草。性平，味甘，归十二经，缓急解毒，调和诸药，为使药。

功效：软坚散结，化瘀通络。

（三）适应证

适用于肝硬化瘀血阻络证。症见胁肋刺痛，痛有定处，肝脾肿大，面色晦暗，赤掌，颈胸部赤丝血缕，肌肤甲错，舌质紫暗或有瘀斑、瘀点，脉弦涩。

三、滋阴散结汤

（一）组成及用法

组成：鳖甲 15g（先煎），地黄 24g，山茱萸 12g，山药 12g，泽泻 9g，牡丹皮 9g，茯苓 9g，龙骨 30g（先煎），牡蛎 30g（先煎），土鳖虫 9g。

用法：水煎服，日 1 剂，早晚两次分服。

（二）方解与功效

方解

君药：鳖甲。鳖甲咸、平，入肝、脾、肾经，能软坚散结，且可破瘀通经。《神农本草经》云："主心腹癥瘕坚积，寒热，去痞息肉，阴蚀痔恶肉。"适用于各种原因所致胁下癥瘕积聚等症，是为君药。

臣药：地黄、山茱萸、山药。地黄甘、微温，入心、肝、肾经，功效为滋阴补肾，填精益髓；《珍珠囊》曰："主补血气，滋肾水，益真阴。"《本草纲目》云："填骨髓，长肌肉，生精血，补五脏内伤不足，通血脉，利耳目，黑须发。"山茱萸酸涩、微温，入肝、肾经，功效为补养肝肾，涩精；《名医别录》载："强阴益精，安五藏，通九窍，止小便利。"山药甘平，入肺、脾经，补益脾阴，亦能固精；《本草纲目》曰："益肾气，健脾胃，止泄痢，化痰涎，润皮毛。"三药相配，滋养肝脾肾。辅助君药，治疗肝肾阴虚所致癥瘕，共为臣药。

佐药：泽泻、牡丹皮、茯苓、龙骨、牡蛎、土鳖虫。泽泻甘寒,归肾、膀胱经,利湿泄浊,并防熟地黄之滋腻恋邪;牡丹皮辛苦,微寒,入心、肝、肾经,清泻相火,并佐制山茱萸之温涩;茯苓甘淡平,归心、肺、脾、肾经,淡渗脾湿,并佐助山药之健运。龙骨甘涩平,入心、肝、肾经,平肝益阴、潜敛浮阳;牡蛎咸涩,微寒,入肝、胆、肾经,软坚散结;土鳖虫咸寒,有小毒,归肝经,破血逐瘀,通经消癥。三药佐助君药软坚散结。此六味药共为佐药。

诸药配伍,既软坚散结,又滋补肝肾,实乃标本兼治之剂。

功效:滋补肝肾,软坚散结。

(三)适应证

适用于肝硬化之肝肾阴虚、瘀血阻络证。症见积块坚硬,疼痛逐渐加剧,饮食大减,面色黧黑,形体消瘦,腰膝酸软,头晕目眩,口燥咽干,舌红少苔,舌下脉络迂曲,脉弦细或沉细数。阴虚火旺者,加盐知母、盐黄柏等以加强清热降火之功;兼有气虚者,加太子参、白术、麦冬、五味子等以益气养阴生津。临床中原发性胆汁性肝硬化、自身免疫性肝炎肝硬化等多见此型。

四、健脾补肾利水方

(一)组成及用法

组成:党参 15g,炒白术 30g,生山药 15g,菟丝子 15g,枸杞子 10g,大腹皮 30g,白茅根 30g,炒麦芽 15g,醋柴胡

6g，枳实 3g。

用法：水煎服，日 1 剂，早晚两次分服。

（二）方解与功效

方解

君药：党参、炒白术。党参甘、平，归脾、肺经，具有补脾肺气、养血生津之功效。《本草正义》言："党参力能补脾养胃，润肺生津，健运中气。"白术苦甘、温，功可补气健脾、燥湿利水。《本草求真》记载："其性最温，服则能以健食消谷，为脾脏补气第一要药也。"又云："白术味苦而甘，既能燥湿实脾，复能缓脾生津……凡水湿诸邪，靡不因其脾健而自除。"两者配伍大补脾胃之气，使脾运健旺，水谷得以运化成为精微物质以滋养气血，濡养五脏六腑、四肢百骸。

臣药：山药、菟丝子、枸杞子。山药甘、平，归脾、肺、肾经，能补脾益胃、生津润肺、补肾涩精。《本草纲目》记载："山药能益肾气，健脾胃，止泻痢，化痰涎，润皮毛。"菟丝子辛甘、平，归肝、肾经，功可补肾阳、益肾精、养肝体。《本草汇言》曰："菟丝子，补肾养肝，温脾助胃之药也。"枸杞子甘、平，归肝、肾经，能补肾阴、养肝血、益肾精。《药品化义》记载："枸杞子，体润滋阴，入肾补血，味甘助阳，入肾补气，故能聪耳明目，添精髓……凡真阴不足之证，悉宜用之。"三药健脾气，益肾精，补肝体，强肝用，辅助君药加强健脾补肾之力，共为臣药。

佐药：大腹皮、白茅根、枳实、炒麦芽。大腹皮辛、微寒，归脾、胃、大肠、小肠经，能行气宽中、利水消肿，《本经逢原》谓其"痞满臌胀，水气浮肿，脚气壅塞者宜之"。白茅根甘、寒，归肺、胃、膀胱经，能凉血止血、清热利尿，《神农本草经》言："主劳伤虚羸，补中益气，除瘀血、寒热、利小便。"大腹皮、白茅根佐助君、臣药以加强治疗作用。炒麦芽甘、平，归脾、胃、肝经，能消食健胃，《本草经疏》曰："麦蘖……其发生之气，又能助胃气上升，行阳道而资健运，故主开胃补脾……"枳实苦辛酸、性温，归脾、胃、大肠经，能破气除痞、化痰消积，防止补益药物阻滞气机，使补而不滞。

使药：柴胡。柴胡苦辛，微寒，归肝、胆经，引药直达病所。

功效：健脾补肾，行气利水。

（三）适应证

适用于鼓胀之脾肾亏虚证。症见腹部胀大如鼓，面色萎黄或黧黑，腹部积块，气短乏力，食欲不振，渴不多饮，小便量少，大便溏垢，苔白腻或黄腻，脉沉弦或沉细。若兼腹壁青筋怒张，胁腹刺痛，面颈胸臂有蛛纹赤缕，手掌赤痕，加泽兰 15g，土鳖虫 12g，水红花子 15g；腹大胀满，早宽暮急，四肢不温，神疲乏力，腰膝酸冷，浮肿尿少，加补骨脂 15g，桂枝 3g；兼形体消瘦，口干欲饮，五心烦热，面色黧黑，加牡丹皮 15g，地骨皮 15g，泽泻 12g。

五、加味菖蒲郁金方

（一）组成及用法

组成：石菖蒲 15g，郁金 15g，胆南星 9g，生大黄 10g（后下），乌梅 12g，枳实 12g，厚朴 12g。

用法：水煎服，日 1 剂，早晚两次分服，或保留灌肠。

（二）方解与功效

方解

君药：石菖蒲。石菖蒲辛温，具有较强的芳香、行散之力，可豁痰开窍，化湿醒神。《时病论》云："石菖蒲可入心开窍，以治温邪窜入心包而致神昏谵语者。"《本草从新》谓其"利九窍……逐痰消积"。《神农本草经》云其"通九窍，明耳目，出声音"。针对主病起主要治疗作用。

臣药：郁金、胆南星。郁金辛苦，具有行气解郁之效，其体轻，气味窜达，善入于气分而行气解郁。《普济本事方》谓其可治"癫狂因忧郁而得，痰涎阻塞包络心窍者"。胆南星性味苦辛凉，善能开泄，辛散之力胜过半夏，专治风痰、湿痰入于经络所引起的证候。两药共助君药豁痰开窍、化湿醒神。

佐药：厚朴、枳实、大黄。厚朴辛苦温，可温中下气，化湿行滞。《名医别录》载："主温中，益气，消痰下气……去留热，止烦满，厚肠胃。"可主治食积气滞，腹胀便秘，湿阻中焦，脘痞吐泻，痰壅气逆等。枳实辛温，可下气消痞，通腑导滞。《神农本草经》言其"主大风在皮肤中……除寒热结"，说明枳实具有祛风、行气、化结之功效。《本草纲目》记载："大抵其功皆能利气。"朱丹溪认为枳实具有较强的祛痰功效。大黄苦寒，具有较强的泻下作用，可荡涤肠腑，推陈致新，使湿热痰瘀得以下泄，又苦寒沉降，善泄热，可清热泻火解毒，并具有活血逐瘀通经之效，可下瘀血、清郁热。三药合用，腑气得通，痰浊得下，辅佐君药、臣药豁痰开窍。

使药：乌梅。味酸，入肝经，既可引诸药入肝经，又可敛肝降逆，治厥阴气逆而上扰清窍。《神农本草经》谓其"主下气，除热，烦满，安心"。又肝足厥阴之脉与督脉会于颠顶，若邪传厥阴、木郁化火、气火上逆而扰神明者，可用乌梅敛之。

纵观全方，配伍严谨，方中石菖蒲具化痰之功，又芳香开窍，郁金行气。石菖蒲得郁金则气血运行畅达，痰浊瘀之邪得去，郁金得石菖蒲则气血运行更通畅，无湿痰瘀停滞之患，两药合用，共同发挥化痰浊、开窍之功。厚朴、枳实与大黄配伍，一方面可祛有形之糟粕，另一方面又可运行无形之滞气，三者同用，共同发挥泻浊攻积、通腑导滞之效。乌梅可引诸药入肝经，又可敛肝降逆。

功效：通腑泻浊，开窍醒神。

（三）适应证

适用于痰浊蒙窍之肝性脑病，症见静卧嗜睡，语无伦次，神情淡漠，舌苔厚腻。

六、退黄合剂

（一）组成及用法

组成：茵陈 30g，金钱草 30g，郁金 15g，大黄 10g，赤芍 15g。

用法：水煎服，日 1 剂，早晚两次分服。

（二）方解和功效

方解

君药：茵陈。苦寒下降，功专清利湿热而退黄疸，是为君药。

臣药：金钱草、郁金。金钱草和郁金均有利胆除湿退黄之功，辅助君药加强主治作用，而黄疸的发生和消退与小便通利与否有密切关系。金钱草能利水通淋，通过淡渗利湿以助湿祛黄退。同时黄疸由湿热和瘀热郁蒸于肌肤而致，郁金能行气活血，凉血逐瘀，与金钱草协同共为臣药。

佐药：大黄、赤芍。大黄泄热除瘀，解毒通便，导郁热由大便而下。赤芍清热凉血祛瘀，助郁金祛湿退黄。

使药：郁金。功专肝胆二经，能引诸药直达病所。

功效：利胆退黄，清肝祛湿，化瘀解毒。

（三）适应证

主治湿热蕴结型黄疸，常见于急慢性肝炎、胆囊炎、胆石症、肝功能衰竭等病，症见身目俱黄，黄色鲜明，小便短赤，烦渴口苦，胁腹胀满，纳差，乏力，大便秘结，脉滑数等。

七、清肝解毒汤

（一）组成及用法

组成：虎杖 15g，叶下珠 30g，垂盆草 30g，苦参 9g，五味子 9g，陈皮 12g。

用法：五味子打碎，与诸药水煎服，日 1 剂，早晚两次分服。

（二）方解和功效

方解

君药：虎杖。虎杖入肝、胆经，有清热解毒、利胆退黄之功，是为君药。

臣药：叶下珠。叶下珠清热平肝解毒，辅助君药增加清热解毒、利胆退黄之力，是为臣药。

佐药：垂盆草、苦参、五味子。垂盆草味甘性凉，清热利湿；苦参归肝经，清化湿热而退黄；两药佐助臣药增强治疗作用。五味子性酸以补肝。现代药理研究显示叶下珠、五味子有降低谷丙转氨酶的作用。三药共为佐药。

使药：陈皮理气健脾，燥湿开胃，防止苦寒药物伤胃，为使药。

功效：清热解毒，祛湿退黄。

（三）适应证

适用于湿热毒瘀型肝炎，慢性肝炎急性发作，谷丙转氨酶升高者等。

八、疏肝止泻汤

（一）组成及用法

组成：炒白术 15g，醋柴胡 6g，炒白芍 15g，桔梗 10g，炒薏苡仁 30g，陈皮 12g，防风 12g，木香 10g，砂仁 6g。

用法：水煎服，日 1 剂，早晚两次温服。

（二）方解和功效

方解

君药：炒白术燥湿健脾止泻，《珍珠囊》载："除湿益气，和中补阳，消痰逐水，生津止渴，止泻痢。"针对泄泻起主要治疗作用，为君药。

臣药：醋柴胡、炒白芍。醋柴胡疏肝解郁，炒白芍柔肝缓急止痛，二药合用，调畅肝气、补养肝血，体用同调。二药与白术相配，于土中泻木，共为臣药，辅助君药止泻。

佐药：炒薏苡仁、陈皮、木香、砂仁、桔梗。炒薏苡仁渗湿，助君药止泻；陈皮理气健脾、燥湿和胃，木香行三焦之滞气，砂仁化湿行气、温中止泻，三药辅助君药振奋脾胃之气。桔梗入肺经，有宣肺之功，肺调节水液，使大肠既无水湿停留之患，又无津枯液竭之害，从而保证了大便的正常排泄。以上诸药共为佐药。

使药：防风。防风辛能散肝，香能舒脾，风能胜湿，理脾引经，为使药。

功效：疏肝解郁，健脾止泻。

（三）适应证

适用于肝郁脾虚，水湿下注所致之泄泻。症见腹泻腹痛，每遇情志变化诱发，排水样便，伴肠鸣漉漉，泻后痛减。舌质红，苔薄白腻，边齿痕，舌下脉络显，脉弦。若见肛门有下坠感，进食油腻加重，午后自觉身热，舌质红，苔薄黄腻，脉滑者，为湿热夹杂证，加黄芩、黄连、清半夏以清热燥湿。

九、利咽和胃汤

（一）组成及用法

组成：旋覆花 9g（包煎），代赭石 6g，生姜 15g，清半夏 9g，浙贝 10g，木蝴蝶 3g，党参 15g，厚朴 10g，苏梗 9g，大枣 5 枚。

用法：水煎服，日 1 剂，早晚两次温服。

（二）方解与功效

方解

君药：旋覆花。旋覆花性温而能下气消痰，降逆止嗳，《名医别录》云："消胸上痰结。"《汤液本草》载："发汗吐下后，心下痞，噫气不除者宜之。"是为君药。

臣药：代赭石、生姜、清半夏。代赭石质重而沉降，善镇冲逆，但味苦气寒，故用量稍小为臣药；生姜于本方用量独重，寓意有三：一为和胃降逆以增止嗳之效，二为宣散水气以助祛痰之功，三可制约代赭石的寒凉之性，使其镇降气逆而不伐胃；清半夏辛温，祛痰散结，降逆和胃。三药辅助君药起治疗作用，共为臣药。

佐药：浙贝、木蝴蝶、党参、厚朴、苏梗。浙贝母清热化痰、解毒散结，木蝴蝶清肺开音、疏肝理气，增加臣药化痰散结之效。脾为生痰之源，脾胃气虚，以党参补气虚而治生痰之源；苏梗行气宽中，厚朴燥湿化痰、下气除满，两药一升一降，调理气机。以上诸药共为佐药。

使药：大枣。大枣益脾胃，扶助已伤之中气，同时调和诸药，为使药。

功效：行气化痰利咽，益气和胃降逆。

（三）适应证

适用于痰气互结之梅核气、胃食管反流病，症见反酸、烧心、咽部不适等。反酸重者，酌加海螵蛸、煅瓦楞子制酸；苔薄白腻，舌体胖大，加用木香、砂仁以化湿醒脾。胃黏膜糜烂者，加用白及、三七粉以化瘀止血，修复黏膜损伤。

十、加减四逆散

（一）组成及用法

组成：醋柴胡 6g，炒白芍 15g，炒枳壳 10g，党参 15g，黄芩 10g，草果 10g，清半夏 15g，炒莱菔子 15g，炒麦芽 15g。

用法：水煎服，日 1 剂，早晚两次温服。

（二）方解和功效

方解

君药：醋柴胡。入肝胆经，升发阳气，疏肝解郁，透邪外出。

臣药：白芍、炒枳壳。白芍敛阴养血柔肝，与柴胡一升一敛，使郁热透，阳气升而阴亦复。炒枳壳行气解郁，与柴胡为伍，一升一降，加强疏畅气机之功，并奏升清降浊之效；与白芍相配，理气和血，使气血调和。共为臣药。

佐药：党参、黄芩、草果、清半夏、炒莱菔子。党参益气健脾，以防肝气郁滞，客邪入里。黄芩清肝胆经郁热，草果燥湿散寒、开郁化食，二药一寒一温，寒热同调。半夏燥湿化痰、调脾和胃，炒莱菔子消食化积，祛痰下气，和胃降逆，共为佐药。

使药：炒麦芽。炒麦芽疏肝解郁、消食和中，为使药。

功效：疏肝解郁，健脾和胃。

（三）适应证

肝脾失和之胁痛、胃痞、泄泻。症见两胁隐痛，胃脘痞满，善太息，口苦反酸，嗳气纳少，眠差，肠鸣腹泻，舌质暗红，苔薄白，脉沉细。本方既调理肝胆之疏泄，又兼顾到了脾胃之升降，可用于治疗多种消化系统疾病。

（马素平、刘晓彦、陈海燕）

第四节　特色疗法

中医特色疗法源自中医学数千年的临床积累，是运用非口服药物的方法，达到治疗疾病目的的一类治疗方法。河南中医药大学第一附属医院脾胃肝胆病科在学科带头人赵文霞带领下，秉承中医特色疗法的精髓，整理挖掘了36种特色疗法，在中医理论指导下辨证论治，取得了良好的临床疗效。现选取十种常用特色疗法，介绍如下。

特色疗法

一、减肥埋线法

（一）定义

减肥埋线法是将可吸收的外科缝合线，通过特定的手法，埋入具有健脾、祛湿、消脂的穴位，线体在体内分解吸收时，对穴位产生刺激，达到促进脂肪代谢，治疗肥胖型脂肪肝的目的。

（二）适应证

肥胖型脂肪肝。

（三）功效

健脾祛湿，化痰消脂。

（四）操作方法

1.物品准备：无菌埋线包、一次性埋线针、可吸收外科缝线，一次性无菌手套、一次性消毒棉签、消毒液、一次性针孔贴。

2.严格按照七步洗手法进行手消毒，佩戴一次性医用圆帽、医用外科口罩、一次性无菌手套。

3.选取穴位：以任脉、足阳明胃经、足太阴脾经的穴位为重点。

4.严格无菌操作：按规范进行消毒。

5.重点手法：选取一定长度的可吸收性外科缝线，放置在一次性埋线针的前端。用一手的拇指和食指固定进针穴位，另一手持针快速刺入穴位，当针达到一定的深度得气后，调整针身，透刺到同经另一穴位，推针芯，将线横卧在脂肪层即可。

6.操作后：检查线体是否完全埋入皮肤；有无皮下血肿及出血等。

7.疗程：每15天一次，3次为一个疗程。

（五）禁忌证

1.皮肤局部有感染或有溃疡时。

2.瘢痕体质，过敏体质者。

3. 凝血功能障碍者。

4. 其他疾病导致皮肤及皮下组织吸收和修复功能障碍者。

（六）注意事项

1. 严格无菌操作，防止感染。

2. 若发生晕针应立即停止治疗，按照晕针处理。

3. 患者精神紧张、大汗、劳累或饥饿时慎用。

4. 埋线 24 小时内严禁沾水。

5. 埋线期间清淡饮食，禁食鱼虾。

6. 妊娠及月经期女性勿用。

减肥埋线法

二、脐火温中疗法

（一）定义

脐火温中疗法是将温阳健脾的中药粉，调制成药饼敷于脐部，在药饼上插入蜡筒使之燃烧，借助火的升腾升发作用使寒湿之邪向上、向外发散，蜡筒的虹吸作用、火疗的温热作用使药物通过穴位向下渗透于体内，达到温中健脾、祛湿退黄的目的。

（二）适应证

黄疸之阴黄证。

（三）功效

温中健脾，祛湿退黄。

（四）操作方法

1. 物品准备：蜡桶、脐火温中方药粉、治疗洞巾、脐火温中板、引经药、消毒液、一次性消毒棉签、酒精灯、蜡线、镊子、污物缸、清洁纱布等。

2. 严格按照七步洗手法进行手消毒，佩戴一次性医用圆帽、医用外科口罩。

3. 嘱患者仰卧，放松肢体，暴露腹部。

4. 用棉签蘸取 75% 酒精，对脐及脐周直径 10cm 皮肤进行清洁，铺洞巾。

5. 用棉签蘸取引经药，均匀涂抹于脐及脐周直径 5cm 的皮肤上。

6. 将肉桂、吴茱萸、茵陈等中药研成细末，过 200 目筛，加入透皮促进剂和生姜汁调和剂，调和成膏状，制成大小适中的药饼，放置在神阙穴上。

7. 药饼上面放置带孔的圆木板，圆孔内插入用桑皮纸制成的蜡筒，使蜡筒对准神阙穴后，轻轻旋转。

8. 用蜡线从上端点燃蜡筒，使其自然燃烧，燃尽后用镊子取下灰烬，换第 2 根蜡筒，7 根为 1 次治疗量，温度以患者能够承受为宜。

9. 治疗完毕，用敷贴将药饼贴敷于肚脐上，药饼持续热敷 30 分钟。

10. 取下药饼，用清洁棉球或纱布蘸取温开水擦拭肚脐及周围皮肤，嘱患者穿好衣服，注意保暖。

（五）禁忌证

1. 脐疝患者，脐周皮肤破损、感染者。

2. 对药物过敏者。

3. 高热患者。

（六）注意事项

1. 治疗过程中应注意避风保暖，保护患者隐私。

2. 老年人及皮肤不敏感者，热量不宜过大，防止烫伤。

3. 妊娠及月经期女性勿用。

脐火温中疗法

三、通阴三阳灸

（一）定义

通阴三阳灸是将特定的中药粉、姜泥、艾绒依次叠加铺于腹部，以神阙穴为中心进行隔药和隔姜灸治疗，以补充三条阴经（任脉、足少阴肾经、足太阴脾经）之阳气，达到温肾健脾、固本止泻作用的治疗方法。

（二）适应证

脾肾阳虚型、寒湿中阻型泄泻。

（三）功效

温阳健脾、祛湿止泻。

（四）操作方法

1.物品准备：中药粉、灸器、姜泥、桑皮纸、艾绒、消毒棉签、消毒剂、酒精灯、清洁纱布等。

2.严格按照七步洗手法进行手消毒，佩戴一次性医用圆帽、医用外科口罩。

3.选择体位：嘱患者充分暴露腹部，仰卧于治疗床上，四肢放松。

4.施灸部位：腹部以神阙穴为中心，上至中脘穴，下至关元穴，左右至天枢、大横为边界。

5.消毒：用75%酒精棉球沿施术部位自上而下常规消毒。

6.撒灸粉：沿施术部位撒通阴三阳灸粉，使之均匀附着于施灸处。

7.敷盖桑皮纸：将大小适中的桑皮纸覆盖在药粉上，桑皮纸的中央对准施灸部位。

8.放置铺灸器：将特制的铺灸器放置于施灸部位，姜泥均匀、牢固地铺满灸器底部，姜泥厚度为2cm。

9.放置艾炷：将橄榄型艾炷均匀地放置在姜泥上。

10.点燃艾炷：用酒精棉球点燃艾炷，任其自燃自灭。

11.换艾炷：1壮灸完后用镊子将艾灰取下，再换1壮，连续灸3壮。

12.灸后处理：灸完3壮后取下铺灸器、姜泥、桑皮纸，用纱布轻轻擦干净灸后药泥。一般7天施灸1次，3次为1疗程。

（五）禁忌证

1. 高热患者。

2. 高血压危象、恶性肿瘤疼痛者。

3. 施灸部位有溃疡或感染者。

4. 体质极度虚弱者、精神疾病患者。

5. 孕妇。

（六）注意事项

1. 治疗后应清淡饮食，忌食辛辣刺激、肥甘厚味、烟酒、海鲜。

2. 当日不宜洗澡。

3. 多饮水，避风寒。

4. 女性施灸时需避开月经期。

通阴三阳灸

四、健脾升白灸

（一）定义

健脾升白灸是指在背部督脉、足太阳膀胱经（膈俞至肾俞）施以升白灸粉、生姜泥和艾灸于一体的铺灸疗法。

（二）适应证

慢性肝病白细胞低下，证属脾肾亏虚者。

（三）功效

温肾健脾，补精益髓。

（四）操作方法

1. 物品准备：中药粉、姜泥、桑皮纸、艾绒、消毒棉签、消毒剂、酒精灯、清洁纱布等。

2. 严格按照七步洗手法进行手消毒，佩戴一次性医用圆帽、医用外科口罩。

3. 选择体位：嘱患者暴露背部，俯卧于治疗床上，四肢放松。

4. 取穴：取背部督脉、足太阳膀胱经（膈俞至肾俞）为施灸部位。

5. 消毒：用 75% 酒精棉球沿施术部位自上而下常规消毒。

6. 涂姜汁：沿背部督脉、足太阳膀胱经（膈俞至肾俞）涂擦一遍姜汁。

7. 撒升白灸粉：沿施术部位撒升白灸粉，使之成线条状。

8. 敷盖桑皮纸：将桑皮纸覆盖在药粉之上，桑皮纸的中央对准督脉。

9. 铺姜泥：将姜泥牢固地铺在桑皮纸上，要求姜泥底部宽为 5cm，高 2.5cm，顶部宽 3cm，下宽上窄呈梯形，顶部有一凹槽。足太阳膀胱经膈俞至肾俞段可以按比例加宽。

10. 放置艾炷：将直径约为 2.5cm 长度橄榄型艾炷从上至下均匀放置在姜泥凹槽中。重点施灸大椎、膈俞、脾俞、肾俞部位。

11. 点燃艾炷：用酒精棉球点燃艾炷的上、中、下三点，任其自燃自灭。

12. 更换艾炷：1 壮灸完后用镊子将艾灰取下，再换 1 壮，连续灸完 3 壮。

13. 灸后处理：灸完 3 壮后取下姜泥、桑皮纸，用纱布轻轻擦干净药粉。一般 7 天施灸 1 次，3 次为 1 疗程。

（五）禁忌证

1. 高热患者。

2. 高血压危象、恶性肿瘤疼痛者。

3. 施术部位有皮肤感染者。

4. 体质极度虚弱者、精神疾病患者。

5. 妊娠期女性。

（六）注意事项

1. 治疗后应清淡饮食。

2. 当日不宜洗澡。

3. 多饮水，避风寒。

4. 女性应避开月经期。

健脾升白灸

五、通络刮痧疗法

（一）定义

通络刮痧法是通过铜砭和特殊手法操作，蘸取一定介质，反复在局部皮肤进行摩擦、刮拭，使局部皮肤出现红色粟粒状出血点等出痧现象，达到疏通经络作用的治疗方法。

（二）适应证

慢性肝病气滞血瘀证、瘀血阻络证。

（三）功效

疏通经络，活血化瘀，理气止痛。

（四）操作方法

1. 物品准备：刮痧板、刮痧油、清洁纱布等。

2. 严格按照七步洗手法进行手消毒，佩戴一次性医用圆帽、医用外科口罩。

3. 患者取坐位，暴露施术部位，放松肢体。

4. 消毒：严格执行消毒规范，做到一人一砭一消毒。

5. 铜砭蘸取适量刮痧油，采用轻柔的手法进行刮拭。先从大椎开始，沿督脉向下刮拭至长强穴。再刮拭颈肩部，然后沿足太阳膀胱经由上到下，刮至腰骶部，重点刮拭膈俞、肝俞、胆俞。接着沿肋骨轻轻刮拭两胁肋部、肝区、脾区，重点刮拭大包、章门。胸前区任脉由天突至膻中穴，重点刮拭日月、期门穴，肢体可选取手少阳三焦经、足少阳胆经、足厥阴肝经刮拭，重点穴位有支沟、阳陵泉、三阴交、太冲穴。

6. 刮痧后用干净毛巾或纸巾将施术部位擦拭干净。嘱患者饮用适量温开水或红糖水，休息5~20分钟方可离开。

（五）禁忌证

1. 皮肤溃疡、外伤部位。
2. 肝硬化凝血功能障碍者。
3. 妊娠及生理期女性。

（六）注意事项

1. 治疗时，注意保暖，避免风寒。
2. 刮痧时应在皮肤表面均匀涂抹介质，禁止干刮。
3. 刮痧板必须边缘光滑，没有破损，以防刮伤患者皮肤。
4. 刮痧后宜清淡饮食，少食生冷瓜果及油腻食品。

通络刮痧疗法

六、隔药熏脐技术

（一）定义

隔药熏脐技术是在脐部（神阙穴）放置脐灸器具，在脐内填塞具有健脾利水的中药粉，进行灸治的一种方法。通过艾绒的熏热作用，使辛香走窜的利水药物向脐下渗透，达到渗湿利水的目的。

（二）适应证

肝硬化腹水之脾虚水停证。

（三）功效

健脾益气，利水渗湿。

（四）操作方法

1. 物品准备：中药粉、脐灸器、治疗洞巾、引经药、艾绒、消毒棉签、消毒剂、清洁纱布等。

2. 严格按照七步洗手法进行手消毒，佩戴一次性医用圆帽、医用外科口罩。

3. 体位：患者取仰卧位，暴露脐部，用 75% 酒精在局部常规消毒后铺上洞巾。

4. 将自制脐灸器置于脐上。取麝香（或冰片）置于脐内，然后将具有健脾利水功效的药末 8~10g，填满脐孔。用艾炷（取纯净的艾绒制成上尖下平的圆锥形小体，炷高约 2cm，炷底直径约 2cm，要求紧实）置于药末上。

5. 时间：连续施灸 5~10 壮，大约 90 分钟。

6. 操作过程中，需把握火候，以患者感到温热渗透但不烫为宜。

7. 脐灸后，将艾炷完全熄灭，擦净残留艾灰，保留药粉于脐内，用胶布覆盖固定，2~4 小时取出药粉。

（五）禁忌证

1. 脐部感染溃烂、脐疝者。

2. 不能配合治疗者。

3. 皮肤感觉不敏感者。

（六）注意事项

1. 注意保暖，避免受寒。

2. 注意室内通风。

3. 各种制剂必须密封保存，以免有效成分挥发。

4. 脐灸后如发疱，可任其自然吸收，避免擦破。若水疱过大，由专业医生处理。

隔药熏脐技术

七、易医脐针疗法

（一）定义

易医脐针疗法是在中医基础理论、易医理论、全息理论、时间医学理论的指导下，根据五行的生克制化以及人体脏腑与五行、方位、八卦相对应的关系，在脐部（神阙穴）进行施针的一种治疗方法。具有一穴多针、一穴多效的功能。

（二）适应证

胰腺炎，胆囊炎腹痛，肝癌癌性疼痛。

（三）功效

理气止痛。

（四）操作流程

1. 物品准备：针灸针、消毒棉签、消毒剂等。

2. 严格按照七步洗手法进行手消毒，佩戴一次性医用圆帽、医用外科口罩。

3.患者取仰卧位，观察患者的脐形、探寻疾病的敏感点，查找阳性反应点。

4.根据所探反应点及敏感点，对胰腺炎的腹痛，选取艮、兑、坎、离方位进行针刺，组成针方"山泽通气＋水火既济"；对胆囊炎的腹痛，选取巽、乾、坎、离方位进行针刺，形成针方"风天小蓄＋水火既济"；对肝癌癌性疼痛，选取震、巽、坎、离方位进行针刺，组成针方"雷风相搏＋水火既济"。

5.用75%乙醇棉球擦拭脐部。

6.选取0.25mm×30mm或0.25mm×40mm的一次性针灸针，沿脐壁中外1/3处进针，依据脐形可采用平刺或斜刺手法。

7.留针55分钟，5天一疗程。

（五）禁忌证

1.妊娠期妇女。

2.脐部有感染、溃烂、脐疝、瘢痕者。

（六）注意事项

1.施针严禁直刺。

2.注意腹部保暖。

3.治疗宜在饭前或饭后1小时进行。

易医脐针疗法

八、解毒散结荷叶封包疗法

（一）定义

解毒散结荷叶封包疗法是将具有清热解毒、软坚散结等功效的中药研粉，调制成膏状，均匀涂抹于病变部位，上覆荷叶，多头腹带包扎的一种治疗方法。

（二）功效

清热解毒消癥，软坚散结。

（三）适应证

自发性腹膜炎，胆囊炎，急性胰腺炎，慢性肝炎，肝硬化。

（四）操作流程

1. 物品准备：中药膏、荷叶、清洁棉球、清洁纱布、多头腹带、治疗巾、一次性中单等。

2. 严格按照七步洗手法进行手消毒，佩戴一次性医用圆帽、医用外科口罩。

3. 患者选择舒适体位，暴露封包部位，注意保暖。

4. 清洁皮肤，纱布拭干。

5. 自发性腹膜炎、胆囊炎、急性胰腺炎选用清热解毒方，慢性肝炎选用解毒化癥方，肝硬化选用软坚散结方。根据病情，把事先调制好的中药膏均匀涂抹于病变部位，药物厚度

2~5mm。

6. 取面积大小合适的荷叶，外覆于药物上，治疗巾覆盖于荷叶上，用多头腹带固定，松紧度适宜。

7. 操作完毕，整理用物，4~6 小时后擦除药膏，观察局部皮肤情况。

8. 整理床单位，告知注意事项，清理用物，分类处置，洗手。

（五）禁忌证

有药物过敏史及封包部位皮肤破溃者慎用。

（六）注意事项

1. 保护患者隐私，注意保暖。

2. 每次封包保留时间 4~6 小时，每日 1 次。若急性胰腺炎、腹膜炎、胆囊炎病情急重，可每日 2 次。

3. 若出现皮疹、瘙痒，停止治疗。

解毒散结荷叶
封包疗法

九、清导直肠滴入疗法

（一）定义

清导直肠滴入疗法是将具有通腑泻浊、醒脑开窍的中药煎剂，自肛门灌入，保留在直肠、结肠内，通过肠壁吸收治疗疾病的一种方法。

（二）适应证

肝性脑病。

（三）功效

通腑泻浊，醒脑开窍。

（四）操作流程

1. 物品准备：浓煎中药、灌肠管、清洁纱布、无菌手套、水温计、一次性中单、治疗巾、洞巾、垫枕等。

2. 严格按照七步洗手法进行手消毒，佩戴一次性医用圆帽、医用外科口罩。

3. 遵医嘱用药。将枳实、厚朴、乌梅、郁金、石菖蒲等药浓煎备用。取适量的药液，一般不超过 200mL，药液温度以 39~41℃为宜。

4. 核对患者身份信息，确定灌肠部位，灌肠方法。患者取左侧卧屈膝位，抬高臀部，暴露肛门部位，查看肛周皮肤情况，注意保暖，保护患者隐私。

5. 灌肠液液面距肛门 40~60cm，润滑灌肠管，灌肠管插入肛门深度 15~25cm，打开调节器，使药液缓慢滴注，尽量保证药液未沾湿患者衣裤、被单。

6. 灌肠完毕，清洁肛门皮肤，嘱其药液滴入后尽量保留 30 分钟以上。

（五）禁忌证

1. 肛门、直肠和结肠等手术后患者。
2. 痔疮患者。
3. 妊娠及月经期女性。

（六）注意事项

1. 掌握灌肠时的体位和导管深度。
2. 做好解释工作，防止患者精神紧张。
3. 导管插入时不可用力过猛，以免损伤肠道。

清导直肠滴入
疗法

十、五行雷火灸

（一）定义

五行雷火灸是在传统雷火灸的基础上，根据五行、五色、五脏配属关系及五行生克制化理论，融合易学特色治法发展创新而来。根据疾病不同，将具有五行相应治疗属性的中药粉末加入陈艾，配以青、赤、黄、白、黑五色材料精制而成雷火灸艾条，并将其施灸于特定穴位上。

不同的艾条具有不同的功效，如青色艾条重在疏肝理气，红色艾条重在止痛，黄色艾条着重温中健脾，白色艾条重在益肺补气，黑色艾条功在温阳补肾。

（二）适应证

胁痛，胃痛，腹痛，泄泻，肝硬化腹水等。

（三）功效

疏肝理气，和胃止痛，温中健脾，补脾涩肠，温阳补肾等。

（四）操作方法

以黄色雷火灸条为例。黄色雷火灸条以治疗脾胃病为主，下面以神阙穴为例，进行操作。

1. 物品准备：雷火灸条、酒精灯、治疗洞巾、纱布、灭火筒等。

2. 严格按照七步洗手法进行手消毒，佩戴一次性医用圆帽、医用外科口罩。

3. 让患者暴露施术部位。

4. 为防止烫伤，在施术部位上覆盖洞巾。

5. 点燃五行雷火灸条，将火头对准应灸部位，距离皮肤2~3cm，灸至皮肤发红、深部组织发热为度。

6. 注意施灸时，选取小回旋法手法。

7. 施灸30分钟，治疗结束，将雷火灸条放入灭火筒中捂灭。

8. 灸后处理：观察局部皮肤反应，有无发疱。

9. 7天为一个疗程，每次施灸时间为30分钟。

（五）禁忌证

1. 高热患者。

2. 高血压危象患者，有出血倾向患者。

3. 施术部位有皮肤感染者。

4. 体质极度虚弱者、精神疾病患者。

5. 孕妇禁灸。

（六）注意事项

1. 治疗后应清淡饮食。

2. 治疗当日不宜洗澡。

3. 多饮水，避风寒。

五行雷火灸

（顾亚娇、张峰）

第五节　药膳荟萃

赵文霞主张据体质而调配饮食，正如《素问·脏气法时论》说："五谷为养，五果为助，五畜为益，五菜为充。气味合而服之，以补益精气。"赵文霞常将食物、中药、辅料、调料等相配合，通过加工调制成药膳，不仅有助于疾病的治疗、防止复发，还有保健强身的作用。现介绍10种药膳，以飨同道。

一、茵陈栀子大枣饮

（一）原料

茵陈15g，栀子1枚，大枣3枚。

（二）制用方法

茵陈、栀子、大枣用水冲洗干净，放入带滤网水杯中，用500mL开水冲泡20分钟，代茶饮。此方为1日用量，可重复加开水饮用。

（三）功效

清热利湿退黄。

（四）适应证

湿热蕴结型黄疸。症见身目尿黄，色泽鲜明，右胁不适，脘腹胀满，口干口苦，大便秘结等。

（五）注意事项

阴黄之湿重于热者不适用本方，孕妇慎用。

二、茯苓薏米粥

（一）原料

茯苓10g，薏苡仁10g，粳米30g。

（二）制用方法

将各原料洗净入锅，加水500mL，武火煮沸，再改用文火熬至原料烂熟，常服。

（三）功效

利水渗湿，消脂减肥。

（四）适应证

脂肪肝形体肥胖者。

（五）注意事项

形体消瘦者慎用。

三、赤小豆薏米葛花粥

（一）原料

赤小豆 10g，薏苡仁 10g，葛花 5g（包），粳米 30g。

（二）制用方法

将上述原料洗净一起入锅，加水 500mL，武火煮沸，再改用文火熬成粥，取出葛花后食用。

（三）功效

利水渗湿，解酒和胃。

（四）适应证

酒精性肝病患者。

（五）注意事项

阴虚体质者慎用。

四、羊肉补血汤

（一）原料

黄芪 15g，当归 3g，羊肉 500g，生姜 10 片，陈皮 6g。

（二）制用方法

羊肉洗净，切成块；陈皮浸泡，去白。将各用料一起放入汤锅中，加适量清水，武火煮沸后，文火再煮两小时，调味后即可食用。

（三）功效

益气补血，温中散寒。

（四）适应证

肝硬化、肝癌气血亏虚证。症见虚劳羸瘦，畏寒肢冷，头晕乏力等。

（五）注意事项

阴虚火旺体质者慎用。

五、鸭肉益肝汤

（一）原料

鸭肉 250g，太子参 10g，怀山药 10g，枸杞子 6g，红枣 3 枚，生姜 3 片。

（二）制用方法

将鸭肉洗净，斩成碎块。将太子参、怀山药、枸杞子、红枣洗净，与鸭肉块、生姜片一起放入炖盅内，加适量的开水用小火炖两个小时即成，适量进食。

（三）功效

健脾益气，滋养肝肾。

（四）适应证

肝硬化、肝癌气阴亏虚证。症见形体消瘦，体倦乏力，食欲不振，腰膝酸软，舌质淡，苔薄白，脉弦细等。

（五）注意事项

感冒发热者慎用。

六、鲤鱼芪豆汤

（一）原料

鲤鱼500g，生黄芪15g，赤小豆30g，料酒、精盐、葱段、姜片、生油、鸡精少许。

（二）制用方法

将赤小豆洗净，清水浸泡备用。将生黄芪浸润洗净切片。将鲤鱼去鳞、鳃、内脏，洗净，入油锅煎至金黄色，锅中注入适量清水，再加入生黄芪、赤小豆、料酒、盐、葱、姜，旺火烧沸，撇去浮沫，改为小火炖至鱼肉、赤小豆熟烂，去掉黄芪，加入鸡精少许即成。

（三）功效

健脾益肾，利尿消肿。

（四）适应证

肝硬化腹水脾肾亏虚证，症见腹部胀大，下肢浮肿，小便不利等。

（五）注意事项

实热证，阴虚火旺体质者慎用。

七、鸡金饼

（一）原料

鸡内金 30g，面粉 500g。

（二）制用方法

鸡内金焙干研细粉，加入 500g 面粉中，做成小饼，烘熟。于餐后吃 2~3 个，1 日 3 次。

（三）功效

运脾和胃，消石利胆。

（四）适应证

消化不良、胆囊结石，症见食欲不振、间断右胁疼痛等。

（五）注意事项

肝硬化、肝癌食管胃底静脉曲张者慎用。

八、五花饮

（一）原料

玫瑰花 3g，绿萼梅 3g，佛手花 3g，白菊花 3g，代代花 3g。

（二）制用方法

上述原料用水冲洗干净，放入带滤网的水杯中，用 500mL 开水冲泡 20 分钟，代茶饮。此方为 1 日用量，可重复加开水饮用。

（三）功效

疏肝理气，清热明目。

（四）适应证

肝气郁结之两胁、乳房胀痛不适，脘腹痞满，嗳气则舒，肝火上炎之目赤肿痛等。

（五）注意事项

虚寒体质者慎用。

九、温胃止痛粥

（一）原料

小茴香 6g，生姜 3 片，粳米 30g。

（二）制用方法

上述原料清水冲洗干净，小茴香布包，与其他原料一起放入汤锅中，加适量清水，急火煮沸后，慢火熬制成粥，去生姜、小茴香，即可食用。

（三）功效

温胃散寒，理气止痛。

（四）适应证

寒邪内阻所致的胃脘及腹部疼痛、呕吐、食欲不振、便溏泄泻等。

（五）注意事项

热性体质者慎用。

十、山药莲子羹

（一）原料

怀山药 15g，莲子 5g，粳米 30g，大枣 3 枚。

（二）制用方法

将各用料洗净，一起放入汤锅中，加适量清水，急火煮沸后，慢火煮至山药、莲子、粳米熟烂，常服。

（三）功效

健脾开胃，益气养血。

（四）适应证

慢性肝病、胃肠疾病之脾胃亏虚证，症见食欲不振、大便稀溏等。

（五）注意事项

阳盛体质者慎用。

（马素平）

第六节　典型医案

一、非酒精性脂肪性肝炎

案 1

患者：王某，女，33 岁。

初诊：2019 年 11 月 25 日。

主诉：间断右胁胀满 6 年余，加重 1 年。

现病史：6 年前产后体重增加 6kg，渐出现餐后右胁胀满不适，彩超提示脂肪肝（轻度），症状时轻时重，1 年前生气后症状加重，未予治疗。

现症：餐后右胁胀满不适，矢气后减轻，胁腹刺痛，腹胀，餐后加重，食欲不振，反酸，眠差，入睡困难，梦多，二便正常。月经周期正常，血块偏多，经前乳胀，舌质暗红，舌体胖大，有刺，苔薄白中根黄，舌下脉络变长，脉弦缓。体型偏胖，身高 160cm，体重 72kg，BMI 28.1。

既往史：6 年前行剖宫产。否认乙肝、丙肝病史。

个人史：素喜食肥甘厚腻之品，运动偏少，性格内向，易生闷气。否认饮酒史。

辅助检查：

^{13}C 呼气实验：阴性。肝功能：谷丙转氨酶 62U/L，谷草转氨酶 56U/L，余正常。血脂：总胆固醇 6.2mmol/L，甘油三酯 2.9mmol/L。彩超：中度脂肪肝，胆囊壁毛糙。肝瞬时弹性检测：肝脏脂肪变 ≥ 67%，CAP 值 278dB/m，肝脏硬度值处于 F0~F1 期，E 值 6.1kPa。

中医诊断：肝癖，气滞血瘀证。

西医诊断：非酒精性脂肪性肝炎。

治法：疏肝理气，活血化瘀。

方药：四逆散合血府逐瘀汤加减。

柴胡 6g，赤芍 15g，枳壳 12g，桃仁 10g，红花 10g，当归 6g，川芎 15g，生地黄 20g，黄芩 10g，黄连 10g，干姜 10g，太子参 15g，海螵蛸 30g，厚朴 12g，焦三仙各 15g，莱菔子 30g。12 剂，水煎服，日 1 剂。

二诊：2019 年 12 月 9 日，患者体重下降 2kg，右胁胀痛、反酸明显缓解，腹胀减轻，睡眠好转，舌质暗红，体胖大，苔白腻，脉弦缓。在原方基础上去干姜、海螵蛸、焦三仙，加薏苡仁 30g，泽泻 15g，荷叶 15g 以健脾化湿和中。

三诊：2020 年 1 月 8 日，服前方 24 剂，体重下降 3kg。右胁胀痛及腹胀基本消失，睡眠改善，舌苔薄白，前方去莱菔子、黄连，继服 30 剂，再以消脂护肝方口服巩固治疗，并嘱患者继续坚持低脂清淡饮食，每日坚持运动，继续监测体重变化。

四诊:2020年3月16日电话随访,患者诉已无明显不适,经治4个月体重共下降约8kg,于当地医院复查肝功能及肝胆彩超均正常。

按语:气滞血瘀证型多见于脂肪肝重度阶段,长期不良饮食习惯、负面情绪影响所形成的痰湿、气滞等病理因素导致脏腑气血运行不畅,血运受阻,阻塞脉络,日久形成瘀血。患者平素喜食肥甘厚腻之品,痰湿内生,情志不畅,肝气郁滞,肝气犯胃,胃失和降,表现为腹胀、胁痛,矢气后减轻,食欲不振,胃胀,气滞则血瘀,肝郁化火,则眠差,入睡困难,梦多,舌质暗红,舌体胖大、有刺。治疗宜疏肝理气,活血化瘀,方选四逆散调肝理脾,血府逐瘀汤活血化瘀,方中以柴胡、枳壳疏肝理气,黄芩、黄连清热化湿,干姜温中散寒,反佐黄芩、黄连苦寒之性,桃仁、红花、当归、川芎、赤芍以活血化瘀,太子参健脾益气,以助运化痰湿,加焦三仙消食化积,厚朴及莱菔子消胀通腑,海螵蛸收敛制酸,顾护胃气,全方配伍合理,切中病机,疗效确切。

案2

患者:乔某,男,33岁。

初诊:2020年7月17日。

主诉:食欲亢进、肥胖半年余。

现病史:患者在疫情期间多吃少动,体重增加10kg。

现症:食欲亢进,腹胀,进食后明显,肢体困重,体重增长过快,纳眠可,二便正常。舌质暗红,舌苔白腻,边有齿痕,脉弦滑。体型肥胖,身高170cm,体重81kg,BMI 28。

既往史:既往体健。

个人史：无吸烟饮酒史。

辅助检查：

甲状腺球蛋白 1.77 mmol/L。肝功能：碱性磷酸酶 356.2U/L；尿酸 631.3mmol/L。彩超：脂肪肝（轻度）。肝瞬时弹性检测：肝脏脂肪变 ≥ 67%，CAP 值 282dB/m，肝脏硬度值处于F0~F1 期，E 值 7.0kPa。

中医诊断：肝癖，痰湿内阻证。

西医诊断：非酒精性脂肪性肝炎；高尿酸血症。

治法：健脾祛湿，化痰消脂。

方药：健脾涤浊方（自拟方）加减。

薏苡仁 30g，冬瓜子 30g，芦根 30g，黄芩 10g，泽泻30g，荷叶 15g，虎杖 15g，郁金 15g，陈皮 15g，清半夏 15g，茯苓 15g，木瓜 15g，丹参 10g。15 剂，水煎服，日 1 剂。

减肥穴位埋线以健脾祛湿、化痰消脂，15 日 1 次，连续3 次。

二诊：2020 年 8 月 7 日，患者体重较前减轻 2.5kg，食欲亢进好转，食量恢复正常，腹胀明显缓解，肢体困重减轻，舌质暗红，舌苔白，边有齿痕，脉弦滑。前方去虎杖，泽泻改为 15g，清半夏改为 12g，继服 21 剂。

三诊：2020 年 11 月 13 日，以前方为主调理 3 月余，配合低热量饮食及适量运动，体重共下降 6.8kg。复查肝肾功能均正常，肝脏脂肪变 ≥ 11%，CAP 值 259dB/m，肝脏硬度值处于 F0 期，E 值 5.9kPa。前方改颗粒剂隔日一剂口服善后。

按语：此证型多见于本病发病初期阶段，患者多卧少动，且嗜食肥甘厚腻之品，导致脾胃受损，运化功能失常，酿生痰湿，阻于肝络引发此病。脾胃受损，痰湿内生，运化水谷之职失司，胃失和降，表现为腹胀，舌质暗红，舌苔薄白，边有齿痕，脉弦滑。治疗以健脾化痰祛湿，方以薏苡仁、冬瓜子、泽泻、荷叶、芦根健脾化湿，陈皮、半夏、茯苓化痰祛湿，丹参活血化瘀，郁金疏肝解郁，黄芩、虎杖清热化湿，全方配伍合理，切中病机，疗效确切。

减肥埋线法将可吸收的外科缝合线埋入具有健脾、祛湿、消脂功效的穴位，线体在体内分解吸收时，对穴位产生持续刺激，可促进脂肪代谢，提高疗效。

案3

患者：姚某，女，40岁。

初诊：2020年7月27日。

主诉：肝功能异常1年余。

现病史：患者1年前体检查肝功能：谷丙转氨酶70U/L，无明显不适，未治疗，后多次复查谷丙转氨酶均轻度升高。2020年7月23日在河南省某三甲医院查肝功能：谷丙转氨酶51.5U/L，为求进一步诊治来我院。

现症：腹胀，进食后明显，右胁胀闷，纳眠可，二便正常，平素情志不畅。舌质红，舌苔薄白，边有齿痕，脉弦滑。体型肥胖，身高168cm，体重92kg，BMI 32。

既往史：甲状腺乳头状癌术后。

个人史：无烟酒嗜好。

辅助检查：

乙肝五项：HBsAb阳性。彩超：脂肪肝。肝瞬时弹性检测：肝脏脂肪变≥34%，CAP值278dB/m，肝脏硬度值6.7KPa，处于 F0~F1 期。

中医诊断：肝癖，肝郁脾虚兼痰湿证。

西医诊断：非酒精性脂肪性肝炎。

治法：疏肝健脾，化痰祛湿。

方药：逍遥散加减。

柴胡 6g，当归 10g，炒白芍 15g，茯苓 15g，炒白术 15g，薄荷 6g，薏苡仁 30g，冬瓜子 30g，芦根 30g，牡丹皮 15g，地骨皮 15g，泽泻 15g，荷叶 15g，垂盆草 25g，五味子 15g，炒麦芽 15g。10 剂，水煎服，日 1 剂。

二诊：2020 年 10 月 26 日，体重较前减轻 3kg，患者腹胀缓解，继服前方。

三诊：2020 年 12 月 1 日，患者腹胀明显缓解，体重较初诊减轻 7kg。

按语：此证型多见于非酒精性脂肪性肝炎的初期阶段，多见于女性，患者平素情志不畅，肝气郁滞，肝气乘脾，复因喜食肥甘厚腻之品，痰湿内生，损失脾胃，胃失和降，表现为腹胀，舌质红，舌苔薄白，边有齿痕，脉弦滑。治疗以疏肝健脾，化痰祛湿，方以柴胡、白芍、薄荷疏肝解郁，当归活血化瘀，白术、茯苓、薏苡仁、冬瓜子、泽泻、荷叶、芦根健脾化湿，患者舌质红，考虑肝郁化火，加牡丹皮、地骨皮清热凉血，退虚热，垂盆草清热化湿，五味子滋补肝肾，炒麦芽消食化积，全方配伍合理，切中病机，治以疏肝健脾，化痰祛湿，疗效确切。

案 4

患者：高某，女，48 岁，农民。

初诊：2012 年 8 月 16 日。

主诉：间断右胁胀痛半年。

现病史：患者平素嗜食肥甘厚味，久卧少动，形体肥胖，肝功示谷丙转氨酶 91U/L，谷草转氨酶 67U/L。血脂：胆固醇 7.2mmol/L，甘油三酯 3.2mmol/L。彩超：脂肪肝重度。

现症：右胁胀痛，生气后明显，胸闷腹胀，喜太息，嗳气频作，嗳气后胀痛稍舒，纳少口苦，舌质红，苔薄白，脉弦细。体型偏胖，身高 160cm，体重 94kg。

既往史：无病毒性肝炎、自身免疫性肝炎等慢性肝病史。

个人史：否认大量饮酒史。

辅助检查：

肝功示谷丙转氨酶 91U/L，谷草转氨酶 67U/L。血脂：胆固醇 7.2mmol/L，甘油三酯 3.2mmol/L。彩超：脂肪肝重度。肝弹性检测：肝脏脂肪变 ≥ 67%，CAP 值 338dB/m，肝脏硬度值处于 F0~F1 期，E 值 6.1kPa。

中医诊断：肝癖，肝气郁滞证。

西医诊断：非酒精性脂肪性肝炎。

治法：疏肝理气，活血止痛。

方药：柴胡疏肝散加减。

醋柴胡 9g，陈皮 12g，白芍 15g，川芎 15g，香附 15g，清半夏 10g，枳壳 10g，炙甘草 6g。14 剂，日 1 剂，水煎服，早晚分服。

给予患者解郁丸口服，每次 4g，每日 3 次。嘱患者调畅情志，低热量饮食，适量运动。辅以耳穴压豆治疗。

二诊：2012 年 8 月 31 日，患者体重下降 2.5kg，自诉症状明显好转，但反酸烧心。在前方基础上加海螵蛸 30g，煅瓦楞 15g。14 剂，日 1 剂，水煎服。

三诊：2012 年 9 月 15 日，体重下降 3kg。诉无明显不适，复查肝功正常。继服 30 剂。

此后，以逍遥丸合消脂护方口服巩固治疗，并嘱患者继续坚持低脂清淡饮食，每日坚持运动，继续监测体重变化。随访 6 个月，肝功能及肝胆彩超无异常。

按语：患者平素情志不畅，肝气郁滞，复因嗜食肥甘厚味，久卧少动，形体肥胖，表现为右胁胀痛，生气后明显，胸闷腹胀，喜太息，嗳气频作，嗳气后胀痛稍舒，纳少口苦，舌质红，苔薄白，脉弦细。治疗以疏肝理气，活血止痛，方以柴胡、白芍、香附、枳壳疏肝解郁，川芎活血化瘀，半夏、陈皮健脾化湿。诸药合用，共奏疏肝理气、活血止痛之效，全方配伍合理，切中病机，疗效确切。对于肝胆疏泄不畅的患者辅以耳穴压豆以达疏肝利胆之效。

案 5

患者：王某，男，68 岁，已婚。

初诊：2014 年 7 月 2 日。

主诉：间断右侧胁肋胀痛伴乏力 10 年余，加重两周。

现病史：患者间断出现右胁胀痛不适伴乏力 10 年余，在当地医院检查发现肝功能异常，谷丙转氨酶及谷草转氨酶升高，具体数值不详，治疗效果欠佳。于 2004 年至我院门诊就诊，诊断为慢性丙型肝炎，患者仍未重视及治疗。近两周上述症状加重，伴有口苦口干，腹胀，烦躁易怒，失眠多梦，形体消瘦，又至我院就诊，门诊以慢性丙型肝炎收入住院治疗。

现症：右胁胀满疼痛，口干口苦，腹胀乏力，心烦失眠，胃脘嘈杂，隐隐作痛，多食易饥，便秘，舌质红，苔薄少，脉弦细数。查体：身高 172cm，体重 65kg，BMI 21.9。形体消瘦，神志清，精神可，面色潮红，皮肤及巩膜无黄染，腹部平软，肝脾肋下未触及，右肋下肝区压痛，叩击痛阳性，墨菲征阴性。

既往史：1990 年因发生交通事故，脾脏破裂，行脾脏切除手术，术中有输血史，无烟酒嗜好，喜食甜食。

辅助检查：抗 HCV 抗体阳性；HCV–RNA：3.4×10^6copies/mL；丙型肝炎病毒基因分型为 2a 型；乙肝五项阴性；自身免疫性肝炎抗体谱阴性；肝功能：总胆红素 20μmol/L，直接胆红素 7μmol/L，谷丙转氨酶 126U/L，谷草转氨酶 84U/L。血糖 7.1μmol/L；糖化血红蛋白 6.9%。超声：肝脏实质回声弥漫性改变（脂肪肝；慢性肝病）；CT：脂肪肝（轻度），肝 / 脾 CT 值为 40HU/48HU。

中医诊断：肝着，肝胃郁热兼阴虚证。

西医诊断：慢性丙型病毒性肝炎；脂肪性肝炎；2 型糖尿病。

治法：疏肝和胃，清热解郁，养阴生津。

方药：丹栀逍遥散合益胃汤加减。

醋柴胡 6g，当归 15g，赤芍 15g，白芍 15g，茯苓 15g，生白术 9g，牡丹皮 10g，玉竹 10g，生地黄 15g，北沙参 15g，麦冬 15g，五味子 15g，黄连 6g，延胡索 15g，桃仁 9g，钩藤 3g。7 剂，水煎服，日 1 剂。

联合应用干扰素 α–2b 500 万 U，隔日 1 次，皮下注射。

同时服用利巴韦林片（300mg，每日 3 次）。予糖尿病饮食。

二诊：2014 年 7 月 9 日，患者应用干扰素联合利巴韦林治疗，前三天有发热、乏力、恶心、全身酸困症状。血常规：白细胞 $3.2 \times 10^9/L$，血小板 $98 \times 10^9/L$。前方加葛根 15g，防风 15g，姜竹茹 15g，生山药 15g，去牡丹皮、赤芍、茯苓。7 剂，水煎服，日 1 剂。

三诊：2014 年 7 月 16 日，患者右胁胀痛、乏力、口干、恶心等症大减，未再发热，时觉右胁隐痛，眠差，大便偏干。肝功能：谷丙转氨酶 48U/L，谷草转氨酶 32U/L；血常规：白细胞 $2.8 \times 10^9/L$，血小板正常；血脂总胆固醇 6.7mmol/L。带药出院，以丹栀逍遥散合知柏地黄丸为主加减。柴胡 6g，当归 12g，白芍 15g，茯苓 15g，生白术 15g，牡丹皮 10g，知母 15g，黄柏 9g，生地黄 20g，山药 15g，五味子 15g，黄连 6g，泽兰 9g，川楝子 3g，炒酸枣仁 15g，苦参 15g。7 剂，水煎服，日 1 剂。予以地榆升白片（4 片，每日 3 次，口服）升高白细胞。

1 个月后复查 HCV-RNA 转阴；肝功能、血糖、血常规均正常；彩超提示：脂肪肝（轻度），肝脏弥漫性改变。前方去五味子、知母、黄柏、川楝子、泽兰，加太子参 15g，枸杞子 15g，丹参 15g，川芎 9g，继续治疗 11 个月。患者停药至今，肝功能及血常规均正常，丙肝病毒阴性。

按语： 该患者有手术输血史 20 余年，隐性感染丙肝病毒近 20 年。慢性丙型肝炎患者部分没有症状，只有在体检时才能被发现。本患者的丙肝病毒基因分型为 2a 型，HCV-RNA 为 3.4×10^6copies/mL，根据《丙型肝炎防治指南》，干扰素治疗的周期为 48 周，本患者第 4 周发生早期病毒学应答，治疗效果可。患者现有慢性丙型肝炎合并脂肪肝，又伴有肝源性糖尿病。现代研究报道，慢性丙型肝炎合并脂肪肝会影响抗病毒疗效，同时也易伴发糖代谢紊乱，因此在应用抗病毒治疗的同时，应该针对脂肪性肝病进行治疗，以提高抗病毒治疗的疗效。该患者感受邪毒（丙肝病毒），邪滞肝经，肝气郁滞，则右胁胀痛，心烦急躁；肝失疏泄，肝气犯胃，日久郁热伤阴，致胃阴亏虚，则胃痛嘈杂，多食易饥，口干、便秘；故以丹栀逍遥散疏肝和胃，清热解郁，益胃汤养阴生津，五味子酸甘敛阴，黄连燥湿解毒，延胡索行气止痛，桃仁活血化瘀，润肠通便，小量钩藤疏肝。肝病日久，肝阴亏虚，子病犯母，致肾阴不足，故待胃阴亏虚缓解，改以丹栀逍遥散合知柏地黄丸加减，滋补肝肾之阴，并加枸杞子养阴益肾，丹参、川芎活血行气。应用干扰素联合利巴韦林抗病毒治疗，会出现发热、白细胞减少、脱发、肌肉酸痛、情绪异常等副作用，配合应用中医治疗可以缓解上述症状，中西药联用，效果良好。

（张小瑞、刘晓彦）

二、慢性乙型病毒性肝炎

案 1

患者：吴某，男，38 岁，农民。

初诊：2019 年 9 月 15 日。

主诉：间断右胁不适两年，复发伴身目黄染两周。

现病史：患者于两年前出现右胁不适，神疲乏力等不适，在当地查乙肝五项：乙型肝炎表面抗原（HBsAg）、乙型肝炎e抗原（HBeAg）、乙型肝炎核心抗体（HBcAb）阳性，肝功能异常（具体不详），HBV–DNA4.359×10^6IU/mL，彩超示肝实质弥漫性损伤，给与恩替卡韦分散片抗病毒治疗，服药3个月后复查HBV–DNA阴性。4个月前患者自行停药，两周前出现劳累后右胁胀痛，身目黄染，腹胀，未重视，因症状进行性加重前来就诊。

现症：右胁不适，身目黄染，纳差，腹胀，乏力，厌油腻，眠可，小便色黄，大便正常，无发热，无皮肤瘙痒。查体可见皮肤黏膜及巩膜中度黄染，肝区叩击痛阳性。舌质红，苔黄腻，脉弦滑。

辅助检查：

乙肝五项：HBsAg、HBeAg、HBcAb阳性。肝功能：总胆红素84μmol/L，直胆红素39μmol/L，总蛋白62.4g/L，白蛋白38.4g/L，谷丙转氨酶786U/L，谷草转氨酶632U/L，碱性磷酸酶119U/L，谷氨酰转肽酶207U/L。血氨24μmol/L。血栓止血、血常规正常。HBV–DNA3.45×10^6 IU/mL。上腹部CT平扫：肝实质弥漫性损害。

中医诊断：黄疸，湿热蕴结证。

西医诊断：慢性乙型病毒性肝炎（中度）。

治法：清热利湿退黄。

方药：茵陈蒿汤加减。

茵陈30g，炒栀子9g，大黄9g，郁金15g，金钱草30g，海金沙30g，醋柴胡6g，垂盆草15g，虎杖10g，陈皮15g，清半夏 10g，牡丹皮 15g，焦山楂 15g，炒神曲 15g，炒麦芽 15g，鸡内金 15g，炒白术 15g。14 剂，水煎服，日 1 剂。

配合针刺胆俞、阳陵泉、太冲、腕骨以清热利湿、疏泄肝胆。

西医治疗以口服恩替卡韦分散片抗病毒，复方甘草酸苷片抑制肝脏炎症反应。

二诊：2019 年 9 月 30 日，患者右胁不适减轻，纳差，乏力，厌油腻，眠可，小便黄，大便正常，舌质红，苔薄黄，脉弦细。原方加太子参 15g。14 剂，水煎服，日 1 剂，早晚服。

三诊：2019 年 10 月 15 日，患者精神可，纳可，厌油腻消失，右胁不适减轻，仍觉乏力，口干欲饮，眠可，小便黄减轻，大便正常，舌暗红，苔薄少，脉弦细。二诊方加炒白芍 15g。14 剂，水煎服，日 1 剂，早晚服。

四诊：2019 年 11 月 2 日，患者精神可，诸症消失。守三诊方，14 剂，水煎服，日 1 剂，早晚服。复查肝功：总胆红素 27.6μmol/L，直胆红素 10.8μmol/L，总蛋白 60.4g/L，白蛋白 37.6g/L，谷丙转氨酶 56U/L，谷草转氨酶 52U/L，碱性磷酸酶 79IU/L，谷氨酰转肽酶 65U/L。HBV-DNA3.45 × 10^3 IU/mL。

继续守前方巩固治疗 3 个月，复查肝功正常，HBV-DNA 阴性。

按语：赵文霞认为，慢性乙型肝炎是正气不足，外感湿热疫毒侵袭，内蕴于肝胆，肝失疏泄，脾失健运而致。骤然停用抗病毒药物，疫毒之邪失于抑制，使肝气郁滞，胆汁不循常道，溢于外，发为黄疸。黄疸辨证当首辨阴阳。阳黄黄色鲜明，伴有湿热，阴黄黄色晦暗，伴有寒湿。赵文霞认为，该患者黄色鲜明，右胁不适，纳差，腹胀，乏力，厌油腻，眠可，小便色黄，舌质红，苔薄黄，脉弦细，属湿热，辨证为阳黄，热重于湿证。治疗以清热祛湿为主。茵陈蒿汤乃治疗湿热发黄的经典方剂，茵陈最善清利湿热，退黄疸；栀子清泄三焦湿热；大黄清泄瘀热。三药相合，清利降泄，引湿热由二便而去，使病邪有出路。同时加垂盆草、虎杖加强清热祛湿功效，金钱草、海金沙利胆退黄；治疗过程中还应注意顾护脾胃，使脾气健旺，则水湿运化得利，黄疸易除。

针刺可以加强清热利湿、疏泄肝胆之力。

案2

患者：王某，男，43岁，已婚，职员。

初诊：2014年6月7日。

主诉：间断右胁胀痛5年，身目黄染进行性加重10天。

现病史：患者5年前劳累后出现右胁胀痛，在当地医院查乙肝五项：HBsAg、HBeAb、HBcAb 阳性，HBV-DNA 阳性，肝功能轻度异常，给与口服保肝药治疗，两周后肝功正常。1年前再次出现右胁胀痛，在我院门诊查乙肝五项：HBsAg、HBeAb、HBcAb 阳性，HBV-DNA2.14×10⁶ IU/mL；肝功：谷丙转氨酶220U/L，谷草转氨酶180U/L；彩超示肝实质弥漫性损伤、脂肪肝，给与恩替卡韦片抗病毒、护肝及中医辨证治疗后，症状减轻、肝功能复常。3个月后复查 HBV-DNA 阴性。4个月前患者自行停用恩替卡韦片。10天前出现身目黄染，恶心，呕吐，乏力，尿黄，大便黏滞不爽。

现症：身目黄染，黄色鲜明，右胁胀痛，乏力，纳差，厌油腻，恶心，呕吐，口苦，口渴，小便黄，大便黏滞不爽，日 1 次。舌质暗红，苔黄腻，脉弦细。皮肤黏膜及巩膜重度黄染，肝掌、蜘蛛痣阳性，腹部平坦，未见腹壁静脉显露，肝脾肋下未触及，中上腹部压痛，肝区叩击痛，移动性浊音阴性。

辅助检查：

乙肝五项：HBsAg、HBeAb、HBcAb 阳性。HBV–DNA3.45×10^5 IU/mL。肝功能：总胆红素 164μmol/L，直胆红素 35μmol/L，总蛋白 62.4g/L，白蛋白 31.4g/L，谷丙转氨酶 874U/L，谷草转氨酶 675U/L，碱性磷酸酶 119U/L，谷氨酰转肽酶 207U/L；血氨 36μmol/L。血常规正常。上腹部 CT 平扫：肝实质弥漫性损害，肝源性胆囊炎。

中医诊断：黄疸，湿热蕴结证。

西医诊断：HBeAg 阴性慢性乙型病毒性肝炎（重度）。

治法：除湿化浊，泄热除黄。

方药：茵陈五苓散加减。

茵陈 30g，茯苓 15g，炒白术 10g，泽泻 20g，猪苓 15g，桂枝 6g，金钱草 30g，醋郁金 15g，延胡索 15g，海金沙 30g，炒枳壳 15g，姜厚朴 15g，太子参 30g，白茅根 20g，赤芍 15g，炙甘草 6g。14 剂，日 1 剂，水煎服，分早晚两次饭后温服。

配合刮痧（两胁肋部、开四穴、肝俞、胆俞）清热除湿退黄。

二诊：2019 年 6 月 20 日。患者身目黄染较前减轻，仍觉恶心、乏力、右胁不适，纳眠差，无口干口苦，无皮肤瘙痒，无发热，小便黄，大便偏稀，日 3~5 次。舌体胖大，边有齿痕，舌质暗红，苔白厚腻，脉弦细。前方加砂仁6g，炒薏苡仁15g加强化湿之力。14剂，日1剂，水煎服，分早晚两次饭后温服。

三诊：2019年7月3日。患者身目黄染较前明显减轻，恶心基本消失，纳可，右胁疼痛、乏力减轻，大便质软，日1~3次。舌体偏胖，边无明显齿痕，舌质暗红，苔白厚稍腻，脉弦细。湿邪黏滞不爽，缠绵难愈，6月20日方加草果仁6g以燥湿。14剂，日1剂，水煎服，分早晚两次饭后温服。

前方治疗3月余，2019年10月10日复诊，患者无特殊不适，纳眠可，精神体力较前好转，舌暗红，苔薄白，脉弦。复查肝功能结果正常。

按语：《金匮要略·黄疸病脉证并治》曰："黄家所得，从湿得之。"黄疸的发病是由于内外之湿阻滞于脾胃肝胆，导致脾胃运化功能失常，肝失疏泄，或结石、积块瘀阻胆道，胆液不循常道，随血溢于脉外而成。病理属性与脾胃阳气盛衰密切相关，中阳盛，湿从热化，发为阳黄；中阳不足，湿从寒化，发为阴黄。该患者属湿热为患，辨证当属阳黄。阳黄治疗当以清热化湿利小便为主。化湿有助于退黄，湿祛则热无以附。正如《金匮要略·黄疸病》说："诸病黄家，但利其小便。"湿重于热的治疗以化湿清热为主，方用茵陈五苓散加减。方中茵陈清热利湿，利胆退黄；白术健脾燥湿；桂枝温阳化气，内助膀胱气化；茯苓、猪苓、泽泻健脾行气，利水渗湿。加海金沙利水通淋促进胆汁排泄，金钱草清利肝胆湿热，郁金利胆退黄、清热；薏苡仁健脾化湿；赤芍凉血活血；枳壳、厚朴行气除胀；砂仁化湿；白茅根利尿；太子参健脾，防寒凉药物伤正。全方共奏清热化湿、利胆退黄之功，同时祛邪不伤正。

案 3

患者：王某，女，32 岁。

初诊：2017 年 8 月 21 日。

主诉：间断右胁胀痛 3 年，加重 1 周。

现病史：患者 3 年前因生气后出现右胁胀痛，查乙肝五项：HBsAg、HBeAb、HBcAb 阳性，HBV-DNA1.7×10^6 IU/mL，肝功能正常，肝胆胰脾彩超未见明显异常。在当地医院间断口服中药治疗，症状缓解。1 周前劳累后右胁胀痛复发，当地医院查肝功能异常，来诊。

现症：右胁胀痛，口苦口干，时有反酸，神疲乏力，纳食欲差，眠可，二便正常，舌质红，苔黄腻，脉弦细。形体肥胖，肝区叩击痛阳性。

辅助检查：

肝功能：丙氨酸氨基转移酶 167U/L，天冬氨酸氨基转移酶 172U/L，总胆红素 22.0μmol/L，直接胆红素 9.7μmol/L，谷氨酰基转移酶 115U/L。乙肝五项：HBsAg、HBeAb、HBcAb 阳性。HBV-DNA1.13×10^6 IU/mL。血常规正常。彩超：肝实质弥漫性损伤。

中医诊断：肝着，肝胆湿热证。

西医诊断：HBeAg 阴性慢性乙型病毒性肝炎（轻度）。

治法：清利肝胆湿热。

方药：茵陈 15g，茯苓 10g，炒白术 10g，垂盆草 20g，厚朴 10g，肉豆蔻 6g，砂仁 3g，醋柴胡 6g，炒白芍 10g，赤芍

10g，鸡内金 15g，当归 10g，丹参 15g，五灵脂 10g，陈皮 10g，生甘草 6g。14 剂。水煎服，每日 1 剂。

口服恩替卡韦片抗病毒治疗，配合医院制剂退黄合剂中药直肠滴入以清热利湿。

二诊：2017 年 9 月 6 日，患者右胁胀痛稍减，时有腹胀，仍有神疲肢困，无口苦口干，进食较前好转，舌红、苔黄腻，脉弦细。前方加黄芪 15g。21 剂，水煎服，每日 1 剂。

三诊：2017 年 9 月 28 日，右胁下隐痛时作，腹胀较前明显缓解，纳可，舌红苔黄，脉弦细。前方去肉豆蔻、砂仁、黄芪，加红花 15g。治疗 3 个月，患者右胁下不适消失，纳可，复查肝功能正常。

按语：患者形体肥胖，多痰多湿，且嗜食肥甘厚味，湿热内生，熏蒸肝胆，煎熬阴液，则出现口干口苦；厥阴之脉布于胁下，气郁则为痛为胀；肝木乘土，肝失疏泄，气机不畅，横逆克脾，脾失健运，可见纳差、腹胀等症状；肝木郁热夹胃之宿食上泛，故泛酸；土败木贼，气血生化不足，清阳不生，湿浊蒙蔽清窍，则见肢乏神困。选用茵陈、垂盆草清热化湿为主药。二诊右胁胀痛减轻，气机渐有舒达之意，仍有纳差，加黄芪以补气养血，夯实中焦。三诊患者仍有胁痛，胃纳尚佳，去肉豆蔻、砂仁、黄芪，佐以活血通经之红花，以祛脉络瘀滞。后加减数剂，患者症状消失，相关指标稳定。

案 4

患者：杜某，女，36 岁，职员。

初诊：2018 年 9 月 22 日。

主诉：间断右胁疼痛3年，加重伴乏力10余天。

现病史：4年前体检发现乙肝五项：HBsAg、HBeAg、HBcAb阳性，HBV-DNA阳性，肝功能正常，彩超肝胆胰脾未见异常。曾在当地医院口服中成药治疗（具体不详），症状改善。近3年未检查与治疗。10天前因劳累后右胁疼痛复发，伴见乏力，故来我院门诊就诊。

现症：右胁疼痛，乏力，食欲欠佳，二便调。查体：舌质暗红，苔黄腻，脉弦滑。隐见赤掌，未见赤缕红丝，肝区叩击痛阳性。

辅助检查：肝功示谷丙转氨酶1122U/L，谷草转氨酶994U/L，前白蛋白87.9mg/L。乙肝五项：HBsAg、HBeAg、HBcAb阳性，HBV-DNA3.24×10^6 IU/mL。彩超：肝实质弥漫性损伤，肝源性胆囊炎。血常规、血栓止血正常。

中医诊断：肝着，肝郁脾虚、热毒内蕴证。

西医诊断：HBeAg阳性慢性乙型病毒性肝炎（中度）。

治法：疏肝健脾，清热解毒。

方药：醋柴胡6g，炒白芍12g，鸡内金15g，郁金30g，赤芍20g，茵陈30g，败酱草15g，炒麦芽15g，黄芪24g，炒栀子6g，茯苓30g，炒薏苡仁30g，片姜黄20g，甘草3g。10剂，水煎服，日1剂，分早晚两次服用。

耳针（肝、胆、神门、胸等）轻刺激疗法以疏肝健脾。

恩替卡韦分散片（0.5mg，口服，日1次）抗病毒治疗。

二诊：2019年10月3日，诉右胁疼痛、乏力减轻，食欲仍不佳，大便偏稀，日两次，小便正常。查体：舌质暗红，苔薄黄腻，脉弦滑。复查肝功：谷丙转氨酶456U/L，谷草转氨酶 321U/L，前白蛋白 94.3mg/L。在原方基础上加炒山楂 15g 以消食，炒白术 15g 以益气健脾。15 剂，水煎服，日 1 剂，早晚服。

三诊：2019 年 10 月 20 日，患者诉右胁疼痛偶发，乏力减轻，食欲改善，二便正常。复查肝功正常。继续口服二诊中药以巩固疗效。

按语：赵文霞认为，慢性乙型肝炎的中医病因是正气不足，外感湿热疫毒，伏于体内，复加饮食不节、情志抑郁等诱因而发病。乙肝病毒属中医湿热疫毒之邪，湿性黏滞，导致病情缠绵难愈。方中选用醋柴胡以疏肝理气、茵陈清热利湿共为君药，炒白芍以养肝，郁金疏肝行气，赤芍凉血活血、败酱草清热解毒，四药共为臣药，茯苓、黄芪、薏苡仁益气健脾利湿，炒栀子、片姜黄清热利湿，炒麦芽、鸡内金健胃消积共为佐药，甘草调和诸药为使药。四诊合参，精准辨证，选方用药，收效甚佳。

核苷类似物抗病毒治疗只能抑制乙肝病毒复制，尚无法清除病毒，作为病因治疗，需长期坚持，定期（3~6 个月）复查。应做好宣教，提高患者治疗依从性。

案 5

患者：王某，女，56 岁，退休。

初诊：2018 年 7 月 21 日。

主诉：胁痛、乏力 1 周。

现病史：7 个月前无明显诱因出现右胁胀痛、乏力，晨起恶心，纳眠差，来门诊求治。

现症：胁痛、乏力，晨起恶心，厌油，纳眠差，大小便正常，舌质红，苔薄黄，脉弦滑。查体：全身皮肤黏膜及巩膜无黄染，未见肝掌、蜘蛛痣，腹软，肝脾肋下未触及，肝区叩击痛阳性。

既往史：发现乙肝表面抗原阳性30余年，肝功正常，HBV-DNA不详，未治疗。

辅助检查：

肝功：谷草转氨酶124U/L，谷丙转氨酶185U/L，谷氨酰转移酶92U/L，碱性磷酸酶76U/L，总胆红素6.79mol/L。HBV-DNA5.12×10^3 IU/mL。乙肝五项：HBsAg、HBcAb阳性。肝胆胰脾彩超：未见明显异常。HAV、HCV、HEV抗体阴性，非嗜肝病毒抗体阴性，自免肝抗体阴性。血常规正常。

中医诊断：肝着，湿热蕴结证。

西医诊断：HBeAg阴性慢性乙型病毒性肝炎（轻度）。

治法：清热利湿。

方药：醋柴胡6g，黄芩15g，清半夏9g，秦艽15g，茯苓15g，炒白术15g，僵蚕15g，蝉蜕15g，姜黄10g，茵陈15g，败酱草30g，升麻10g，葛根20g，佛手15g。共10剂，水煎温服，日1剂，每日两次。

配合针刺（期门、支沟、阳陵泉、足三里、太冲等穴位），用泻法以清热利湿。

二诊：2018年8月2日，患者胁痛、乏力、食欲较前好转，仍眠差，复查肝功恢复正常，前方加用远志15g，酸枣仁30g。共15剂，水煎温服，日1剂，每日两次。

三诊：2018年9月28日，无不适，复查肝功正常，HBV-DNA阴性。

此后间断门诊治疗，肝功正常，HBV-DNA 阴性。

按语： 该患者乙肝病毒携带史 30 余年，病情相对稳定，近期因胁痛、乏力就诊，患者平素情绪低落，肝失疏泄，且年老喜静恶动，此次发病于夏季，以闷、湿、热为主，结合舌脉，考虑因免疫功能低下诱发，湿热之邪伏于机体，情志不舒肝失疏泄，气机不畅，湿热之邪蕴结中焦而无法祛除，进而出现胁痛、乏力、晨起恶心、厌油、纳眠差等症状。处方以醋柴胡、黄芩相伍，升清阳，降浊阴，调理厥阴少阳、调畅气机；炒白术健脾和胃，茵陈、秦艽清热解毒；姜黄、僵蚕、蝉蜕组方为升降散，功擅开通内外，调整气机的升降出入；清半夏降逆止呕，茯苓益气健脾利湿，佛手理肝扶脾，为肝脾之桥梁，同时尚有醒脾之效，为补肝助脾之良药。

该患者中年女性，乙肝病史时间较长，处于低病毒载量，无明确西药抗病毒治疗适应证，该医案通过中医辨证治疗给予清热利湿解毒之法，使病毒阴转。

（李艳敏）

三、肝硬化

案 1

患者： 袁某，男，48 岁。

初诊： 2012 年 10 月 5 日。

主诉： 间断两胁刺痛两年。

现病史： 两年前患者生气后出现两胁刺痛，左胁下积块如鸡蛋大，固定不移，乏力，在当地人民医院检查诊断为乙肝肝硬化，脾大，间断予以鳖甲煎丸等药口服，症状时作时止，故来赵文霞门诊求治。

现症：胁下积块，按之较硬，固定不移，饮食减少，体倦乏力，二便正常。查体：面暗消瘦，颈部及胸部散见赤丝红缕，赤掌可见，胸腹部青筋暴露，左胁下积块固定不移。舌体胖大，舌质暗，有瘀点，舌下脉络迂曲呈结节状，脉细涩。

既往史：有慢性乙肝病毒携带史 20 余年。

辅助检查：

乙肝五项：HBsAg、HBeAb、HBcAb 阳性。HBV–DNA 1.03×10^6 IU/mL。肝功：总胆红素 38μmol/L，白蛋白 31g/L，血清胆碱酯酶 1.2kU/L。血常规：白细胞 2.3×10^9/L，血小板 21×10^9/L，血红蛋白 103g/L。上腹部彩超：肝硬化、脾大（厚 47mm，长 136mm）。

中医诊断：肝积，气滞血瘀证。

西医诊断：活动性乙型肝炎肝硬化（代偿期）。

治法：行气化瘀，软坚散结。

方药：膈下逐瘀汤合四君子汤加减。

当归 10g，川芎 15g，赤芍 30g，牡丹皮 15g，枳壳 15g，香附 10g，延胡索 15g，水红花子 10g，桃仁 10g，乌药 9g，醋鳖甲 10g（先煎），土鳖虫 10g，炮穿山甲 5g（先煎），煅牡蛎 30g（先煎），党参 15g，炒白术 15g，茯苓 15g，海螵蛸 30g，炙甘草 6g。7 剂，水煎服，早晚分服。

通络刮痧疗法治疗，两周 1 次。

西医治疗：拉米夫定片（100mg，口服，日 1 次）以抑制乙肝病毒复制。

二诊：2012 年 10 月 12 日，患者两胁疼痛稍减轻，仍纳差，舌脉同前。在前方基础上加炒麦芽 15g，14 剂，水煎服，日 1 剂。

三诊：2012 年 10 月 26 日，患者两胁疼痛稍减轻，饮食、体倦乏力改善，舌质暗减轻，瘀点减少，脉细涩。在前方基础上去海螵蛸，加白及 15g，水煎服，日 1 剂。

随访：2012 年 12 月 27 日，患者胁下积块，按之较硬，疼痛不明显，饮食接近正常量，乏力减轻，可做一般工作，面暗减轻，体重增加 2kg，舌质暗减轻，瘀点减少，舌下脉络迂曲，脉细涩。上腹部彩超：肝硬化、脾大（厚 40mm，长 126mm），改为鳖甲煎丸合六君子丸口服。

按语：赵文霞认为，患者以两胁刺痛为主症，胁下积块固定不移，伴有饮食减少，体倦乏力，面暗消瘦，腹部青筋暴露，舌质暗，有瘀点，舌下脉络迂曲呈结节状，脉细涩。辨病属中医学"肝积"范畴，证为气滞血瘀。积证病在血分，以活血化瘀、软坚散结为基本治则，重在活血。要注意区分不同阶段，掌握攻补分寸，处理好攻法与补法的关系，正如《景岳全书·积聚》所说："治积之要，在知攻补之宜，而攻补之宜，当于孰缓孰急中辨之。"在治疗中应注意"治实当顾虚""补虚勿忘实"，可根据具体情况，或先攻后补，或先补后攻，或寓补于攻，或寓攻于补。积证初期，积块不大，软而不坚，正气尚可，治疗以攻邪为主，予以行气活血、软坚消积；中期积块渐大，质渐坚硬，而正气渐伤，邪盛正虚，治宜攻补兼施；末期积块坚硬，形瘦神疲，正气耗损，治宜扶正培本为主，酌加理气、化瘀、消积之品，切忌攻伐太过。

　　本病案处于疾病中期，瘀血互结，正气渐伤，方用膈下逐瘀汤加减以活血化瘀、行气止痛。本方中用水红花子有祛瘀消癥、化痞散结、消积止痛之效，可使脉道通利，减轻肝脏瘀血，现代药理研究发现水红花子可有效扩张肝血管，改善肝脏血液循环，防止肝脏细胞坏死，阻止肝纤维化、肝硬化的进程。加用鳖甲、牡蛎、炮穿山甲等血肉有情之物软坚散结、破瘀通经，海螵蛸、白及收敛止血，以防活血药动血之虞；四君子汤一方面益气健脾扶正使气血生化有源，另一方面增强气的固摄功能，防止大剂量活血化瘀药迫血妄行。以上诸药共同组成攻补兼施之剂。治疗 1 周后，患者仍纳差，予以炒麦芽消食和中。症状改善后改用丸剂以峻剂缓投，取长久之功。本案例病机复杂，辨证准确，组方周全，疗效显著。

　　通络刮痧法通过疏通经络，达到活血化瘀、理气止痛的目的，适用于肝硬化气滞血瘀、瘀血阻络证。

　　案 2

　　患者：张某，女，60 岁。

　　初诊：2012 年 1 月 22 日。

　　主诉：间断呕血、便血 7 年，再发 1 日。

　　现病史：患者 7 年前进食粗糙食物后出现呕血、便血，呕血量约 1000mL，伴心慌、汗出，在某医院治疗血止后行脾切加贲门周围血管离断术。两年前再次出现呕血、便血，行内镜下食管曲张静脉套扎、胃底曲张静脉硬化治疗，半年后因呕血再次行胃底曲张静脉硬化治疗。1 年来无明显诱因先后 4 次呕血、便血，胃镜诊断为门脉高压性胃病，无法再进行局部治疗。每次均予以生长抑素等药物及输血治疗。1日前劳累后再次出现黑便，每日4次，总量约300g，呕血1次。查体：心率104次/分，血压90/55mmHg。肝病面容，肝掌及蜘蛛痣阳性，扑翼样震颤阴性。腹部膨隆，腹壁静脉显露，腹部柔软，无压痛及反跳痛。腹部未触及包块，肝肋下未触及，移动性浊音阳性，肠鸣音8~10次/分，音调可。

现症：脘腹胀闷，甚则作痛，吐血色紫暗，口干，大便色黑，潮热，面色晦暗，颧红，乏力，小便量偏少。舌体瘦小，舌质红，苔薄少，脉细数。

既往史：慢性乙型肝炎史20余年，肝硬化史10年，拉米夫定片联合阿德福韦酯片抗病毒治疗10年。

辅助检查：HBV-DNA未检出。肝功能：总胆红素37mmol/L，白蛋白31g/L，丙氨酸氨基转移酶27U/mL，胆碱酯酶2.7kU/L。血常规：白细胞4.9×10^9/L，中性粒细胞56%，血红蛋白95g/L，血小板28×10^9/L。

中医诊断：吐血，阴虚火旺证；肝积。

西医诊断：门脉高压性胃病并上消化道出血；失血性贫血（轻度）；活动性乙型肝炎肝硬化（失代偿期）。

治法：滋阴降火，凉血止血。

方药：知柏地黄汤加减。

生地黄24g，山药12g，山茱萸12g，牡丹皮9g，泽泻9g，茯苓9g，知母6g，黄柏6g，白及15g，三七粉3g（冲），仙鹤草30g，白茅根15g，厚朴10g。3剂，浓煎取汁120mL，每次20mL，分6次温服。

西医治疗：禁食。予以扩充血容量、降低门脉压、止血，对症支持治疗。予生长抑素针 500μg/h 微量泵入以降低门脉压力，奥美拉唑 8mg/h 微量泵入以抑酸，蛇毒血凝酶 2kU 肌内注射、2kU 静脉注射以止血。

二诊：2012 年 1 月 25 日，患者大便转黄，每日 1 次，量少，无呕吐，潮热、颧红减轻，舌体瘦小、质红、苔薄少，脉沉细。中药 3 剂，守前方，水煎取汁 200mL，分 4 次温服。流质饮食。1 月 23 日起，生长抑素针减量为 250μg/h 微量泵入，奥美拉唑针改为 40mg，每日两次静脉滴入，余药同前。1 月 25 日停生长抑素针、奥美拉唑针、蛇毒血凝酶，给予盐酸普萘洛尔片，每次 10mg，每日两次口服以降低门脉压力，奥美拉唑胶囊 20g，每日两次口服以抑酸。

三诊：2012 年 1 月 28 日，患者胃脘痞满，食欲差，颧红消失，手脚心热，舌体瘦小、质红、苔薄，脉沉细。前方去知母、黄柏，加连翘 15g，鸡内金 15g。14 剂，水煎取汁 400mL，分 4 次温服。

四诊：2012 年 2 月 18 日，患者胃脘痞满减轻，食少，手脚心热，面色晦暗，舌体瘦小、质红、舌下脉络迂曲、苔薄，脉沉细。中药守前方，14 剂，水煎取汁 400mL，分两次温服。加用鳖甲煎丸，每次 1g，每日 3 次，口服。嘱如无不适，3 个月内鳖甲煎丸逐渐加量至每次 3g，每日 3 次。

五诊：2012 年 5 月 20 日，患者未再呕血、便血，食少，手脚心热基本消失，面色晦暗减轻，舌体适中、质红减轻、舌下脉络迂曲、苔薄，脉沉细。血常规：红细胞 3.9×10^{12}/L，血红蛋白 118g/L，血小板 117×10^9/L，白细胞 4.1×10^9/L。大便常规：黄褐色软便，隐血试验阴性。治以滋补肝肾，活血

化瘀。六味地黄丸每次 8 粒，每日 3 次，口服；健脾丸每次
8 粒，每日 3 次，口服；鳖甲煎丸，每次 3g，每日 3 次。嘱：
饮食有节，忌粗糙食物，起居有常，劳逸适度，避免情志
过极。

随访 3 年，患者间断中药治疗，未再呕血便血。

按语：该患者原有"肝积"，肝血瘀阻脉络不通，反复呕
血、便血，先后行脾切加贲门周围血管离断术、两次胃底曲
张静脉硬化治疗，仍反复呕血、便血，不易止血，胃镜示门
脉高压性胃病，胃黏膜弥漫性渗血，治疗棘手。久病使阴精
伤耗，以致阴虚火旺，迫血妄行，再加之劳累耗伤气血津液，
诱发出血，血溢脉外，导致便血、呕血，呕血量大，病情急
骤，可迅速出现脉细数、心率加快、血压降低，有气随血脱
的危险。《景岳全书·血证》云："血本阴精，不宜动也，而动
则为病。血主荣气，不宜损也，而损则为病。盖动者多由于
火，火盛则迫血妄行；损者多由于气，气伤则血无以存。"治
疗以知柏地黄汤为主方以滋阴降火、凉血止血，方中将熟地
黄改为生地黄作为君药，既能滋阴生津，又能清热凉血。佐
以白及、三七、仙鹤草、白茅根清热化瘀止血，另予厚朴调
畅气机，使补而不滞。二诊患者诸症悉减，中药守一诊方以
巩固疗效，出血停止后予流质饮食。三诊，阴虚火旺之症状
消失，前方去知母、黄柏，加连翘、鸡内金以清热散结运脾。
四诊，出血停止已二十余日，诸症俱减，前方加用鳖甲煎丸
以软坚散结。五诊，患者虚火之象已去，给予六味地黄丸、
健脾丸及鳖甲煎丸以巩固疗效。反复出血，气阴不足之象逐
渐明显，予以健脾丸益气健脾，恢复气血之源。

案3

患者：李某，男，58岁。

初诊：2018年3月21日。

主诉：发现乙肝肝硬化14年，反复腹胀两年，昏睡5小时。

现病史：14年前患者于郑州市某医院体检发现乙肝肝硬化，遂于该院门诊治疗，给予拉米呋定片（0.1g，日1次）口服抗病毒治疗。其后不规律复查肝功均正常。12年前患者再次于该院复查HBV-DNA阳性，考虑拉米夫定耐药，改为阿德福韦酯（10mg，日1次）口服抗病毒治疗，后未规律复查肝功及HBV-DNA。两年前患者无明显诱因开始出现腹部胀满、双下肢水肿、身目黄染，复至该院就诊并住院治疗。入院查肝功示胆红素升高、白蛋白含量降低，HBV-DNA具体不详，CT示肝硬化、脾大、腹腔积液，改为恩替卡韦分散片（0.5mg，日1次）口服抗病毒治疗，并给予静脉输注人血白蛋白、血浆，经利尿、保肝退黄等治疗后出院。此后血胆红素维持于50~90μmol/L，并多次因腹腔积液、腹腔感染住院治疗，病情呈进展趋势。1周前患者进食后开始出现睡眠颠倒、烦躁、记忆力下降等，再次住院治疗，考虑肝性脑病，给予保肝、促进血氨代谢等治疗，症状未见减轻，5小时前开始出现昏睡，对答不切题，患者为求中西医结合治疗，由外院转入我院。

现症：昏睡，呼之可应，对答不切题，伴有神志异常，烦躁不安，呕吐涎沫。肌肤目睛黄染，黄色晦暗，舌体胖大，舌质暗淡，苔白腻，脉沉滑。查体：肝病面容，肝掌及蜘蛛痣阳性，周身皮肤黏膜巩膜黄染，扑翼样震颤阳性。腹部膨隆，腹壁静脉显露，腹部柔软，无压痛及反跳痛，未触及包块，肝肋下未触及，脾脏于左肋下脐水平线处可触及，质韧，无触痛，移动性浊音阳性，双下肢指凹性肿。

既往史：高血压两年余，最高 170/90mmHg，服用左旋氨氯地平苯磺酸盐片（5mg，日 1 次），血压控制可；糖尿病 5 年余，现使用甘精胰岛素注射液早 8U、晚 9U 皮下注射，血糖控制尚可。

辅助检查：

肝功示：总胆红素 83μmoL/L，白蛋白 24g/L，谷草转氨酶 67U/L。血糖 6.4μmol/L。血氨 124μmol/L。血浆凝血酶原时间 19 秒，国际标准化比值 1.46INR。乙肝五项：HBsAg、HBeAb、HBcAb 阳性。HBV-DNA 阴性。血常规：白细胞 1.5×10^9/L，血红蛋白 61g/L，血小板 25×10^9/L。腹部 CT 平扫 + 增强：肝硬化、脾大、大量腹水；门静脉右支分支管腔变窄；食管下段、腹腔及脾门区静脉曲张。头颅 CT 未见异常。

中医诊断：肝厥，痰湿蒙窍证；肝积；黄疸（阴黄）；鼓胀。

西医诊断：肝性脑病Ⅲ期；活动性乙型肝炎肝硬化（失代偿期），Child-Pugh 分级 C 级，门静脉高压（脾大并脾功能亢进、腹水、食管静脉曲张）；慢性肝功能衰竭；贫血（中度）；高血压病 2 级（极高危）；2 型糖尿病。

治法：健脾、豁痰、开窍。

方药：加味菖蒲郁金汤加减。

石菖蒲 15g，郁金 15g，胆南星 10g，乌梅 9g，枳实 12g，厚朴 12g，大黄 5g，茯苓 15g，党参 15g，陈皮 20g，半夏 12g，苍术 12g。两剂，急水煎服，日 1 剂。

配合清导直肠滴入疗法，方药：枳实 15g，厚朴 12g，大黄 10g，乌梅 9g，紫草 15g，薏苡仁 30g。3 剂，急水煎，中药直肠滴入，每次 200mL，日两次。

西药予以恩替卡韦片抗乙肝病毒治疗，门冬氨酸鸟氨酸针、乳果糖溶液降血氨，并给予营养支持。

二诊：2018 年 3 月 23 日，患者昏睡状态改善，记忆力及计算力减退，扑翼样震颤阴性，腹部胀满，食欲差，乏力困倦，小便量偏少，大便日 1~2 次，质稀。舌体胖大，舌质暗淡，苔白腻，脉沉滑。前方去大黄、胆南星、枳实、乌梅、石菖蒲，加白术 15g，大腹皮 30g，白茅根 20g，冬瓜皮 30g。4 剂，日 1 剂，水煎服。继续给予清导直肠滴入，日 1 次。

三诊：2018 年 3 月 27 日，患者神志清楚，回答问题正确，记忆力及计算力正常，扑翼样震颤阴性，腹胀减轻，食欲欠佳，乏力症状有所改善，小便量增加。舌体胖大，舌质暗淡，苔白腻，脉沉滑。治疗以健脾化痰祛湿为主。方药调整如下：党参 15g，炒白术 30g，茯苓 15g，陈皮 15g，砂仁 9g，薏苡仁 30g，佩兰 10g，山药 30，郁金 15g，赤芍 12g，丹参 12g，泽泻 20g，鸡内金 15g，甘草 6g，大枣 3 枚。7 剂，水煎服，日 1 剂。茯苓 10g，粳米 20g，山药 10g，大枣 3 枚，加水适量煮粥，每晚睡前服。同时服用肝病营养素。

随访：此后门诊中药辨证治疗，随访半年，患者生活状态良好，2018 年 11 月复查肝功：总胆红素 33μmol/L，白蛋白 32g/L, 谷草转氨酶 37U/L。血氨 12μmol/L。彩超未提示腹腔积液。

按语: 患者以意识错乱、昏睡为主要临床症状, 属于中医学厥证范畴, 该病因情志内伤、体虚劳倦、失血亡精、饮食不节等使脏腑气机逆乱, 升降失调, 气血阴阳不相顺接而致。本病发病特点具有急骤性、突发性和一时性, 死亡率极高。该患者在本院住院之前于郑州某医院治疗, 给予保肝、降血氨治疗后肝性脑病症状未见减轻并呈加重趋势, 为求中西医结合治疗, 求助于赵文霞。入院后经赵文霞治疗, 肝性脑病症状缓解, 经验如下。

紧抓病机, 辨证论治。厥证分为气厥、血厥、痰厥。该患者临床表现以昏睡为主, 伴有形体肥胖, 嗜食肥甘厚腻之品, 呕吐涎沫, 呼吸气粗, 舌体胖大, 舌质暗淡, 苔白腻, 脉沉滑。结合以上特点, 赵文霞认为该患者属于痰厥。该患者感染先天疫毒之邪, 损伤肝脏, 日久肝脏横逆犯脾, 导致脾脏受损。加之平素嗜食肥甘厚味, 加重脾胃受损程度, 导致脾胃运化失常, 聚湿生痰, 痰浊阻滞, 上蒙清窍, 清阳被阻, 发为昏厥。故赵文霞认为该患者治疗应以健脾为主, 脾气得健则痰湿自除, 故治疗以健脾豁痰开窍为法, 方以菖蒲郁金汤酌加健脾益气之品。同时配合清导直肠滴入疗法通腑泻浊、醒脑开窍。

加味菖蒲郁金汤为赵文霞治疗痰浊蒙窍之肝性脑病的常用方, 症见静卧嗜睡, 语无伦次, 神情淡漠, 舌苔厚腻。该方由石菖蒲、郁金、胆南星、生大黄、乌梅、枳实、厚朴组成, 方中石菖蒲具化痰之功, 又芳香开窍, 郁金行气。两药合用，共同发挥化痰开窍之功，使痰浊瘀之邪得祛，气血运行通畅。厚朴、枳实与大黄配伍，一方面可泻有形之糟粕，另一方面又可运行无形之滞气，三者同用，共同发挥泻浊攻积、通腑导滞之效。乌梅可引诸药入肝经，又可敛肝平逆。纵观全方，配伍严谨，临床应用每每得效。清导直肠滴入疗法是将具有通腑泻浊、醒脑开窍的中药煎剂自肛门灌入，保留在直肠、结肠内，通过肠壁的吸收，清除肠道内毒素，适用于肝性脑病患者。

二诊患者病情减轻，以腹部胀满、小便量少为主，出现腹腔积液、腹泻等症状，故于加味菖蒲郁金汤基础上去大黄、胆南星、枳实、乌梅、石菖蒲等通腑泻浊之品，加用白术、大腹皮、白茅根、冬瓜皮等健脾化湿利水之药，减少腹水。三诊患者肝性脑病完全纠正，患者以食欲欠佳、乏力等脾气亏虚、痰湿阻滞表现为主，故治疗以健脾化痰祛湿，巩固远期疗效。

总之，厥证乃急危重症之一，病死率较高，需及时救治，以醒神回厥为主要的治疗原则，但又需根据虚实辨证论治，同时采取中西医多法综合治疗方能效甚。

案 4

患者：马某，男，62 岁。

初诊：2019 年 7 月 12 日。

主诉：躁狂两小时。

现病史：患者两小时前进食后开始出现神志错乱，躁狂，打骂家属，伴双手抽动，胡言乱语，家属给予白醋灌肠后无明显改善，至我院急诊科就诊，急诊以"肝性脑病"收入我科。

现症：精神错乱，躁扰不宁，双手抽动，胡言乱语，呼吸急促，喉中痰鸣，大便 3 天未排，小便量少色黄。舌质红，苔黄腻，脉滑数。

既往史：乙肝后肝硬化 20 余年，平素口服恩替卡韦片抗病毒治疗；2018 年 8 月行肝内门体分流术，术后肝性脑病反复发作。

辅助检查：

血常规：白细胞 2.28×10^9/L，红细胞 3.64×10^{12}/L，血红蛋白 90g/L，血小板 99×10^9/L。凝血功能：凝血酶原时间 14.8 秒，凝血酶原百分比活动度 64.1%。血氨 98μmol/L，血葡萄糖 5.5mmol/L。电解质：钠 132.8mmol/L，余正常。肝功能：总蛋白 54.4g/L，白蛋白 30.6g/L，总胆红素 22.3μmol/L，直接胆红素 10.7μmol/L，甲胎蛋白 532.11ng/mL。

中医诊断：肝厥，痰火扰神证。

西医诊断：肝性脑病Ⅱ期；活动性乙型肝炎肝硬化（失代偿期），Child-Pugh 分级 B 级；肝内门体分流术后。

治法：清热化痰，息风开窍。

方药：黄连清胆汤合安宫牛黄丸加减。

黄连 6g，姜竹茹 12g，枳实 12g，半夏 9g，化橘红 15g，甘草 6g，生姜 3 片，茯苓 10g，大黄 9g，黄芩 9g，水牛角粉 30g，郁金 15g，冰片 9g(溶)，栀子 10g，人工牛黄 0.2g(冲)，厚朴 10g。两剂，水煎服，日 1 剂，早晚分服。

配合清导直肠滴入疗法以通腑开窍，方药如下：大黄 15g，芒硝 20g（冲），枳实 20g，厚朴 20g，石菖蒲 15g，郁金

15g，水煎直肠滴入，日 1 剂。

西医治疗：给予门冬氨酸鸟氨酸针降血氨，乳果糖口服。

二诊：2019 年 7 月 13 日，患者意识转清，反应稍迟钝，计算力下降，自觉乏力，食欲差，大便干，小便正常。双下肢肌力较前好转。舌质红，苔薄黄，脉弦滑。上腹部 CT 平扫＋增强，结果示肝硬化，脾大，肝内多发小囊肿，胆囊未见显示，脾门区及腹主动脉旁可见金属致密影及放射状伪影，下腔静脉走行区高密度影，考虑 TIPS 术后改变，肝内钙化灶，头颅 CT 未见异常。原方去黄芩、水牛角粉、冰片、栀子、人工牛黄，加炒麦芽 15g，鸡内金 15g，党参 12g，火麻仁 15g，郁李仁 15g。3 剂，日 1 剂，水煎分服。

三诊：2019 年 7 月 16 日，复查血氨 38.1μmol/L。患者神志清，反应及计算力正常，仍觉乏力懒言，食欲差，纳呆，咳白痰，眠可，大便无力，小便正常。舌质暗红，苔白腻，脉弦滑。中药调整为：陈皮 15g，半夏 9g，茯苓 12g，乌梅 10g，甘草 6g，生姜 3 片，党参 12g，生白术 60g，薏苡仁 15g，草果 15g，莱菔子 15g，山楂 15g，神曲 15g，鸡内金 15g，炒麦芽 15g，火麻仁 15g，郁李仁 15g。7 剂，日 1 剂，水煎分服。

四诊：2019 年 7 月 24 日，患者神志清，乏力症状减轻，食欲改善，眠可，大便日 1~2 次，质可，小便正常。舌质暗红，苔白腻，脉弦滑。继服前方 1 个月。

随访：2019 年 11 月 13 日，患者门诊间断中药治疗，未再发生肝性脑病。

按语： 该患者以意识错乱为主症入院，排除低血糖、糖尿病高渗、头颅疾病等病因。结合患者乙肝肝硬化失代偿期、TIPS术后病史，入院前有进食肉类食物等诱因，入院查血氨明显升高，考虑肝性脑病。

肝性脑病是肝功能衰竭及门体分流引起的中枢神经系统综合征，临床可见人格改变，行为异常，扑翼样震颤，甚至出现意识障碍、昏迷等，为肝硬化最常见死亡原因，属于肝病科急危重症之一。

该患者临床表现以神志错乱、烦躁、躁狂为主，伴有双手抽动，胡言乱语，呼吸急促，喉中痰鸣，大便3天未排，舌质红，苔黄腻，脉滑数。结合以上特点，赵文霞认为该患者属于肝厥之痰火扰神证。病机为痰浊蕴结，气郁化火，痰火内盛，上扰脑神。治疗以清热化痰、息风开窍为主，给予黄连清胆汤合安宫牛黄丸加减治疗。

二诊患者意识转清，自觉乏力，食欲差，大便干，小便正常。舌质红，苔薄黄，脉弦滑。痰热之象有所减轻，故原方去安宫牛黄丸，加炒麦芽、鸡内金、党参、火麻仁、郁李仁以健脾润肠、消食导滞。

三诊患者肝性脑病完全纠正，但仍乏力懒言，食欲差，纳呆，咳白痰，舌质暗红，苔白腻，脉弦滑。此时患者痰热之象消退，呈现脾虚痰湿之象，故以二陈汤合四君子汤加减进行治疗。患者排便无力，赵文霞重用生白术以健脾益气、滑肠通便。赵文霞认为，此类便秘多由气虚肠燥所致，症见大便质地不干硬，虽有便意，但排便困难，或用力排便则汗出短气，便后乏力。久病体虚之人，阴虚不润，血虚不荣，阳虚不煦，久则气血阴阳俱亏，大便艰涩，因过用番泻叶、大黄、芦荟等通下之药易耗伤气机，故临证常以补中益气汤为基础，加大剂量生白术以益气滑肠通便，以补益中焦之气，气机推动有力，则大便畅通。赵文霞认为白术用于便秘需掌握以下要点：①气虚肠燥者，用之效果最优；②白术生用，其滑肠通便作用最强；③用量宜大，一般为30~60g。

多法并用，综合治疗。吴师机曾述："外治之理即内治之理，外治之药亦内治之药，所异者法尔。"赵文霞采用清导中药直肠滴入之法，以通腑泻浊，达到促进肠道宿便排出、减少肠道血氨生成的目的。

案5

患者：董某，女，52岁。

初诊：2012年9月19日。

主诉：间断腹胀1年，加重伴双下肢肿1周。

现病史：1年前劳累后出现腹部胀大、乏力，在某市人民医院检查诊断为乙肝肝硬化并腹水，给予恩替卡韦分散片（0.5mg/d）抗乙肝病毒治疗，间断予以螺内酯片、呋塞米片口服，人血白蛋白针静滴等，腹水反复发作。1周前腹胀再发并加重，伴双下肢肿，纳差，故来赵文霞门诊求治。

现症：腹部胀大，状如蛙腹，按之如囊裹水，双下肢肿，纳差，乏力，小便量少（日约800mL），大便溏，日1~2次，眠差。舌体大，舌质暗淡，苔白腻，脉沉迟。查体：肝病面容，肝掌及蜘蛛痣阳性，腹部膨隆，腹壁静脉显露，腹部柔软，腹无压痛及反跳痛，脾脏于左肋下5cm处可触及，质韧，无触痛，移动性浊音阳性，双下肢重度指凹性水肿。

辅助检查：乙肝五项HBsAg、HBeAb、HBcAb阳性，HBV-

DNA 未检出。肝功：总胆红素 38μmol/L，白蛋白 27.5 g/L，胆碱酯酶 2.3kU/L。血常规：白细胞 3.3×10^9/L，血小板 80×10^9/L，血红蛋白 98g/L。彩超：肝硬化、脾大、腹水（大量）。

中医诊断：鼓胀，脾虚湿盛证；肝积。

西医诊断：活动性乙型肝炎肝硬化（失代偿期并腹水）。

治法：健脾化湿利水。

方药：党参 15g，炒白术 15g，茯苓 15g，炙甘草 6g，炒山药 30g，陈皮 15g，桔梗 10g，厚朴 10g，猪苓 10g，泽泻 30g，大腹皮 30g，白茅根 30g，赤小豆 30g，生姜 3 片，大枣 5 枚。7 剂，水煎服，日 1 剂，早晚分服。

西医治疗：呋塞米片 40mg/d，螺内酯片 100mg/d 以利尿。输注人血白蛋白 10g/d。

二诊:2012 年 9 月 26 日。复查肝功：总胆红素 41μmol/L，白蛋白 30.2g/L，血清胆碱酯酶 2.4kU/L。患者腹胀、下肢浮肿明显消退，仍觉乏力、食欲欠佳，日尿量 2500mL，体重每日下降 0.3kg，舌质暗淡，苔薄白腻，脉沉细。前方去赤小豆、猪苓，加枳壳 12g，焦山楂 15g，神曲 15g，炒麦芽 15g，鸡内金 15g，继服 7 剂。停用人血白蛋白针，呋塞米片改为 20mg/d，螺内酯片改为 50mg/d。

三诊：2012 年 10 月 6 日。复查肝功：总胆红素 26μmol/L，白蛋白 32.1g/L，血清胆碱酯酶 2.7kU/L。患者纳食增加，乏力减轻，大便软，日尿量 2500~3000mL，体重每日下降 0.5~0.7kg。腹部平坦、内踝轻度水肿。病情好转出院。此后门诊用四君子汤合复方鳖甲软肝片巩固疗效，嘱口服药膳鲤鱼茋豆汤，以善其后。

随访：2013 年 1 月 3 日，复查肝功：总胆红素 32μmol/L，白蛋白 34.1g/L，血清胆碱酯酶 3.1kU/L。间断门诊治疗，患者出院 1 年未再出现腹水，乏力症状改善，食欲增加，二便正常。

按语：患者以腹部胀大为主症，按之如囊裹水，胁下积块固定不移，结合兼症及舌脉，属"鼓胀""肝积"范畴。患者腹部胀满如蛙腹，伴有纳呆，乏力倦怠，大便稀溏，下肢浮肿，舌体胖大，舌质暗淡，苔白腻，脉沉迟，一派脾气亏虚、湿浊阻滞之象，辨证当属于脾虚湿盛。患者乏力、腹胀、纳差、便溏、下肢浮肿，皆因脾虚运化失职，水湿停聚于腹中所致，"鼓胀为病在脾"，宜从脾论治。故以四君子汤健脾益气以助水湿布化。因"腰以下肿者，当利小便"，以大腹皮、泽兰、猪苓、白茅根、赤小豆等利水药物为辅，诸药相配既可理气活血，又能清利下焦，有利于水液排出。

《素问·灵兰秘典论》曰："三焦者，决渎之官，水道出焉。"三焦是人体水液运行的主要通道，赵文霞认为水液代谢异常，必然三焦决渎失司，故主张在针对病机治疗的基础上，相机运用宣上、畅中、渗下诸法分消走泄治疗肝硬化腹水。本方中应用桔梗宣肺利水，通过肺的宣发功能促使湿邪从表而出，同时也因肺为水之上源，通过开宣肺气，使肺的肃降、通调水道功能正常，则湿邪下行入膀胱，通过气化排出体外，达提壶揭盖之功。方中应用四君子汤畅达中焦气机，使脾土恢复健运之能。同时应用猪苓、泽泻、白茅根等淡渗利湿，让湿邪自小便而去。故该方也体现了赵文霞应用分消走泄法治疗肝硬化腹水的理念。

二诊患者腹胀、下肢浮肿明显消退，此时以乏力、食欲差为主，故方药在一诊基础上去赤小豆、猪苓等利水之品，加焦山楂、神曲、炒麦芽、鸡内金以健脾消食导滞。气行则血行，气滞则血瘀，水、湿、瘀互结，更加影响气机畅通，故加用疏肝理气之枳壳助气血流转，恢复肝脏疏泄之功。三诊患者腹水消退，为巩固疗效，提高远期治疗效果，防止腹水复发，继续给予四君子汤口服以健脾益气，恢复患者脾胃运化功能，使机体先后天之本得以充养。同时该医案为鼓胀、肝积同时存在，鼓胀是肝积的进一步发展，积证是引发鼓胀的主要原因。应先治急、重之鼓胀，缓解后再治疗积证。三诊在患者腹水消退后给予复方鳖甲软肝片活血软坚散结，以治疾病之本。治疗鼓胀仲景早有明训"衰其大半而止"，决不可图一时之快，过分利水则伤阴伐气。水去后当以成药、药膳巩固疗效。

案6

患者：吴某，男，49岁。

初诊：2020年4月16日。

主诉：间断腹胀1年，加重10天。

现病史：1年前患者连续饮酒后出现腹部胀满，伴乏力、纳差，在河南省某三甲医院住院治疗，查CT、彩超提示肝硬化、腹腔积液，给予输注血浆、白蛋白，利尿、腹水浓缩回输等治疗。此后患者因腹水复发，于省内多家三甲医院治疗，腹水时消时长。10天前患者自觉腹部胀满再发并加重，求治于赵文霞门诊处，由门诊收治入院。

现症：腹部胀满，腹壁青筋暴露，右胁刺痛，面色晦暗，下肢酸软乏力，纳差，餐后腹胀加重，眠差，小便短少，大便可。舌质红绛少津，舌下络脉迂曲，苔薄少，脉弦细数。查体：肝病面容，肝掌及蜘蛛痣阳性，扑翼样震颤阴性，腹部膨隆，腹壁静脉显露，腹部柔软，腹部无压痛及反跳痛，腹部未触及包块，肝脾脏肋下未触及，移动性浊音阳性，双下肢重度指凹性水肿。

个人史：酗酒史 20 余年，平均日饮白酒 200g。

辅助检查：传染病筛查、自身免疫性肝病抗体均阴性。肝功：总胆红素 26μmol/L，白蛋白 25.2g/L，谷丙转氨酶 15U/L，谷草转氨酶 35U/L，胆碱酯酶 1.6kU/L。血常规：白细胞 2.3×10^9/L，血小板 80×10^9/L，血红蛋白 101g/L。彩超：肝硬化、门脉高压（门静脉主干 10mm，流速 20cm/s），脾大（脾长 130mm，厚 40mm），大量腹水（肝前深约 46mm，脾窝深约 56mm，左侧腹部深约 138mm，右侧腹部深约 102mm，下腹部深约 125mm）。腹水常规：色淡黄，清亮，李凡他实验阴性，腹水白细胞 15×10^6/L。

中医诊断：鼓胀，肝肾阴虚兼血瘀证。

西医诊断：酒精性脂肪性肝硬化（失代偿期并腹水）。

治法：滋肾柔肝，养阴利水。

方药：知柏地黄丸加减。

生地黄 15g，牡丹皮 15g，酒萸肉 12g，山药 15g，茯苓 12g，知母 10g，黄柏 6g，地骨皮 15g，桂枝 3g，泽泻 30g，冬瓜皮 30g，白茅根 30g，车前子 15g，水红花子 9g，赤芍 10g，郁金 15g，生姜 3 片，大枣 5 枚。4 剂，水煎服，日 1 剂，早晚分服。

配合中药敷脐以攻逐水饮，药物如下：甘遂20g，牵牛子20g，葶苈子30g，葱白60g，肉桂10g，防己30g，枳实30g，冰片10g。以上药物研末，蜂蜜调和后敷于神阙穴，每日1次。

西医治疗：给予输注人血白蛋白针10g/d提高血浆胶体渗透压，口服呋塞米片40mg/d，螺内酯片100mg/d以利尿，同时口服肝病营养素。

二诊：2020年4月20日，患者尿量增加，腹部胀满、下肢浮肿减轻。舌质红，舌下络脉迂曲，苔薄少，脉弦细数。继服前方7剂。

三诊：2020年4月27日。复查肝功：总胆红素18μmol/L，白蛋白30g/L，谷丙转氨酶10U/L，谷草转氨酶43U/L，胆碱酯酶2.1kU/L。患者下肢水肿完全消退。自觉腹胀缓解，查体仍可见移动性浊音。食欲欠佳，乏力，大便软，日尿量2500~3000mL。舌质红，舌下络脉迂曲，苔薄少，脉细数。中药调整如下：生地黄15g，北沙参12g，枸杞子15g，当归10g，麦冬10g，太子参15g，白术30g，山药15g，泽泻15g，白茅根15g，丹参10g，赤芍10g，郁金15g，生姜3片，大枣5枚，甘草6g。7剂，日1剂，水煎分服。同时改呋塞米片20mg/d，螺内酯片50mg/d。停输人血白蛋白。

四诊：2020年5月2日。复查肝功：白蛋白32g/L，谷丙转氨酶11U/L，谷草转氨酶42U/L。患者腹水完全消退。腹胀缓解，纳可，乏力改善，大便可，日尿量2000mL左右。舌质红，舌下络脉迂曲，苔薄少，脉细数。患者病情好转出院，中药守前方继服。

随访：间断门诊治疗。2020 年 10 月 31 日复查肝功：白蛋白 39g/L，谷丙转氨酶 42U/L，谷草转氨酶 38U/L。彩超：肝硬化，门脉高压，脾大（脾长 128mm，厚 38mm），少量腹水（肝前深约 9mm，下腹部深约 11mm）。目前口服六味地黄丸、龟甲养阴片，生活可自理，无明显不适，纳眠可，二便正常，至今未再住院。

按语： 该患者长期大量饮酒 20 余年，平均每日饮白酒 200g，入院排查乙肝表面抗原、丙肝抗体、自身免疫性肝病抗体均阴性，该患者肝硬化因长期大量饮酒所致，当诊断为酒精性脂肪性肝硬化。

该病例充分体现了赵文霞辨证论治、多法并用治疗肝硬化腹水的理念。

（1）紧抓病机，辨证论治。该患者以腹部胀满为主症，中医辨病当属于"鼓胀"范畴，结合患者腹壁青筋暴露、下肢酸软乏力、舌质红绛少津、苔薄少、脉弦细数等，辨证属于肝肾阴虚证；此外患者又有血瘀症状，具体表现为右胁刺痛，面色晦暗，舌下络脉迂曲。故中医诊断为鼓胀之肝肾阴虚兼血瘀证。患者长期饮酒，损伤肝脾两脏，肝脾损伤不复，病久及肾，导致肾不主水，水液停蓄，发为鼓胀。治疗当从肝、脾、肾着手。初诊给予知柏地黄汤加减，配伍泽泻、冬瓜皮、白茅根、车前子利水而不伤阴之品，同时给予水红花子、赤芍、郁金活血化瘀。二诊，患者诸症悉减，守原方以巩固疗效。三诊，患者阴虚火旺之症状消失，此时表现为气阴两虚之象，故给予一贯煎合健脾益气之品。四诊，患者腹水完全消退，给予龟甲养阴片活血软坚散结，以治疾病之本。

（2）养阴勿腻，配合温阳健脾法。①赵文霞认为对于阴虚水停型肝硬化腹水患者，在补肾养阴利水的同时应注意养阴勿腻。养阴太过易助湿碍脾，导致脾胃运化失职，土壅木郁，故应选用滋而不腻，补而不滞之柔肝养血之品，如生地黄、麦冬、玄参、沙参等。②以阳行阴利小便。曹炳章云："凡润肝养血之药，一得桂枝，化阴滞而阳和。"初诊方中少佐桂枝 3g 温通经脉，以助气化、行水湿，即"善补阴者于阳中求阴"，气行则水行。

（3）水红花子散结利水治鼓胀。水红花子味咸，微寒，无毒，归肝、胃、脾经。功效：化瘀散结，利水消肿，消积止痛。赵文霞常将其用于治疗鼓胀，取其化瘀消癥利水之功效，可使脉道通利，减轻肝脏瘀血，促进腹水消退。本品性寒，尤其适用于肝脾血瘀兼有水热蕴结之鼓胀患者。

（4）多法并用。赵文霞认为顽固性腹水可配合中医特色治疗方法，如中药穴位贴敷等。穴位贴敷疗法是以中医经络学说为理论依据，把药物研成细末，用介质调成糊状，贴敷在神阙穴上，利用药物对穴位的刺激而起作用，是治疗疾病的一种无创疗法，避免了腹水患者因口服中药引起不适等缺点。在该患者治疗过程中，赵文霞采用甘遂、牵牛子、葱白等药物敷脐以攻逐水饮，往往收到奇效。

（梁浩卫）

案7

患者：黄某，男，63 岁。

初诊：2014 年 1 月 21 日。

主诉：间断腹大胀满 1 年，加重半个月。

现病史：患者 1 年前无明显诱因开始出现腹大胀满，尿少，至河南省某三甲医院检查发现肝功能异常，乙肝五项 HBsAg、HBeAb、HBcAb 阳性，HBV–DNA1.7×10⁶IU/mL，彩超示肝硬化、脾大、腹水。诊断为乙肝肝硬化失代偿期活动性，予以恩替卡韦分散片抗乙肝病毒治疗，以及保肝、利尿、营养支持等措施，腹水消失出院。此后患者多次出现腹水，间断口服螺内酯片、呋塞米片，症状时轻时重。半个月前进食不洁食物后腹胀加重，CT 示肝硬化，胆囊壁略厚，脾脏体积增大，腹腔积液，左上腹迂曲条索状高密度影。经护肝、利尿、输注人血白蛋白等治疗后症状进行性加重，故来我院求治。

现症：腹大坚满，皮色苍黄，拒按，烦热口苦，渴不欲饮，小便赤涩，大便干结，2 日 1 次，日尿量 1000mL，腹壁青筋隐现，左胁下积块固定不移，舌质红，舌下脉络显露，苔黄腻，脉弦数。

辅助检查：HBV–DNA 未检出。肝功能：总胆红素 57mol/L，白蛋白 26g/L，谷丙转氨酶 67U/L，胆碱酯酶 2.7kU/L。血常规：白细胞 4.9×10⁹/L，中性粒细胞 86%，血小板 28×10⁹/L。腹水常规：淡黄、微浑、无凝块，李凡他试验阳性，白细胞 1600×10⁶/L，多核细胞比率 84%，单核细胞比率 16%。彩超：肝硬化、脾大、腹水（下腹水深 117mm）。

中医诊断：鼓胀，湿热蕴结证。

西医诊断：活动性乙型肝炎肝硬化（失代偿期并自发性腹膜炎）。

治法：清热利湿，攻下逐水。

方药：中满分消丸加减。

黄芩 12g，黄连 6g，大黄 10g，厚朴 10g，枳实 15g，陈皮 15g，半夏 9g，茯苓 15g，泽泻 12g，白茅根 30g，水红花子 30g，鸡内金 12g。3 剂，水煎服，日 1 剂。

中药穴位贴敷：芒硝粉 3g，甘遂末 3g，冰片粉 3g，三药混合均匀后，水调成糊状，敷脐上，用纱布覆盖，胶布固定，4~6 小时后取下，每日 1 次。

西医继续抗乙肝病毒、利尿、抗感染、补充人血白蛋白等治疗。

二诊：2014 年 1 月 24 日，患者大便日 1~2 次，为成形便，小便量仍少，体重日增 1kg，脘腹胀闷，平卧困难，舌苔白腻，查胸片示右侧胸腔积液。原方加桑白皮 10g，大腹皮 30g，改茯苓为茯苓皮 15g。3 剂，水煎服，日 1 剂。

三诊：2014 年 1 月 27 日，尿量逐渐增加，复诊时尿量日 3000~3500mL，体重日下降 0.5~1kg，腹胀、烦热、口苦明显减轻，大便日 1~2 次、糊状，舌红减轻，舌下脉络显露，苔薄黄，脉弦。复查腹水常规为漏出液，停抗菌素。前方去大黄，加白术 15g，7 剂。水煎服，日 1 剂。

四诊：2014 年 2 月 10 日，诸症消失，舌质暗，舌体大，舌下脉络显露，苔薄白腻，脉沉弦。彩超示少量腹水（下腹水深 30mm），胸腔积液消失。予健脾丸合鳖甲煎丸口服以善其后。

按语：患者以腹部胀大、皮色苍黄、腹壁青筋隐现为主症，属"鼓胀"范畴。腹大坚满、拒按，兼以烦热口苦，渴不欲饮，小便短赤，大便干结，结合舌脉，辨证属湿热蕴结。

赵文霞认为，湿热蕴结型鼓胀是急危重症。该患者正气不足，外感湿热疫毒（乙肝病毒）之邪，蕴于中焦，内伤肝脾，脉络壅塞，日久及肾，肝脾肾功能失调，气机升降失常，清浊相混，气血水停于腹中，发为鼓胀。复饮食不洁，外感湿热与内蕴之邪互结，浊水停聚则腹大坚满、脘腹撑急，湿热上蒸则烦热口苦、渴不欲饮，阻于胃肠则大便干结，湿热下注，气化不利则小便赤涩，舌脉俱为湿热壅盛、气滞、血瘀、水停之象。本阶段以实证为主，易变生吐血、便血、神昏、痉厥等危象，若不积极救治，预后不良。本病治疗，需注意以下三点。

首先，合理攻补，分阶段治疗。初诊时以邪实为主，治疗予以中满分消丸加减清热利湿、攻下逐水，予以水红花子清热解毒、活血软坚、利水消肿。三诊时腹胀、烦热症状减轻，去大黄减攻逐之性，加白术健脾利水扶正。"积"是"胀病之根"，四诊时腹水明显减少，以健脾扶正为主，活血软坚消积，以治水湿之源。

其次，灵活运用分消走泄法。首诊后疗效甚微，赵文霞以为，三焦为人体水液输布和排泄的主要通道，如《素问·灵兰秘典论》曰："三焦者，决渎之官，水道出焉。"水液代谢异常，必涉三焦，故在原方基础上加桑白皮以助肺气宣发肃降，泻肺行水，可达"提壶揭盖"之效，《医学源流论》则称之为"开上源以利下流"。加大腹皮配合原方之厚朴、半夏辛开苦降以畅中，茯苓皮、白茅根清热淡渗利水，使水邪分消而散。在辨证论治基础上，将分消走泄之宣上、畅中、渗下等治法运用到鼓胀的治疗中，因势利导，祛邪外出，卓有成效。

再次，重视内外同治，增加疗效。在内服药的同时，取芒硝粉、甘遂末峻下逐水，冰片促皮渗透，敷于神阙。神阙又为"气舍"，为任脉、冲脉循行之地，任督经气相通，冲为经脉之海，共理人体诸经百脉，推动气血运行，调节脏腑功能，从而发挥整体逐水作用。现代解剖学认为，脐部表皮角质层最薄，皮下无脂肪组织，与筋膜、腹膜直接相连，利于药物的透皮吸收。脐下腹膜有丰富的静脉网，药物透脐后，直接扩散到经脉网或腹下静脉分支而进入体循环，吸收速度快。肝硬化时门脉压力增高，侧支循环建立，脐周静脉开放，更有利于药物进入血液。

正确辨证，合理选用攻补方法，重视水邪分消走泄，内外同治，是本案成功的关键。

案8

患者：时某，女，54岁。

初诊：2014年2月1日。

主诉：间断右胁隐痛不适5年，加重1个月。

现病史：5年前无明显诱因出现右胁隐痛不适，在当地医院查HBsAb阳性、抗HCV阴性。肝功：总胆红素41μmol/L，直接胆红素28μmol/L，谷丙转氨酶48U/L，谷草转氨酶62U/L，碱性磷酸酶234U/L，谷氨酰转移酶187U/L。彩超示肝硬化、门脉高压、脾大。予以护肝等治疗后症状改善。4年前因呕血、便血，行脾切加贲门周围血管离断术，术后口服普萘洛尔片降低门脉压。近半年来先后3次呕血、便血。故来求治。

现症：右胁隐痛，口干不欲饮，纳差，乏力，消瘦脱形，手脚心热，大便干，3~5日一行，小便自利，急躁、眠差，赤掌、面及颈胸部蛛丝红缕，胁下积块固定不移，舌质暗红无苔、舌下脉络迂曲，脉沉细。

辅助检查：

肝功：总胆红素68μmol/L，白蛋白36g/L，谷丙转氨酶38U/L，谷草转氨酶42U/L，碱性磷酸酶369U/L，谷氨酰转移酶401U/L。自身免疫性肝炎全套检查：ANA（+）（1：360），AMA（+）。血常规：白细胞$3.2×10^9$/L，血红蛋白105g/L，血小板$38×10^9$/L，甲胎蛋白6.7ng/L，凝血酶原时间12.7秒。彩超：肝硬化并多发结节，门静脉内径15mm，附壁血栓形成，门脉内为双向血流，脐静脉开放。

中医诊断：肝积，肝肾阴虚、瘀血内结证。

西医诊断：活动性原发性胆汁性肝硬化（失代偿期）；脾切除加贲门周围血管离断术后。

治法：滋补肝肾，化瘀消积。

方药：六味地黄汤合三甲散加减。

生地黄24g，山药12g，山萸肉12g，牡丹皮9g，泽泻9g，茯苓9g，盐知母6g，盐黄柏6g，白及10g，龟板10g（先煎），鳖甲10g（先煎），生牡蛎30g（先煎），枳壳15g，川芎15g，鸡内金15g，大黄15g（后下）。7剂，水煎服，日1剂。

消痞散结方荷叶封包治疗。方药：桃仁12g，三七12g，赤芍30g，延胡索20g，香附10g，乳香15g，没药15g，枳实12g，芒硝10g，冰片10g。上药共为细末，过100目筛，蜜调成糊状，敷肝区、脾区，用荷叶覆盖，多头腹带包扎，4~6小时后取下，每日1次。

西药予以口服熊去氧胆酸胶囊 250mg，日 2 次。

二诊：2014 年 2 月 8 日，患者口干，手脚心热减轻，大便软，两日 1 行，睡眠改善，舌质红，苔薄少，舌下脉络迂曲，脉弦细。原方加太子参 15g，7 剂，水煎服。

三诊：2014 年 2 月 16 日，患者右胁隐痛减轻，口干不欲饮，纳眠改善，手脚心热基本消失，大便软，两日 1 行。舌质暗，苔薄少，舌下脉络迂曲，脉沉弦。初诊方去盐知母、盐黄柏，改生大黄为酒大黄 10g，加土鳖虫 10g，水红花子 30g。14 剂，水煎服，日 1 剂。

四诊：2014 年 7 月 13 日，右胁不适消失，饮食量基本如常，体重增加 8kg，眠安，大便成形，1~2 日 1 次。查体：面部较前荣润，颈胸部蛛丝纹理减少，舌质暗及舌下脉络迂曲减轻，苔薄白，脉沉弦。复查肝功总胆红素 38μmol/L，白蛋白 38g/L，谷丙转氨酶 28U/L，谷草转氨酶 34U/L，碱性磷酸酶 169U/L，谷氨酰转移酶 181U/L；彩超示门静脉内径 13mm，门脉内入肝血流为主，主干血流 16mm/s。予以口服六味地黄丸 6g，大黄蛰虫丸 3g，每日 3 次。

随访至今，未再呕血、便血，体重增加 10kg。

按语：患者以右胁隐痛为主症，胁下积块固定不移，中医诊断属"肝积"范畴，兼口干不欲饮，纳差，乏力，消瘦，手脚心热，大便干，小便不利，眠差。赤掌，面及颈胸部蛛丝红缕，结合舌脉，证属肝肾阴虚、瘀血内结。患者先天禀赋不足，情志抑郁，肝气郁滞，横逆乘脾，肝郁脾虚，气滞血瘀，结与胁下，发为肝积。正如《济生方·积聚论治》云："忧、思、喜、怒之气，人之所不能无者，过则伤乎五脏⋯⋯

留结而为五积。"瘀阻肝络，进一步阻滞气机，胃络瘀阻，血溢脉外，发为呕血、便血。肝病日久，精血亏虚，反复出血，血虚津亏，肝肾阴虚，内热煎熬，血瘀更甚，纳食减少，机体失养，循环往复，形体羸瘦，病势深重。

赵文霞认为，患者非急性呕血、便血期，治疗应从本论治，滋补肝肾、化瘀消积而消呕血、便血之源。以六味地黄丸滋补肝肾，予盐知母、盐黄柏以清相火，大黄通腑使邪从大便去，白及化瘀止血生肌以防胃络损伤，龟板、鳖甲、牡蛎软坚散结，枳壳、川芎行气活血，使补中有行，以防滋腻。二诊加太子参以益气生津。三诊大便已通、虚热已去，故去盐知母、盐黄柏，改生大黄为酒大黄，减其通腑泻下之力，留其入血分、清热解毒之效，患者未再呕血、便血，气阴来复，予以土鳖虫、水红花子加强活血化瘀之力。四诊过后，患者肝肾阴虚、瘀血症状明显改善，肝功趋于正常，门静脉内径下降，予六味地黄丸滋补肝肾、大黄䗪虫丸活血化瘀散结。

赵文霞重视外治法，软坚散结之药多有破血之虞，该患者肝积日久，瘀血阻络，胃络受损，反复呕血、便血，治疗应顾护胃气。此时赵文霞多主张中药封包治疗，有助活血散结、软坚消积，且可减轻消化道局部负担。

案9

患者：康某，男，41岁。

初诊：2015年3月10日。

主诉：双下肢拘挛、强急两月余，加重3天。

现病史：患者两个月前无明显诱因出现双下肢拘挛、强急，行走无力，多家医院求治，病情逐渐加重。3 日前进食肉食后症状加重，来我院求治。

现症：双下肢拘挛、强急，步态不稳，行走无力，需两个家属扶持。大便干。赤掌，颈胸部赤丝血缕。舌质红，无苔，舌下静脉增粗，脉沉细数。神志清，双下肢肌力Ⅲ级，肌张力增高，双膝腱反射活跃，双侧巴宾斯基征阳性，双侧踝阵挛阳性，深浅感觉及共济运动未见明显异常。

既往史：乙肝肝硬化史两年，曾出现呕血、腹水，予恩替卡韦抗病毒治疗，HBV-DNA 阴性。

辅助检查：血氨 64μmol/L。肝功能：白蛋白 30.7g/L，肌酸激酶 341U/L，CK 同工酶 115U/L。上腹部 CT 平扫 + 增强示：肝硬化，脾大，门脉高压，少量腹水。头颅 MRI 平扫未见明显异常。

中医诊断：痉证，肝肾阴虚、瘀血阻络证；肝积。

西医诊断：肝性脊髓病；活动性乙型肝炎肝硬化（失代偿期）。

治法：滋补肝肾，清热止痉。

方药：六味地黄丸合增液承气汤加减。

熟地黄 24g，山药 12g，酒萸肉 12g，牡丹皮 9g，泽泻 9g，茯苓 9g，玄参 10g，麦冬 10g，大黄 10g（后下），芒硝 10g（冲）。3 剂，水煎服，日 1 剂。嘱：大便泻下后去芒硝。

西药继续予以恩替卡韦分散片抗乙肝病毒治疗。

二诊：2015 年 3 月 13 日，服药 1 剂后，排燥屎两次。目前大便日 1 次，质软。双下肢拘挛、强急，步态不稳，行走无力，舌质红，无苔，舌下静脉增粗，脉沉细数。前方去芒硝、大黄、玄参，加太子参 15g，白芍 15g，乌梅 9g，甘草6g，醋鳖甲 10g（先煎），炮穿山甲 10g（先煎），醋龟甲 10g（先煎），枳壳 15g，川芎 15g。28 剂，水煎服，日 1 剂。电针取穴：脾俞、胃俞、肾俞、足三里、阳陵泉、三阴交，平补平泻，日 1 次。

三诊：2015 年 4 月 10 日，双下肢拘挛、强急减轻，在一个家属帮助下可以行走。舌质红，苔薄少，舌下静脉增粗，脉沉细。复查血氨 34μmol/L，肝功能：总胆红素 34μmol/L，白蛋白 33.8g/L。中药：熟地黄 15g，山药 12g，酒萸肉 12g，牡丹皮 9g，泽泻 9g，茯苓 9g，太子参 15g，白芍 15g，乌梅9g，甘草 6g，醋鳖甲 10g（先煎），炮穿山甲 10g（先煎），醋龟甲 10g（先煎），枳壳 15g，川芎 15g，地龙 10g，炒鸡内金15g。水煎服，日 1 剂。

四诊：2015 年 6 月 10 日，晨起伸长动作时仍有双下肢拘挛，强急减轻，可自主行走。舌质红，苔薄少，舌下静脉显露，脉沉细。继续间断门诊中药口服、针灸，巩固治疗。

随访至今，患者可步行上 5 层楼。

按语： 赵文霞认为，患者以双下肢拘挛、强急为主症，属中医"痉证"范畴。步态不稳，行走无力，大便干，赤掌，颈胸部赤丝血缕，舌质红，无苔，舌下静脉增粗，脉沉细数，辨证属肝肾阴虚、瘀血阻络证。患者既往感受疫毒之邪，内蕴于中焦，肝脾失和，气滞血瘀，阻于肝络，结于胁下而成肝积，久病及肾，肝脾肾功能失调，水停于腹可见腹水，瘀阻络脉、血溢脉外则见呕血。失血、利水后均可伤阴津而致肝肾阴虚。肝主筋，肾主骨生髓，肝血不足，肾精亏虚，不能濡养筋脉，同时，瘀血阻络，血脉不畅，均可致抽搐挛僵。脾土可营肝木，肾水可滋养肝木，故本病与肝、脾（胃）、肾密切相关，病性以虚为主，虚实夹杂。本病当与痿证相鉴别。二者均可见下肢无力，甚至废用。痿证系指各种原因致肢体弛缓、软弱无力，甚至日久不用，引起肌肉萎缩或瘫痪的一种病证；本病是下肢拘挛、强急而废用。

　　本病治疗以"急则治其标、缓则治其本"为原则，扶正祛邪。初诊时阴虚肠燥，大便干，需增液通便，选增液承气汤。腑气通畅后，则扶正益损以治其本，方选六味地黄丸。熟地黄滋阴补肾、填精益髓，山萸肉补养肝肾涩精，山药补益脾阴固精，三药相配，滋养肝脾肾；泽泻利湿泄浊，并防熟地黄之滋腻恋邪，牡丹皮清泻相火，并制山萸肉之温涩，茯苓淡渗脾湿，并助山药之健运，三药渗湿浊，清虚热。"三补三泻"，共成滋阴补肾之剂。加太子参益气健脾生津，重用白芍，加乌梅、甘草，酸甘化阴，柔筋缓痉，鳖甲、炮山甲、龟甲滋阴软坚、散结通络，枳壳、川芎、地龙行气活血通络而止痉。在内服药物的同时，配合针灸综合治疗疏通经气，有利于疾病恢复。

　　赵文霞认为，本病的治疗在紧扣病机、辨证论治前提下，还应注意以下五方面。

　　1. 滋补肝肾为本。如《景岳全书·痿证》说："凡属阴虚血少之辈，不能濡养筋脉，以致搐挛僵仆者。"常选用六味地黄丸加减，酌加牛膝壮筋骨利关节，当归、白芍养血柔肝荣筋。阴虚火旺可加知母、黄柏清虚火；若阴阳虚者酌加鹿角片、补骨脂、肉桂、附子等补肾壮阳；无火当用鹿角胶填精。

2. 通腑泄浊为要。肠腑积滞易耗灼阴津，加重痉证，临证需切记。可酌情选用大黄、芒硝、厚朴、枳实等药，水煎取汁口服或高位保留灌肠，注意中病即止。

3. 调理脾胃。脾胃为后天之本，气血津液生化之源，只有脾胃健运，津液精血之源充足，才能充养肢体筋脉，有助于痉证的康复。常选四君子汤加减。

4. 软坚散结、活血通络。本病常发于肝积之后，肝络瘀阻，血脉不畅，血不养筋而病痉。常选用醋鳖甲、醋龟甲等软坚散结，炮穿山甲、地龙等动物类药搜经通络，枳壳、川芎行气活血。

5. 内外同治。除内服药物外，还应配合针灸、推拿等综合疗法，加强肢体运动，有助于提高疗效。常选足三里、三阴交、血海、太冲、肝俞、肾俞、脾俞等腧穴。

肝性脊髓病为肝硬化少见的并发症之一，西医大多认为此病不可逆转，但经过中医药综合治疗，可以改善症状，提高生存质量，值得参详。

（马素平）

四、肝功能衰竭

案 1

患者：赵某，男，39 岁，已婚。

初诊：2018 年 5 月 20 日。

主诉：间断右胁不适伴腹胀 4 年，身目黄染 1 个月。

现病史：患者 4 年前在我院诊断为乙肝肝硬化，HBV-

DNA 阳性，给予恩替卡韦片抗病毒治疗，服用半年后 HBV-DNA 阴转。10 个月前患者自行停药，1 个月前出现身目黄染，并进行性加重，伴纳差、腹胀、乏力，故来我院求治。

现症：精神差，烦躁，右胁不适，身目黄染，腹胀，纳差，厌食油腻，乏力，睡眠晨昏颠倒，小便色黄，大便干。舌质红，苔黄燥，脉滑。查体：皮肤及巩膜黄染，腹部饱满，腹软，无压痛及反跳痛，肝区叩痛阳性，脾肋下 2cm 可触及，墨菲征阴性，移动性浊音阳性。双下肢轻度水肿，肝掌（＋），蜘蛛痣（＋），扑翼样震颤（＋）。

既往史：发现乙肝病史 20 余年，肝功能正常，未治疗。

家族史：母亲有乙肝病史。

辅助检查：总胆红素 348.9μmol/L，直接胆红素 194.6μmol/L，间接胆红素 154.3μmol/L，白蛋白 28.4g/L，球蛋白 34.2g/L，谷丙转氨酶 361U/L，谷草转氨酶 253U/L，碱性磷酸酶 207U/L，谷酰氨转肽酶 89U/L，血氨 109μmol/L，凝血酶原时间 24.7s，国际标准化比值（PT）2.07INR，HBV-DNA3.14×10^5 IU/mL。腹水常规：黄色，微浑，无凝块。李凡他试验阴性，白细胞计数 176×10^6/L，多核细胞比率 30%。彩超：肝硬化，肝源性胆囊炎，脾稍大，腹腔积液。

中医诊断：黄疸（急黄），毒热瘀结证；肝积。

西医诊断：慢加急性肝功能衰竭（中期）；肝性脑病Ⅱ期；活动性乙型肝炎肝硬化（失代偿期，Child Pugh C 级）。

治法：清热解毒，凉血开窍。

方药：千金犀角散加减。

水牛角 30g，黄连 9g，茵陈 30g，栀子 10g，生地黄 15g，玄参 12g，牡丹皮 15g，大黄 10g，连翘 20g，白花蛇舌草 30g，赤芍 30g，炒麦芽 30g，鸡内金 12g，生姜 6g。4 剂，水煎服，日 1 剂，早晚两次分服。

配合清肝健脾解毒汤中药直肠滴入治疗，该方由茵陈、薏苡仁、茯苓、赤芍、紫草、大黄组成，具有清热退黄、凉血健脾通腑的功效；在一般营养支持的基础上，给予药膳夜间加餐，予粳米 30g，薏苡仁 10g，茯苓 10g，赤小豆 10g，加水适量煮粥，每晚睡前服。

西医治疗给予抗病毒、保肝降酶退黄、降血氨、利尿、维持水电解质平衡，以及补充白蛋白、血浆等措施。

二诊：2018 年 5 月 25 日，患者精神较前好转，无烦躁，睡眠颠倒症状消失，扑翼样震颤阴性，仍觉乏力腹胀，大便日 1~2 次，软便或糊状便，舌质红，苔黄厚，脉弦滑。前方加金钱草 30g，枳壳 12g，厚朴 12g，中药直肠滴入及药膳加餐措施不变。

三诊：2018 年 6 月 1 日。患者身目黄染较前减轻，乏力纳差症状好转，无恶心呕吐，夜眠可，大便日 2~3 次，舌质红，苔薄黄腻，脉弦滑。复查肝功能：总胆红素 258.5μmol/L，直接胆红素 147.3μmol/L，间接胆红素 111.2μmol/L，白蛋白 31.8g/L，谷丙转氨酶 113U/L，谷草转氨酶 87U/L，碱性磷酸酶 186U/L，谷酰氨转肽酶 75U/L，血氨 62μmol/L，凝血酶原时间 21.7 秒。中药以清热祛湿、利胆退黄为法。

方药：茵陈四苓散加减。

茵陈 30g，茯苓 15g，猪苓 30g，泽泻 30g，薏苡仁 30g，金钱草 30，郁金 12g，垂盆草 15g，叶下珠 15g，炒白术 15g，山药 30g，白茅根 30g，大腹皮 30g。7 剂，水煎服，日 1 剂，早晚两次分服。

嘱夜间加营养粥，粳米 30g，薏苡仁 10g，茯苓 10g，山药 10g，加水适量煮粥，每晚睡前服。

四诊：2018 年 6 月 12 日，前方随症加减，目前患者身目黄染逐渐减轻，黄色较前暗淡，纳食改善，稍感乏力，食后腹胀，大便不成形，日 2~3 次。舌质淡暗，舌下静脉迂曲，苔白腻，脉弦细。复查肝功能：总胆红素 112.7μmol/L，直接胆红素 77.3μmol/L，间接胆红素 35.4μmol/L，白蛋白 37.6g/L，谷丙转氨酶 53U/L，谷草转氨酶 37U/L，碱性磷酸酶 156U/L，谷酰氨转肽酶 71U/L，凝血酶原时间 17.6 秒。中药以健脾祛湿、化痰散结为法。处方：党参 15g，炒白术 15g，茯苓 20g，炒山药 30g，炒薏苡仁 30g，茵陈 30g，郁金 10g，陈皮 15g，姜半夏 12g，姜竹茹 15g，丹参 15g，川芎 10g，三七 3g，土鳖虫 10g，白矾 1g，鸡内金 15g。停用中药直肠滴入，仍给予药膳夜间加餐。

五诊：2018 年 6 月 19 日，患者纳食基本正常，身目黄染明显减轻，仍稍觉乏力，舌质淡红，苔薄白，脉沉细。复查肝功能：总胆红素 78.2μmol/L，直接胆红素 48.5μmol/L，间接胆红素 29.7μmol/L，白蛋白 39.4g/L，谷丙转氨酶 39U/L，谷草转氨酶 30U/L，碱性磷酸酶 124U/L，谷酰氨转肽酶 68U/L，凝血酶原时间 17.1 秒。

中药辨证治疗两月余停药，继续予抗病毒及抗肝纤维化治疗，患者一般情况可，随访至今，病情稳定。

按语：该患者以腹胀、身目黄染为主诉入院，黄疸起病急，进展快，伴见烦躁，纳差，厌油，乏力，睡眠晨昏颠倒，小便色黄，大便干，舌质红，苔黄燥，脉滑，属于中医学"黄疸（急黄）"范畴；患者感染疫毒之邪，邪毒凝聚于肝脏，致肝失疏泄，肝络不舒，气机阻滞，日久血行不畅，致气滞血瘀；肝气横逆犯脾，脾失健运，水湿不化，痰湿内生，痰湿瘀阻于胁下，肝失所养，发为肝积。复因劳累、外感等因素，引动内蕴湿热疫毒之邪，熏蒸肝胆，胆汁不循常道而外溢，致身目发黄、尿黄；热毒之邪炽盛，传变迅速，内传心包，上扰清窍，可见烦躁、睡眠晨昏颠倒等症，进一步发展可致"肝厥"。

本病传变迅速，病情危笃，该患者病情加重直接原因为自行停用抗病毒药物，致乙肝病毒反弹，故赵文霞在第一时间嘱患者加用恩替卡韦片抗病毒，尽快抑制病毒复制，减轻肝脏损害。在病情进展期，治疗上西医给予抗炎保肝、营养支持等措施，中医辨证属于急黄，热入营血，上扰清窍，热毒为患，故一诊中药以清热解毒、凉血开窍为法，以千金犀角散为主进行加减，以直折病势，截留逆挽；同时内服外治相结合，根据脏腑相关理论，运用清肝解毒健脾中药灌肠，以通腑泻浊、祛湿健脾，加快毒素排出。二诊患者仍以热毒为主，故在原方基础上加用金钱草清热利胆，枳壳、厚朴调理中焦气机，恢复脾胃功能。三诊患者热毒炽盛之势已有所缓解，湿热之邪显著，故方药调整为茵陈四苓散清热祛湿，利胆退黄，同时加用薏苡仁、白术、山药健运脾胃。四诊患者病情已进入稳定期，生化指标好转，消化道症状减轻，此时舌质淡，苔白腻，食后腹胀，大便不成形，前期热毒已清，此时痰瘀互结，脾胃失健，故此期以益气健脾、化痰散结为主。五诊患者已至恢复期，邪气亏其大半，正气尚有不足，故以扶正固护脾胃为主，兼以化瘀祛邪。在治疗的整个过程中，赵文霞一直强调营养支持的重要性，提倡药膳加餐，根据药食同源的理论，加用健脾中药以健运患者中焦功能，调理后天之本，促进气血生化之源功能的恢复，取得了良好的效果。

案2

患者：王某，男，47岁，已婚。

初诊：2018年7月15日。

主诉：间断右胁不适1年，身目黄染进行性加重2周。

现病史：患者1年前大量饮酒后出现右胁不适，乏力腹胀，至当地医院求治，查彩超示肝硬化、脾大、腹水，肝功能异常，胆红素升高（具体数值不详），排除乙肝、丙肝，考虑酒精性肝病，给予保肝降酶退黄等治疗，病情好转出院。出院后仍间断饮酒，近3个月来每周饮白酒4~5次，酒精日摄入量60~120g，近两周来出现尿黄、皮肤及巩膜黄染，且呈进行性加重，故来我院求治。

现症：右胁不适，身目黄染，腹胀，乏力，纳眠差，小便色黄，大便日2~3次。舌质淡暗，苔白厚腻，脉滑。查体：肝掌（+），蜘蛛痣（+），周身皮肤黏膜及巩膜黄染，腹部饱满，腹软，无压痛及反跳痛，肝区叩痛阳性，肝脾肋下未触及，墨菲征阴性，移动性浊音阳性，双下肢轻度水肿。

既往史：否认乙肝、丙肝病史，饮酒史20余年，每周饮酒3~7次，酒精日摄入量40~120g。

辅助检查：总胆红素 305.9μmol/L，直接胆红素 174.6μmol/L，间接胆红素 131.7μmol/L，白蛋白 29.5g/L，球蛋白 34.2g/L，谷丙转氨酶 231U/L，谷草转氨酶 353U/L，碱性磷酸酶 227U/L，谷酰氨转肽酶 778U/L，凝血酶原时间 24.6 秒，国际标准化比值（PT）2.07INR，钾 3.69mmol/L，钠 136mmol/L，氯 106mmol/L，钙 1.87mmol/L，白细胞 7.33×10^9/L，红细胞 4.18×10^{12}/L，血小板 102×10^9/L，中性粒细胞比率 54.6%，上腹部 CT 示肝硬化、脾大、腹水。

中医诊断：黄疸（急黄），脾虚湿困证。

西医诊断：慢加急性肝功能衰竭（中期）；活动性酒精性肝硬化（失代偿期）。

治法：健脾利湿，清热利胆。

方药：茵陈四苓汤合二陈汤加减。

茵陈 30g，茯苓 15g，泽泻 30g，猪苓 20g，金钱草 30g，法半夏 15g，陈皮 15g，炒白术 15g，竹茹 12g，荷叶 15g，郁金 12g，炒麦芽 30g，鸡内金 12g，砂仁 6g，生姜 6g。水煎服，日 1 剂，早晚两次分服。

西医给予保肝降酶退黄，促进肝细胞再生，维持水电解质平衡及补充白蛋白、血浆等措施，并配合人工肝血浆置换治疗。

在一般营养支持下，给予药膳夜间加餐，予粳米 30g，薏苡仁 15g，茯苓 10g，赤小豆 15g，加水适量煮粥，每晚睡前服。

二诊：2018 年 7 月 20 日，患者精神较前好转，身目黄染，食后腹胀，稍乏力，大便日 2 次，不成形，舌质暗红，苔白腻，脉弦滑。第一次血浆置换术后三天查肝功示总胆红素 236.5μmol/L，直接胆红素 131.6μmol/L，间接胆红素 104.9μmol/L，白蛋白 32.5g/L，谷丙转氨酶 132U/L，谷草转氨酶 243U/L，碱性磷酸酶 205U/L，谷酰氨转肽酶 638U/L，凝血酶原时间 21.6 秒，国际标准化比值（PT）1.89INR。前方加生薏苡仁 30g，苍术 10g，姜厚朴 10g。并行第二次人工肝血浆置换治疗。

三诊：2018 年 7 月 23 日，患者身目黄染较前减轻，乏力、腹胀症状好转，无恶心、呕吐，夜眠可，大便日 1~2 次，不成形，舌质淡暗，苔薄白腻，脉弦细。复查肝功能：总胆红素 158.5μmol/L，直接胆红素 107.3μmol/L，间接胆红素 51.2μmol/L，白蛋白 33.8g/L，谷丙转氨酶 78U/L，谷草转氨酶 137U/L，碱性磷酸酶 169U/L，谷酰氨转肽酶 599U/L。血氨 52μmol/L，凝血酶原时间 20.3 秒。彩超示：肝硬化，脾大，腹水（少量）。中药以健脾祛湿、利胆退黄为法。方药：参苓白术散加减。党参 15g，炒白术 15g，茯苓 15g，炒白扁豆 15g，炒薏苡仁 30g，炒山药 30g，陈皮 15g，砂仁 6g，丹参 15g，当归 10g，茵陈 30g，垂盆草 15g，焦山楂 15g，神曲 15g，炒麦芽 15g，生姜 6g。

嘱夜间加营养粥，粳米 30g，薏苡仁 15g，茯苓 10g，山药 15g，荷叶 6g（包），加水适量煮粥，每晚睡前服。以内科治疗为主，停用人工肝血浆置换。

四诊：2018 年 7 月 30 日，患者身目黄染逐渐减轻，纳食改善，无腹胀，稍乏力，大便 1~2 次 / 日，舌质淡暗，舌下静脉迂曲，苔薄白腻，脉弦细。复查肝功能：总胆红素

82.7μmol/L，直接胆红素 57.3μmol/L，间接胆红素 25.4μmol/L，白蛋白 36.8g/L，谷丙转氨酶 49U/L，谷草转氨酶 77U/L，碱性磷酸酶 136U/L，谷酰氨转肽酶 571U/L，凝血酶原时间 17.9秒。前方去垂盆草、茵陈，加柴胡 10g，炒白芍 15g，枳壳 10g，土鳖虫 10g，并加用鳖甲煎丸软坚散结。

按语：该患者以"右胁不适，身目黄染"为主诉入院，既往有长期大量饮酒史，属于中医学"黄疸""酒疸"范畴，《金匮要略》最早提出"酒疸"病名，"心中懊憹而热，不能食，时欲吐，名曰酒疸""酒疸，心中热，欲呕者，吐之愈"。嗜酒无度为本病长期致病之因，而脾胃虚弱为发病的内因，酒为热毒之品，早期由于嗜酒过度可致湿热蕴结中焦，损伤脾胃，脾胃运化失司，壅滞气机，气机升降失调，发为"胁痛""伤酒"。中期因酒毒蕴而不化，化而为痰，痰阻气滞，瘀血内停，气、血、痰相互搏结，结为癥块，停于胁下，而为"酒癖"。末期，病情日久迁延累及多脏，致使肝脾肾诸脏功能失调，三焦气化不利，津液输布失常，水湿内停，气、血、水结于腹中发为"酒臌"。该患者酗酒无度，已至"酒臌"阶段，经治病情有所缓解，然仍未戒酒，此次发病病势危急，故联合人工肝血浆置换，以及早清除毒素，给机体以喘息之机。赵文霞强调肝衰竭早期的综合治疗，中西结合，多法并举，以尽快阻断病势，故早期的人工肝治疗能够给肝细胞再生及肝功能恢复创造条件。患者长期饮酒，正气已亏，脾胃运化乏力，湿邪困脾，水湿不化，故治疗上首诊以健脾利湿、清热利胆为法，以祛除湿热浊邪，使肝脾调和，肝主疏泄、脾主健运的功能得以恢复。二诊患者症状有所缓解，原治法不变，加用生薏苡仁健脾祛湿，苍术燥湿健脾，厚朴燥湿消痰，下气除满。三诊患者黄疸明显减轻，此时以固护正气、健运中焦为主，同时瘀血在"酒臌"的发病中有重要作用，在健脾祛湿的基础上，加用当归、丹参活血养血。四诊患者黄疸渐退，病情趋于平稳，此时以健脾疏肝、化瘀散结收功。

案3

患者：孙某，男，56岁，已婚。

初诊：2019年5月5日。

主诉：身目黄染2周，加重伴乏力1周。

现病史：患者2周前无明显诱因出现身目尿黄，纳食欠佳，在当地医院查肝功：总胆红素211.4μmol/L，直接胆红素124.9μmol/L，谷丙转氨酶930U/L，谷草转氨酶1849U/L，谷酰氨转肽酶156U/L。上腹部CT：胆囊炎并胆囊结石。给予保肝降酶抗感染及营养支持等措施，两天前复查肝功：总胆红素536.8μmol/L，直接胆红素391.3μmol/L，谷丙转氨酶258U/L，谷草转氨酶267U/L，凝血酶原时间21.2秒。今日遂来我院求治。

现症：神志尚清，精神差，反应稍迟钝，身目黄染，乏力，纳差，厌食油腻，小便色黄，大便软，日1次，舌质红，苔薄白腻，脉滑。查体：皮肤及巩膜黄染，腹部饱满，腹软，无压痛及反跳痛，肝区叩痛阴性，肝脾肋下未触及，墨菲征阴性，移动性浊音阴性。扑翼样震颤阳性，肝掌、蜘蛛痣均阴性。

既往史：否认乙肝、丙肝病史，无长期饮酒史，甲亢病史5年，间断口服药物控制，两个月前改服"甲状腺丸""养阴丸""黄精胶囊"。

辅助检查：总胆红素 588.1μmol/L，直接胆红素 493.7μmol/L，白蛋白 32.4g/L，谷丙转氨酶 176.7U/L，谷草转氨酶 198.2U/L，碱性磷酸酶 134U/L，谷氨酰氨转肽酶 796U/L，凝血酶原时间 20.4 秒。

中医诊断：黄疸（急黄），湿热蕴结证。

西医诊断：亚急性肝功能衰竭（中期）；肝性脑病 I 期；药物性肝炎。

治法：清热利湿，健脾化瘀。

方药：甘露消毒丹加减。

滑石 30g，黄芩 12g，茵陈 30g，石菖蒲 12g，浙贝母 10g，通草 6g，藿香 10g，连翘 15g，白蔻仁 9g，茯苓 15g，炒白术 15g，金钱草 30g，薏苡仁 30g，赤芍 15g，炒麦芽 15g。日 1 剂，水煎，分两次服。

给予中药清导直肠滴入疗法。药物：枳实 10g，厚朴 10g，大黄 9g，乌梅 12g，郁金 15g，紫草 15g。浓煎，每次 200mL，直肠滴入，日 1 次。

西医给予保肝降酶退黄、促进肝细胞再生及对症支持治疗，并行人工肝血浆置换。

二诊：2019 年 5 月 12 日，患者精神较前好转，身目黄染较前有所下降，乏力症状改善，厌食油腻消失，计算力、定向力基本正常，大便日 2 次，不成形，舌质暗红，苔白腻，脉弦滑。患者已行两次人工肝血浆置换治疗，复查肝功：总胆红素 383.7μmol/L，直接胆红素 212.4μmol/L，间接胆红素 171.3μmol/L，白蛋白 30.5g/L，谷丙转氨酶 81.8U/L，谷草转氨酶 119.7U/L，碱性磷酸酶 196U/L，凝血酶原时间 15.2 秒，国际标准化比值（PT）1.4INR。前方加山药 30g，改赤芍为 30g，继续给予中药直肠滴入，并行第三次人工肝血浆置换治疗。

三诊：2018 年 5 月 19 日，患者身目黄染较前明显减轻，乏力腹胀症状好转，无厌食油腻，夜眠可，大便日 1~2 次，舌质暗红，苔薄白腻，脉弦细，复查肝功能：总胆红素 146.2μmol/L，直接胆红素 128.9μmol/L，白蛋白 32.2g/L，谷丙转氨酶 90.4U/L，谷草转氨酶 123.1U/L，碱性磷酸酶 180.4U/L。患者病情好转，中药以祛湿健脾、利胆退黄为法，在前方基础上加党参 15g，车前子 20g。

嘱夜间加营养粥，粳米 30g，薏苡仁 10g，茯苓 10g，山药 10g，加水适量煮粥，每晚睡前服。以内科治疗为主，停用人工肝血浆置换。

四诊：2019 年 5 月 28 日，患者身目黄染明显减退，纳食可，无腹胀，稍乏力，大便日 1~2 次，舌质红，苔薄白腻，脉弦细。复查肝功能：总胆红素 108.0μmol/L，直接胆红素 48.7μmol/L，白蛋白 34.1g/L，谷丙转氨酶 51.6U/L，谷草转氨酶 57.4U/L，凝血酶原时间 13.0 秒。中药继服原方调理善后。

出院后随访，患者胆红素继续下降，1 个月后复查肝功胆红素降至 46μmol/L，谷丙转氨酶、谷草转氨酶正常。

按语： 该患者起病急，进展快，属于中医学"急黄"范畴，患者既往无慢性肝病病史，发病前有多种药物服用史，结合相关检查，此次发病考虑药物性肝损伤可能性大，中医认为药物性肝损伤主要责之于肝胆，且与脾、肾相关。本病的形成和发展过程中，初病多实，久则多虚实夹杂，后期则正虚邪实，病机较为复杂。该患者初起以湿热为主要表现，以黄疸为主要症状，湿邪在黄疸的发病过程中起关键作用，故治疗上初始以清热祛湿为主，使湿热从小便而去，同时加用利胆退黄之品，以利于黄疸的消退；患者入院时有肝性脑病表现，基于肝肠循环的理论，运用清导直肠滴入疗法，以通腑泄浊、醒脑开窍，有助于肠道毒素的清除。

肝功能衰竭病情危重，肝细胞大量坏死，需要中西医结合，多法并用，在病情进展期联合人工肝血浆置换可以清除炎症因子及内毒素，改善高胆红素血症，为肝细胞再生恢复创造时机。

该患者考虑药物性肝损伤，所以在治疗过程中，中药宜轻灵为主，药量不宜过大，药味不宜过多，以调肝理脾为主，同时注意固护中焦脾胃功能，经过中西医结合治疗，患者病情逐渐恢复，趋向稳定。

案 4

患者：李某，男，44 岁，已婚。

初诊：2017 年 6 月 12 日。

主诉：间断右胁不适 5 年，加重伴身目黄染 3 月余。

现病史：患者 5 年前因右胁隐痛不适，在当地医院检查诊断为"乙肝肝硬化"，开始服用恩替卡韦分散片抗病毒治疗，期间曾因腹水住院治疗，3 个月前患者劳累后出现小便、皮肤及巩膜黄染，在当地医院给予保肝退黄等治疗，效果欠佳，近 1 个月来黄疸明显加重，伴腹胀乏力，为求系统治疗，来我院就诊。

现症：面色晦暗，右胁隐痛不适，身目尿黄，腹胀，乏力，纳差，皮肤瘙痒，眠差，小便色黄，大便 1~2 次 / 日，质稀溏。舌质暗红，苔白厚腻，脉弦滑。查体：面色晦暗，肝掌、蜘蛛痣（＋），皮肤及巩膜黄染，腹部饱满，腹软，无压痛及反跳痛，肝区叩痛阳性，肝脾肋下未触及，墨菲氏征阳性，移动性浊音阳性，双下肢无水肿。

辅助检查：总胆红素 391.4μmol/L，直接胆红素 266.1μmol/L，间接胆红素 125.3μmol/L，白蛋白 25.6g/L，谷丙转氨酶 144U/L，谷草转氨酶 287U/L，碱性磷酸酶 262U/L，谷酰氨转肽酶 778U/L，凝血酶原时间 20.1 秒，国际标准化比值（PT）1.85INR，HBV–DNA 6.55×10^3 IU/mL。上腹部 MR 示：肝硬化、肝内弥漫 RN 结节、胆囊炎、脾大、腹水。

中医诊断：黄疸（急黄），脾肾阳虚证。

西医诊断：慢加急性肝功能衰竭（早期）；活动性乙型肝炎肝硬化（失代偿期，Child Pugh C 级）；肝源性胆囊炎。

治法：健脾温阳，化湿解毒。

方药：茵陈四逆汤加减。

茵陈 30g，附子 9g（先煎），干姜 6g，柴胡 12g，郁金 10g，赤芍 15g，茯苓 15g，泽泻 30g，车前子 30g，党参 15g，炒薏苡仁 30g，生姜 6g，鸡内金 12g。日 1 剂，水煎，早晚两次分服。

同时给予脐火温中疗法治疗，每日 1 次。

西医给予抗病毒、保肝降酶退黄、纠正低蛋白血症等措施。

二诊：2017 年 6 月 17 日，患者精神较前好转，身目黄染较前稍减轻，乏力，纳食较前改善，大便 2 次 / 日，不成形，舌质暗红，苔薄白腻，脉弦滑。患者症状较前有所好转，中药在前方基础上加苍术 10g，佩兰 10g，以增祛湿之力。

三诊：2017 年 7 月 1 日，患者身目黄染较前明显减轻，乏力症状好转，无恶心呕吐，眠可，大便日 1~2 次，软便，舌质淡红，苔薄白腻，脉弦细。复查肝功能：总胆红素 173.5μmol/L，直接胆红素 70.0μmol/L，白蛋白 32.3g/L，谷丙转氨酶 40U/L，谷草转氨酶 87U/L，碱性磷酸酶 181U/L，谷酰氨转肽酶 81U/L，凝血酶原时间 15.2 秒。患者症状及生化指标明显好转，治疗以健脾益气、疏肝利胆为法，以六君子汤合逍遥散加减。方药：党参 15g，炒白术 15g，茯苓 15g，陈皮 15g，清半夏 12g，柴胡 12g，枳壳 12g，炒白芍 15g，当归 15g，炒白术 15g，薏苡仁 30g，炙甘草 6g，山楂 15g，神曲 15g，炒麦芽 15g。水煎服，日 1 剂。

四诊：2018 年 7 月 10 日，患者身目黄染减轻，纳食改善，无腹胀，稍乏力，大便 1 次 / 日，成形，舌质淡暗，苔薄白，脉弦细。复查肝功：总胆红素 78.2μmol/L，直接胆红素 46.3μmol/L，白蛋白 37.8g/L，谷丙转氨酶 32U/L，谷草转氨酶 67U/L，凝血酶原时间 14.3 秒。中药在前方基础上加丹参 20g，川芎 10g，土鳖虫 10g，水煎服以巩固疗效。

按语： 黄疸的发病，主要是湿浊之邪为患，病理属性与脾胃阳气盛衰有关，中阳偏盛，湿从热化，则致湿热为患，发为阳黄；中阳不足，湿从寒化，则致寒湿为患，发为阴黄。阳黄易识，但难在辨热之轻重、湿之多少。辨热看大便，辨湿看舌苔，该患者肝硬化病史多年，此次出现急黄，经治病势渐衰，加之素体正气亏虚，脾阳不足，入院时表现为大便稀溏、舌淡苔腻等寒湿之象，故治疗上依据其病理属性给予温中化湿、健脾利胆之法，以振奋脾阳，恢复其运化水湿之力，同时中药内服和外治法相结合，联合脐火温中疗法温振中焦阳气，通过温热刺激，使药物有效地渗透吸收，深入于内，疏通经络，起到平衡阴阳、调和气血的作用，可明显缓解黄疸患者出现的身目黄染、腹胀、畏寒等症状。二诊患者症状有所缓解，但湿邪仍著，故加用苍术燥湿健脾、佩兰芳香化湿。至病情稳定期，患者脾阳渐复，则以调理脾胃中焦、疏肝利胆为主，脾胃运化功能恢复、气机调和顺畅则病情向愈。同时瘀血是黄疸病的重要病机，《金匮要略·黄疸病脉证并治》曰："脾色必黄，瘀热以行。"无论湿热、寒湿，均深入血分才可发黄。故治疗上注意从治血入手，即在清热祛湿或温化寒湿基础上加用活血、凉血、养血的药物，达到"祛瘀生新，黄疸自除"的目的，该患者治疗后期，在健脾疏肝的基础上加用养血活血之品善后。

案5

患者：韩某，女，57岁，已婚。

初诊：2018年8月15日。

主诉：间断右胁不适7年余，身目黄染两个月。

现病史：患者7年前因右胁不适，乏力，皮肤瘙痒在外院检查，发现胆红素、转氨酶升高，排除乙肝、丙肝，自身免疫性肝病抗体检查示抗核抗体及抗线粒体抗体阳性，诊断为"原发性胆汁性肝硬化"，长期服用熊去氧胆酸胶囊治疗，病情时轻时重，两个月前饮食不慎后出现发热、腹泻、皮肤及巩膜黄染，经抗感染治疗发热腹泻症状消失，但身目黄染逐渐加重，乏力，纳差，遂来我院求治。

现症：面色晦暗，右胁隐痛，身目尿黄，食少腹胀，乏力，目涩，腰膝酸软，口干口渴，形体消瘦，眠可，小便色黄，舌红少津，脉细数。查体：肝病面容，肝掌（＋），皮肤及巩膜黄染，腹软，无压痛及反跳痛，肝区叩痛阴性，肝脾肋下未触及，墨菲征阴性，移动性浊音弱阳性，双下肢无水肿。

辅助检查：总胆红素 273.4μmol/L，直接胆红素 146.1μmol/L，白蛋白 28.4g/L，谷丙转氨酶 112U/L，谷草转氨酶 77U/L，碱性磷酸酶 342U/L，谷酰氨转肽酶 271U/L，凝血酶原时间 22.2s。自身免疫性肝病检查：抗核抗体、抗线粒体抗体（＋）。上腹部 CT 示：肝硬化，肝源性胆囊炎，脾大，腹水（少量）。

中医诊断：黄疸（急黄），肝肾阴虚证。

西医诊断：慢加急性肝功能衰竭（中期）；原发性胆汁性肝硬化（失代偿期）。

治法：滋补肝肾，健脾化湿。

方药：六味地黄丸合四君子汤加减。

生地黄 24g，山茱萸 12g，山药 12g，牡丹皮 9g，泽泻 9g，茯苓 9g，太子参 30g，白术 15g，当归 9g，枸杞子 15g，炙甘草 6g，赤芍 20g，茵陈 30g，醋柴胡 6g，炒白芍 12g。日 1 剂，水煎，早晚两次分服。

西医治疗上给予熊去氧胆酸胶囊口服及保肝降酶退黄、纠正低蛋白血症、营养支持等措施。

二诊：2018 年 8 月 22 日，患者精神好转，身目黄染减轻，乏力、口干减轻，食后腹胀，大便日两次，不成形，舌质红，少苔，脉弦细。复查肝功：总胆红素 256.8μmol/L，直接胆红素 139.1μmol/L，白蛋白 30.4g/L，谷丙转氨酶 82U/L，谷草转氨酶 57U/L，碱性磷酸酶 315U/L，谷酰氨转肽酶 294U/L，凝血酶原时间 19.5s。患者胆红素下降不明显，中药在前方基础上加醋鳖甲 10g，醋龟甲 10g，豨莶草 15g。水煎服，日 1 剂。

三诊：2018 年 9 月 5 日，患者症状较前好转，皮肤及巩膜黄染减轻，黄色较淡而不鲜明，乏力，腰膝酸软症状好转，纳可，大便不成形，舌质红，苔薄白，脉沉细，复查肝功能：总胆红素 143.6μmol/L，直接胆红素 85.0μmol/L，白蛋白 36.8g/L，谷丙转氨酶 53U/L，谷草转氨酶 44U/L，碱性磷酸酶 211U/L，谷酰氨转肽酶 230U/L，凝血酶原时间 17.8 秒。前方加白茅根 30g。

四诊：2018 年 9 月 12 日，患者身目黄染较前显著减轻，纳食可，无腹胀，稍乏力，大便成形，舌质红，苔薄白，脉沉细。复查肝功：总胆红素 105.9μmol/L，直接胆红素 76.3μmol/L，白蛋白 38.6g/L，谷丙转氨酶 42U/L，谷草转氨酶 34U/L，凝血酶原时间 16.3 秒，中药效不更方，继续巩固疗效。

按语：原发性胆汁性肝硬化归属于"胁痛""积聚""黄疸"等范畴，因其典型症状为身目发黄，故多从黄疸论治。其病机演变和黄疸相似，但多和先天禀赋不足、后天肝脾受损、脏腑失调有关。因肝气不舒，脾失健运，酿湿生浊，浊毒蕴久，损伤肝络，瘀血停滞而成。病机关键则在于浊毒内蕴，肝络瘀滞。患者病久体虚，脾胃运化失权，湿热之邪内蕴脾胃，熏蒸肝胆，久则肝血不足，肝失濡养，阴血渐耗，肝肾同源，肝病及肾，致肝脾肾俱不足，故治疗上以六味地黄丸滋补肝肾为主，同时辅以健脾疏肝药物以利黄疸消退；病久必瘀，加用当归、赤芍活血祛瘀通络；痰阻血络，脉道不通，肝肾阴亏，胁下积块形成，非血肉有情之品不足以弥补其亏，故二诊时中药加用鳖甲、龟甲养阴软坚散结，滋补肝肾；加稀莶草以清肝肾经郁热浊毒。肝肾阴虚多见于慢加急性肝衰竭晚期或恢复期阶段，此时正气大虚，应着重注意顾护正气，扶正以达邪，赵文霞崇尚平和致中，"中"乃中正平和之意，她认为中医治病就是把机体阴阳、气血及脏腑功能的失衡状态调整恢复到不偏不倚的中正、平衡状态，注意避免过用攻伐之品，达到"阴平阳秘""以平为期"的目的即可。

（刘江凯）

五、胃食管反流病

案 1

患者：鲁某，男，45 岁。

初诊：2019 年 6 月 14 日。

主诉：反酸、烧心反复发作 4 年。

现病史：患者近 4 年时有反酸、烧心，偶有口苦、口腔异味，每于饱食或甜食后发作。曾于当地查胃镜示反流性食管炎、糜烂性胃炎，间断服用奥美拉唑、兰索拉唑、莫沙必利及中成药，症状时轻时重。

现症：时有泛酸、烧心，口黏腻，晨起口苦，咽部如有物阻，纳眠可，二便正常。舌质淡暗，舌体胖大边有齿痕，苔腻稍黄，舌底脉络迂曲，脉弦细。

既往史：脂肪肝（中度）病史两年。

辅助检查：胃镜示反流性食管炎、糜烂性胃炎；肝胆脾胰彩超示脂肪肝、胆囊壁毛糙。

中医诊断：吐酸，痰气交阻证。

西医诊断：反流性食管炎；糜烂性胃炎；脂肪肝。

治法：降逆化痰，益气和胃。

处方：旋覆代赭汤加减。

旋覆花10g（包煎），代赭石30g（先煎），半夏10g，党参15g，柴胡10g，白芍15g，枳壳15g，牡丹皮10g，黄连6g，炙甘草8g，海螵蛸20g，煅瓦楞子20g，浙贝母10g，白及6g。7剂，日1剂，水煎分服。

二诊：2019年6月26日，患者自觉口苦、口黏好转，仍有烧心、反酸，舌质淡暗，苔白腻，脉沉细。前方去黄连，改煅瓦楞30g，海螵蛸30g，加丹参、佩兰各15g。14剂，日1剂，水煎早晚口服。

三诊：2019年7月18日，患者诉反酸、烧心显著缓解，无口苦口黏，食欲好转，舌质淡红，苔薄腻，脉沉细。效不更方，继守二诊方剂再服1个月后诉不适症状完全消失。

按语：本案患者为中年男性，患有糜烂性胃炎、反流性食管炎、脂肪肝等多种疾患，系因患者平素起居不时，饮食不节，烟酒无度，日久损伤脾胃，脾胃失于健运，生湿聚痰，阻塞气机，水湿凝聚，化生为火，横泛于胃而复生酸，胃酸随胃气上逆而发病。此证以脾胃气虚为本，痰气交阻为标。治宜降逆化痰、益气和胃。故以旋覆代赭汤加减，方中旋覆花功善下气，能化痰湿；代赭石重镇降逆，长于镇摄胃之逆气，助君药降逆下气；牡丹皮、党参、半夏共为臣药，牡丹皮清泄郁热，党参益气健脾，半夏燥湿化痰、调脾和胃，三药实脾和胃以防客邪入里；更加黄连清中焦热，缓解口苦口腻；海螵蛸、煅瓦楞燥湿止酸；炙甘草缓急和中，又能调和诸药。另赵文霞在治疗胃食管反流病中，重视疏理肝木之气，正如《四明心法·吞酸》中论述："凡为吞酸尽属肝木，曲直作酸也……"因此该患者虽本为脾虚，但在治疗中仍加用调肝健脾和胃之醋柴胡、白芍、炒枳壳调畅气机，升清降浊；全方合用，共奏降逆化痰、益气和胃之功。二诊中患者口苦口黏症状明显减轻，热象渐退，遂弃黄连之苦寒，以免加重脾虚之患，但患者舌底脉络迂曲，舌苔白腻，遂加入佩兰醒脾化湿，丹参活血通络兼祛痰湿，赵文霞认为丹参既能入气分以疏肝解郁，又可入血分以活血调经，且能化痰湿以消肝癖，疗效颇著。

案2

患者：赵某，女，76岁。

初诊：2018年8月11日。

主诉：胸骨后痞闷烧灼不适1年余，加重3天。

现病史：患者1年前无明显诱因出现胸骨后痞闷烧灼，嗳气，口干咽燥，大便干涩难解，需开塞露、乳果糖辅助排便。在当地查胃镜提示反流性食管炎（B级）、慢性萎缩性胃炎伴糜烂、幽门螺杆菌（HP）阳性，病理示轻度慢性萎缩性胃炎伴局部腺体增生，结肠镜示结肠黑变病。

现症：胸骨后、胃脘部痞闷烧灼，时有嗳气，口干咽燥，不敢多食，耳鸣，烦躁，睡差，大便3~5日1次，质干，小便正常，舌质红，少苔，脉细弦。

既往史：有高血压病史 20 余年，规律用药，控制可。

辅助检查：胃镜检查示反流性食管炎（B 级）、慢性萎缩性胃炎伴糜烂，HP 阳性；结肠镜示结肠黑变病。

中医诊断：吐酸，胃阴不足证；便秘。

西医诊断：反流性食管炎（B 级）；慢性萎缩性胃炎伴糜烂；幽门螺杆菌感染；结肠黑变病。

治法：益胃养阴，行气润肠。

方药：益胃汤合增液承气汤加减。

玄参 15g，麦冬 15g，生地黄 15g，玉竹 10g，大黄 10g，桃仁 10g，生白术 30g，火麻仁 20g，白及 6g，煅瓦楞子 30g，枳实 12g，白芍 12g，陈皮 10g，炙甘草 6g，半枝莲 15g，桔梗 10g。7 剂，日 1 剂，水煎早晚分服；嘱患者调饮食，畅情志。

二诊：2018 年 8 月 21 日药后症减，胸骨后阻塞不适仍较显著，食欲欠佳，大便干结较前缓解，近 5 天未用开塞露可自行排便。口干咽燥、耳鸣、烦躁改善，舌红，苔薄白，脉细。前方加熟地黄 15g，山茱萸 15g，炒麦芽 15g。14 剂，日 1 剂，水煎早晚分服。

三诊：2018 年 9 月 6 日，药后症减，胸骨后痞闷、烧灼感显著缓解，大便通畅，成形，1~2 日 1 次，纳可，口干咽燥显著减轻，舌红，苔薄白，脉细弦。效不更方，继服前方 1 个月后诸症消失，随访未再复发。

按语：本患者为老年女性，以胸骨后、胃脘部痞闷烧灼为主症，伴有口干咽燥及大便干涩等不适，胃镜结果提示反流性食管炎、糜烂性胃炎。本病属中医学"吐酸""痞满"范畴，根据舌脉及诸症，辨为胃阴不足。患者年老体衰，胃阴不足，胃气失和，上逆则发为反流、嗳气，阴伤内热则为烧心，虚火灼络则见胸骨后痞闷不舒，脾胃运化失常则纳呆，阴虚肠燥则大便艰涩难解。故选用益胃汤合增液承气汤进行加减。本方重用生地黄、麦冬为君，味甘性寒，长于养阴清热，生津润燥；沙参、玉竹为臣，养阴生津，加强生地黄、麦冬益胃养阴之力；佐以陈皮、枳实等理气醒脾之品，使肝木得疏，不欲克土，纳谷正常；加入白芍、甘草酸甘化阴，精微得以化生，胃阴充盛，胃得以濡养，则胃气和降；加入白及去腐生肌，促进糜烂愈合；煅瓦楞祛湿制酸；大黄、桃仁、生白术、火麻仁通降胃腑，润肠通便；桔梗入肺经，肺与大肠相表里，提壶揭盖，宣降肺气以通便。病理结果提示有异型增生者，加入半枝莲以解毒化瘀。患者二诊时药后症减，加入熟地黄、山茱萸以填补肾精、充养胃阴。另病本胃阴不足，复入滋养胃肾之品，恐滋腻脾胃，食欲不振，佐以健脾开胃之炒麦芽，使胃气和，胃阴充，脾运健，肾阴复，食管得以滋润濡养，则胸膈、胃脘痞满烧灼感自除。

案3

患者：朱某，女，50岁。

初诊：2019年11月18日。

主诉：胸骨后、咽喉部哽噎不适3月余，加重5天。

现病史：患者3个月前无明显诱因出现胸骨后、咽喉部哽噎不适，咽喉部异物感，吐之不出，咽之不下，饮食不受影响，症状时轻时重，未检查和治疗。5天前因生气后症状加重，伴烧心、反酸，前来就诊。

现症：患者形体偏胖，诉胸骨后、咽喉部憋闷，胃脘痞满，反酸烧心，时有嗳气，善太息，口苦，饮食量可，睡眠一般，情绪急躁，大便每日1次，质软，小便正常，舌质淡红，苔薄腻稍黄，脉沉细。

既往史：有慢性咽炎病史10余年。

辅助检查：胃镜检查示反流性食管炎，胆汁反流性胃炎，幽门螺杆菌（HP）阴性；喉镜示慢性咽炎。

中医诊断：梅核气，痰气互结证。

西医诊断：反流性食管炎；慢性咽炎。

治法：降气化痰，制酸和胃。

方药：利咽和胃汤加减。

旋覆花9g（包煎），代赭石15g（先煎），清半夏10g，浙贝母10g，木蝴蝶3g，党参15g，厚朴10g，苏梗9g，陈皮15g，茯苓30g，柿蒂20g，刀豆子30g，海螵蛸15g，钩藤3g，生姜3片，大枣5枚。7剂，日1剂，水煎早晚分服，嘱患者调饮食，畅情志。

二诊：服前方7剂后，患者诉胸骨后、咽部不适感明显减轻，纳食好转，无口苦、反酸，舌脉同前，前方加佩兰9g，莱菔子15g，7剂后诸症皆消。嘱咐患者清淡饮食，勿饱食，适当减重。

继续服用两个月，随访半年未复发。

按语： 本案中患者以胸骨后、咽喉部哽噎不适为主症，伴有烧心、吐酸及口苦等不适，西医诊断的反流性食管炎、慢性咽炎，属中医学"梅核气""吐酸""胃痞""胸痹"等范畴。

赵文霞认为本病为虚实夹杂之证，痰凝气滞为标，脾胃虚弱、肝气郁滞为本，病机关键在于脾胃升降失司，胃气上逆，故主张治疗以调节中焦气机为关键，重视制酸，临证时酌情配合化痰散结、行气活血。利咽和胃汤为赵文霞的经验方，具有行气化痰利咽、益气和胃降逆之功效，主治胃气虚弱、痰气互结证。方中旋覆花为君药，性温而能下气消痰，降逆止噫。代赭石、半夏、生姜为臣药：代赭石质重而沉降，善镇冲逆，与旋覆花合用，降逆下气；半夏醒脾燥湿化痰；生姜和胃降逆，制约代赭石的寒凉之性，使其镇降气逆而不伐胃。脾为生痰之源，脾胃气虚，以党参、茯苓健脾益气；苏梗行气宽中，厚朴燥湿化痰、下气除满，炒麦芽消食和中下气，三药升降有序，调理气机；浙贝母清热化痰、解毒散结，木蝴蝶清肺开音、疏肝理气，增加臣药化痰散结之效，二者合用以治生痰之源，为佐药。胃气不降而上逆，出现反酸烧心，胆汁随之上泛，故而口苦，此为气逆所致，故重用降逆和胃之品，柿蒂、刀豆子加强降逆除噫之功，海螵蛸制酸和胃。此病多因情志不遂引起或加重，肝失疏泄，木滞克土，则胃气上逆，因此在降气的同时佐以小量钩藤疏肝理气。患者一诊后症状明显减轻，方剂合理有效，但舌苔仍黄腻，考虑仍有湿邪不化，气机不畅，故而加入佩兰及莱菔子，共奏芳香化湿、醒脾和胃之功。赵文霞治疗此类患者，通常注意疏导患者情绪，重视改变不良饮食习惯，往往疗效显著。

案 4

患者：王某，女，45 岁。

初诊：2018 年 10 月 12 日。

主诉：胸脘部胀闷不适伴烧心、口苦 8 月余。

现病史：患者 8 个月前无明显诱因出现胸部至胃脘部胀满不适，伴烧心、口苦，在当地间断口服中西药（具体不详），疗效不佳。

现症：胸脘部痞满不适，烧心，口干口苦，惧怕进食，情绪焦虑，夜眠欠佳，大便质干，1~2 日 1 次，小便正常。舌质淡红，苔薄白，脉弦细。

既往史：患者平素易生闷气，6 年前曾行右下肢静脉曲张手术。

辅助检查：胃镜示贲门炎、慢性浅表性胃炎伴胆汁反流、十二指肠球炎。

中医诊断：痞满，胆胃不和证。

西医诊断：贲门炎；胆汁反流性胃炎。

治法：疏肝利胆，和胃降逆。

方药：加减四逆散加减。

醋柴胡 6g，炒白芍 15g，枳壳 10g，黄芩 6g，清半夏 15g，党参 15g，紫苏梗 10g，炒莱菔子 15g，醋郁金 15g，金钱草 15g，炒鸡内金 10g，白及 6g，三七粉 3g（冲服），钩藤 3g（后下），炒麦芽 15g。7 剂，日 1 剂，水煎分服。

二诊：2018 年 10 月 20 日，患者自述症状显著缓解，偶感胃脘部痞满，嗳气，纳眠可，小便正常，大便稍干，1~2 日 1 次。舌质淡红，边有齿痕，苔薄白边有白涎，脉沉细。前方改枳壳为枳实 6g，加生白术 30g，7 剂，水煎服，日 1 剂。

三诊：2018 年 11 月 2 日，患者症状显著缓解，胃脘部痞满基本消失，偶有口苦，纳眠可，大便稍干，日 1 次。舌质淡红，苔薄白。继守前方 14 剂巩固治疗，诸症消失，随访半年未再复发。

按语： 赵文霞认为生理情况下，胆之疏泄促进胃气下降，胃之和降促进胆汁排泄，两者相辅相成，食物得以消化。病理情况下，湿热郁滞胆腑，胆汁淤积日久，促使胆汁不循常道而逆流入胃。本案中年女性，平素情志不畅，郁郁寡欢，使肝疏泄失职，肝气郁滞，责之于腑，以致胆气郁滞，加之久病，脾胃运化功能减弱，中焦气机不利，肝脾之气不升，胆胃之气壅滞，失其和降，胆汁不能随胃气正常排入小肠，反随胃气上逆。本患者胃脘部痞胀与烧心、口苦兼见，属升降失序，理气和胃降逆为主要治法。加减四逆散系赵文霞根据多年临床经验所创，由四逆散合小柴胡汤加味组成。本案患者发病病机为脾胃升降失司，肝胆疏泄失常，与该方证型相符；加入紫苏梗宽中理气；加三七、白及以活血化瘀、去腐生肌；加入鸡内金、醋郁金、金钱草以清泄胆热；另加入炒麦芽健脾消食，增进食欲。赵文霞临证时非常注重肝胃关系，佐以小量钩藤以抑制肝木对脾胃的过度克伐，平肝益胃。二诊中患者诸症好转，但仍有便干、痞满之症，加入生白术益气健脾、滑肠通便，配以枳实以和胃通降，使脾胃调和，升降有序，运化自如而获显效，病情不易反复。

案 5

患者：刘某，女，47 岁。

初诊：2014 年 3 月 20 日。

主诉：胃脘痞满两月余。

现病史：两个月前无明显诱因感胃脘痞满不适，曾在某医院按消化不良治疗，效果不佳。

现症：胃脘痞满不适，有烧灼感，咽部有异物感，时有反酸，饭后明显，右胁隐痛，腹胀，食欲可，入睡困难，小便正常，大便不成形，每天1~2次。舌淡红，有少量芒刺，舌苔白腻，脉弦细。

既往史：高血压病史10余年。

辅助检查：^{13}C呼气试验阳性；胃镜示慢性浅表性胃炎。

中医诊断：痞满，肝气犯胃证。

西医诊断：幽门螺杆菌相关性胃炎；高血压病。

治法：疏肝理气，和胃降逆。

方药：加减四逆散加减。

醋柴胡6g，炒白芍15g，枳壳10g，党参15g，清半夏15g，黄芩10g，黄连6g，焦麦芽15g，焦山楂15g，焦神曲15g，炒白术30g，炒山药30g，干姜3g，旋覆花10g（包煎），厚朴10g，海螵蛸30g，煅瓦楞子30g。7剂，日1剂，水煎分服。

二诊：2014年4月1日，用药后诸症明显减轻，睡眠仍欠佳，前方去海螵蛸、煅瓦楞子，加五味子10g，首乌藤15g。10剂，水煎服，日1剂。

后随症加减，调理月余而愈。

按语：痞满基本病机为脾胃气机升降失常，脾气不升，胃气不降，出现脘痞、腹胀、大便不成形等，而脾升胃降有赖于肝之疏泄功能的调节，欲恢复脾胃升降出入之功，首当条达肝气，加减四逆散疏肝解郁、调和肝胃，半夏泻心汤和胃降逆、开结除痞，此为治本之法。烧心反酸，加海螵蛸、煅瓦楞子燥湿止酸；咽部异物感，加旋覆花、厚朴下气消痰降逆；大便不成形，加炒山药、炒白术健脾化湿。因辨证准确，选方用药恰当，故首诊即效。反酸诸症既消，减海螵蛸、煅瓦楞子，睡眠仍差，加五味子、首乌藤养心安神。如此辨证思路清晰，用药主次兼顾，故收效显著。

（聂山文）

六、慢性腹泻

案1

患者：张某，男，40岁，职员。

初诊：2002年12月21日。

主诉：间断腹泻3年，加重10天。

现病史：患者3年前因饮食不慎后出现腹泻，自行服用氟哌酸后腹泻缓解，平素常因饮食不慎及劳累后反复发作，1年前结肠镜检查，曾诊断为慢性结肠炎。10天前因饮食不慎而腹泻加重，自服补脾益肠丸，效果欠佳。

现症：大便溏薄，日行4~5次，伴肛门下坠感，肠鸣辘辘，无腹痛，倦怠乏力，面色萎黄无华，纳差，易困，小便清。舌质暗淡，苔薄白，脉沉细。

既往史：既往体健。

辅助检查：肠镜示慢性结肠炎。

中医诊断：泄泻，中气下陷证。

西医诊断：慢性结肠炎。

治法：健脾益气，升阳止泻。

方药：补中益气汤加减。

生黄芪 15g，党参 15g，炒白术 15g，陈皮 15g，炒当归 6g，枳壳 10g，焦山楂 30g，桔梗 10g，葛根 10g，炒山药 30g，炮姜 10g，香附 15g，白芍 10g，黄连 3g，木香 10g，麦芽 15g。7 剂。每日 1 剂，水煎，分早晚两次服。

二诊：2003 年 1 月 5 日，服药后食欲增加，腹泻大减，日行 1~2 次，溏便或软便，肛门仍觉下坠，便意频颇，舌质暗红，苔薄白，脉沉细。前方去当归、香附，加防风 10g，芡实 15g。再服 7 剂。

三诊：2003 年 1 月 16 日，上药连续服用后，饮食大增，大便基本成形，每日 1 次，肛门下坠感消失，舌质淡红，苔薄白，脉细缓。守方继服 30 剂，症状消失，大便复常而停药，随访半年未复发。

按语：赵文霞认为泄泻病情反复发作，缠绵难愈，脾胃为饮食所伤，运化失职，"清气在下，则生飧泄"，故清阳不升，浊阴流于下；中虚日久不复，气机失常（气陷、气滞），故治疗泄泻应在健脾基础上，重视升举阳气及疏肝行气。

久治不愈，需要考虑有无清气下陷。脾主运化，脾胃虚弱可出现纳运乏力，少气懒言、大便稀薄；脾主升清，脾虚则清阳不升，中气下陷，出现内脏下垂、脱肛。该患者除一派气虚之象外，同时存在明显肛门下坠感，为脾气极虚之表现，属于中气下陷之象，故治疗需以补中益气、升阳举陷为法，予以补中益气汤加减。泄泻多为虚实夹杂，虽久病必虚，但常夹有气滞、湿热、血瘀等实邪，赵文霞尤其重视情志致病，注重调肝治脾，唯有肝气畅达，脾才能正常运化。该患者肠鸣辘辘，属于肝郁之象，故以香附、白芍疏肝柔肝，首诊便取得良效；二诊加防风，取其香能舒脾之效，气滞已明显缓解，取其辛味以散肝郁，同时具有升散之性，与升麻共为脾经引经之药。慢性泄泻治法虽多，然赵文霞的益气升提、疏肝调脾之法在临床上运用疗效颇佳。益气升提能健脾益气，升提清阳，助运化湿；疏肝调脾能疏达肝气，调脾和中。治疗慢性腹泻疗效显著。

案2

患者：宋某，女，41岁，农民。

初诊：2016年9月6日。

主诉：大便次数增多两年余。

现病史：两年前无诱因出现便意频繁，大便日3~4次，成形，眠差，不易入睡，畏寒怕冷，少腹发凉，秋冬加重，纳谷不香，小便正常，月经量少色暗。间断口服补脾止泻丸、益生菌等均无明显改善。

现症：便意频繁，大便成形，日3~4次，入睡困难，畏寒怕冷，少腹发凉，秋冬加重，纳谷不香，小便正常，月经量少色暗。舌质暗淡，边有齿痕，苔薄白，舌边白涎，脉沉细。

中医诊断：泄泻，脾肾阳虚证。

西医诊断：肠易激综合征（腹泻型）。

治法：温阳补肾，健脾化湿。

方药：姜术二仁汤加减。

炮姜6g，炒白术15g，砂仁6g，清半夏15g，陈皮15g，醋北柴胡6g，炒白芍5g，防风10g，炒山药15g，补骨脂15g，赤石脂15g，桔便10g，茯苓15g，钩藤3g，川牛膝

15g，炒麦芽 15g，黄连 3g，丹参 15g，檀香 6g。7 剂，水煎服，日 1 剂。

二诊：2016 年 9 月 19 日，便意频繁较前减轻，纳可，入睡困难，小便可，舌质暗红，苔薄白，舌边瘀斑，舌下脉络显露，脉沉细。前方去檀香、川牛膝、钩藤，加芡实 10g，白豆蔻 5g，炒酸枣仁 30g，首乌藤 15g，合欢皮 15g。14 剂，水煎服，日 1 剂。

三诊：2016 年 10 月 12 日，大便基本正常，日 1~2 次，排便通畅，夜眠改善，怕冷、腹凉等症状明显减轻，舌脉同前。处方如下：炮姜 6g，炒白术 15g，薏苡仁 30g，砂仁 6g，清半夏 15g，陈皮 15g，醋北柴胡 6g，炒白芍 15g，防风 15g，炒山药 15g，茯苓 15g，黄连 3g，丹参 15g，白豆蔻 5g，炒酸枣仁 30g，首乌藤 15g，合欢皮 15g。15 剂，水煎服，日 1 剂。

按语： 该患者为脾肾阳虚之泄泻，赵文霞在此选用姜术二仁汤（《兰室秘藏》）为主方加减。该方由炮姜、白术、砂仁、薏苡仁、木香、当归、茯苓、半夏、谷芽等药物组成，主治脾虚所致腹胀、呃逆、肢体困重、泄泻便溏、夜卧不安等症。方中炮姜温中止痛，行气散寒；炒白术健脾益气，燥湿止泻；砂仁、薏苡仁芳香化湿；半夏、陈皮燥湿和中；炒山药、补骨脂、赤石脂温肾助阳，收敛止泻；丹参、檀香化瘀醒脾；北柴胡、炒白芍疏肝柔肝；防风固表止泻。二诊时加白豆蔻化湿和胃，炒酸枣仁安神定志，首乌藤、合欢皮解郁安神助眠。待阳气来复，清气得升，脾气得健，其泄自止，其眠自安。

同时在该患者治疗过程中，赵文霞在温阳补肾健脾基础上，善于调阴阳，灵活运用温清、升降平衡之法，炮姜与黄连并用贯穿始终，炮姜辛温和中止泻，黄连苦寒，清热燥湿，健脾厚肠壁。两药合用，温燥苦寒之偏性皆去，共奏健胃理肠、和中止泻之功。赵文霞善用炮姜、黄连，用量虽小，药效却著，有"四两拨千斤"之功。

案3

患者：孟某，男，60岁，退休人员。

初诊：2012年11月9日。

主诉：间断腹泻1年，加重10天。

现病史：患者1年前进食生冷食物出现腹泻，日3~5次，便前腹痛便后缓解，伴有肠鸣，至当地某三甲医院查肠镜未见明显异常，给予双歧杆菌四联活菌片口服，症状缓解不明显。患者10天前因亲人过世过于悲伤，饮食不规律，腹泻症状加重，日4~6次，至我院门诊求治。

现症：大便稀溏，每日4~6次，多发于晨起及饭后，有泡沫，便前腹部隐痛不适，便后痛减，有肠鸣，纳可，眠差，小便调，表情抑郁，腹软，无压痛反跳痛。舌质淡红，边有齿痕，苔薄白而腻，脉弦细。

辅助检查：大便常规杆球比7∶3，结肠镜未见明显异常，血常规等其他检查无异常。

中医诊断：泄泻，肝脾不调证。

西医诊断：肠易激综合征（腹泻型）。

治法：疏肝解郁，健脾止泻。

方药：痛泻要方合四逆散加减。

醋柴胡6g，炒白芍15g，炒白术15g，陈皮15g，防风

10g，枳壳 9g，甘草 6g，桔梗 15g，炮姜 6g，补骨脂 15g，赤石脂 15g，芡实 10g，党参 15g，木香 10g。7 剂，水煎服，日 1 剂。

二诊：2012 年 11 月 16 日，服上药后，大便次数减少，每日 2~3 次，进食生冷易发，舌脉同前。肝郁已疏，脾气不健。前方去木香，加炒山药 30g，白扁豆 30g。7 剂，水煎服，日 1 剂。

三诊：2012 年 11 月 23 日，腹泻已止，大便日 1~2 次，为成形软便。予以痛泻要方颗粒合健脾丸口服，巩固疗效。嘱调畅情志，忌生冷、辛辣刺激食物。随访两年未复发。

按语：该患者以大便质稀、次数增多为主症，经系列检查排除器质性病变，考虑为腹泻型肠易激综合征。本病属中医学"泄泻"范畴。腹泻多伴便前腹痛，便后缓解，肠鸣，因情志变化及饮食不慎而复发加重，结合舌脉，辨证属于肝脾不调证。

患者平素调养失宜，易于忧郁恼怒，导致肝气郁结，木郁不达，横逆犯脾，致使脾失健运，气机升降失常，遂致本病。正如《景岳全书》所述："凡遇怒气便作泄泻者，必先以怒时夹食致伤脾胃。"

赵文霞治疗本病特色，在痛泻要方的基础上加用四逆散以加强疏肝之效。赵文霞认为痛泻要方虽为治疗肝郁脾虚型泄泻的常用方剂，但其疏肝健脾之力尚弱，故赵文霞多在痛泻要方基础上加四逆散以增强疏肝之力，加党参、补骨脂、炮姜等以加强健脾温肾之功，并加赤石脂、芡实收涩止泻，标本兼顾。取效之后，则加强健脾温肾之力，并嘱患者注意平素调摄，以防复发。

案 4

患者：张某，男，45 岁，职员。

初诊：2013 年 12 月 27 日。

主诉：间断便溏两年余，加重 1 个月。

现病史：患者两年前喝冰镇啤酒后出现腹泻，日 3~4 次。曾在郑州某医院诊断为肠易激综合征，服西肽普兰片等，病情时有反复。1 个月前患者进食生冷油腻食物后腹泻加重，为求中医治疗，故来诊。

现症：腹泻，泻下如水，并夹有不消化食物，严重时每日 8~9 次，胃脘及腹部隐痛，肠鸣嗳气，食后腹胀，喜进热食，睡眠可，小便调。舌淡红，苔白腻，脉沉细。

既往史：既往体健。

辅助检查：3 年前于郑州某三甲医院行肠镜未见明显异常，接诊后我院查血常规未见异常，大便常规为黄色稀便，镜检未见异常，甲功三项等检查未见异常。

中医诊断：泄泻，脾胃虚弱证。

西医诊断：肠易激综合征（腹泻型）。

治法：健脾温阳，涩肠止泻。

方药：参苓白术散加减。

党参 15g，茯苓 15g，炒白术 15g，炒山药 30g，炒薏苡仁 30g，桔梗 10g，炮姜 15g，补骨脂 15g，赤石脂 15g，诃子 5g，厚朴 6g，鸡内金 10g，半夏 10g，陈皮 15g，焦三仙各 15g。7 剂，水煎服，日 1 剂。中药热罨包治疗，日 1 次。

二诊：2014 年 1 月 3 日，腹泻好转，大便减为每日 1~2 次，中药守前方,水煎服,日 1 剂。另予神阙穴隔姜灸,日 1 次。

三诊: 2014 年 1 月 13 日,大便成形,每天 1 次,唯觉手足发凉,进凉食胃脘不适。继续隔姜灸 1 次,予参苓白术散善后。

按语: 该案属中医学"泄泻"范畴。根据患者症状及舌脉等,辨证属于脾胃虚弱证。患者嗜食生冷食物,损伤脾胃,使脾运失职,升降失调,清浊不分,发生泄泻。正如《景岳全书》所述:"若饮食不节,起居不时,以致脾胃受伤,则水反为湿,谷反为滞,精华之气不能输化,乃致合污下降而泻痢作矣。"

对于本病,赵文霞以健脾温阳、涩肠止泻为法,给予参苓白术散加减。参苓白术散出自《太平惠民和剂局方》,功用为益气健脾、渗湿止泻。赵文霞治疗本病经验主要在于:①抓住排泄未消化食物这一症状,提示患者以脾虚为主,多为脾虚不化所致,故以参苓白术散补气健脾、渗湿止泻。②本患者除脾虚泄泻诸症外,还兼食后腹胀、嗳气、喜进热食等胃失和降、脾阳虚弱症状,故另加陈皮、半夏、厚朴等和胃降逆,鸡内金、焦三仙消食止泻,炮姜、补骨脂、赤石脂、诃子温肾健脾、涩肠止泻。③患者以脾阳虚为主,肾阳不足症状不明显,故未用附子等温燥之品,而以神阙穴隔姜灸、热罨包等以温补脾阳,激发机能。取效之后,以中药丸剂常服预防复发。

案 5

患者:王某,女,35 岁,公司职员。

初诊:2017 年 12 月 27 日。

主诉:间断腹泻 10 余年,加重两年。

现病史：10 余年前患者每于考试前腹痛，排水样便，伴肠鸣辘辘，泻后痛减，自服蒙脱石散后症状缓解，平素大便正常，未重视及治疗。两年前饮食不节后大便溏薄，日 2~3 次，伴肛门潮湿感，进食油腻及情绪紧张时加重，午后自觉身热，再服蒙脱石散效果较差，遂来我院就诊。

现症：大便溏薄，日 2~3 次，伴肛门下坠感，进食油腻及情绪紧张时加重，伴有腹痛，肠鸣辘辘，泻后痛减，午后自觉身热，肛门潮湿感，情绪急躁。舌质红，舌体胖大，边齿痕，苔薄黄腻，脉弦滑。

既往史：糖尿病病史 3 年。

辅助检查：大便常规及结肠镜检查未见明显异常。

中医诊断：泄泻，肝郁脾虚兼湿热证。

西医诊断：肠易激综合征（腹泻型）。

治法：疏肝健脾，清热燥湿。

方药：疏肝止泻汤加减。

炒白术 15g，醋柴胡 6g，炒白芍 30g，陈皮 15g，防风 15g，桔梗 10g，黄连 6g，黄芩 6g，木香 10g，砂仁 6g，清半夏 15g，炒薏苡仁 30g，赤石脂 12g，焦三仙各 15g。7 剂，水煎服，日 1 剂。

二诊：2018 年 1 月 3 日，大便已基本成形，腹痛未复作，情绪焦躁减轻，但诉纳呆、早饱，前方改炒白芍为 15g，改炒白术为生白术 15g，加党参 15g，再服 14 剂。

三诊：2018 年 1 月 18 日，纳食改善，早饱腹胀、午后身热明显减轻。但自觉口中无味，痞满，见舌苔白腻，前方加麸炒枳壳 10g，厚朴 6g，佩兰 12g。7 剂，水煎服，日 1 剂。

药后诸症悉除。

按语： 本医案中患者起病之初为情志致病，诉便前腹痛、泻后痛减，且每于考试前发作，情志不畅导致肝气乘脾，久之脾运化失常，加之近两年饮食不节，化生痰湿，湿久郁热，湿热蕴脾，肝气乘脾，泄泻频作，肛门潮湿感，午后身热即湿困热伏之象。对于这种患者，徒健脾而脾不运，徒疏肝则气不行，徒清热则热不退，徒祛湿则热愈炽。赵文霞认为，应在健脾渗湿的基础上，辅以清热行气，使气行则湿行，湿去则热无所依，即"湿去热孤"。临床实践中，复杂兼夹证型并不少见，多在肝郁脾虚或脾虚湿盛基础上，或因饮食不节，嗜食肥甘，或因妄投滋补，或因病程迁延日久，夹杂湿热。葛根芩连汤是治疗湿热泄泻的经典方药，但适用于急性起病、病程较短的实证患者，而病程缠绵、虚实夹杂者并不适用。痛泻要方出自《景岳全书》，长于治疗肝旺脾虚所致腹泻，典型者多伴肠鸣，便前痛甚，泻后痛减，反复发作，每于情志不畅时发作。以上两方单一使用均疗效不佳，赵文霞自拟疏肝止泻汤（炒白术15g，醋柴胡6g，炒白芍15g，桔梗10g，炒薏苡仁15g，陈皮12g，防风15g，木香10g，砂仁6g），该方药性平和，可用于肝郁泄泻、脾虚泄泻、湿热泄泻等多种证型。临床使用中，在本方基础上根据病情变化随证加减，收效显著。

该患者肝强脾弱，调整炒白芍与炒白术的配伍比例及用量。初诊时情绪急躁，腹痛肠鸣明显，以肝郁之象为主，故炒白芍用量倍于炒白术，因患者午后自觉身热，伴肛门潮湿感，苔黄腻，兼有湿热，基础方中加用黄芩、黄连、清半夏以清热燥湿，焦三仙以行气健脾消积；二诊时患者气滞改善，脾虚更著，故改芍、术量相当，并加党参以健脾益气，炒白术偏于燥温，长于渗湿止泻，而生白术健脾而无温燥之性，更适于健脾，疏肝健脾并举。三诊时热已减，但因患者病程较长，湿邪缠绵困脾，加用佩兰以醒脾化湿，加用少量麸炒枳壳以升清降浊，但需注意勿过量使用行气药而使泄泻复作。平素生活调摄对于巩固疗效、预防复发格外重要，应告诫患者本病发作与情志相关，平素应注意调节情绪，减轻压力，以减少病情反复。

（崔健娇）

第四章

弟子心悟

一、肝性胸腔积液治疗的跟师感悟

肝性胸水又称肝性胸腔积液，指在排除心源性疾病、肾病引起的胸腔积液的基础上，终末期肝硬化并发的胸腔积液。以右侧肝性胸水较为多见。患者临床主要表现为呼吸困难、胸闷与咳嗽等，部分患者因无腹水而容易被误诊。临床上多认为其发病机制为低蛋白血症、门脉高压、淋巴回流障碍、肺水肿、横膈裂孔等。治疗上多采用肝硬化腹水治疗方法，如保肝、营养支持、抗感染、利尿、胸腔穿刺（置管）放液治疗及胸膜静脉分流术、化学性胸膜固定、肝移植等。本病的预后与胸水的量、性质、出现时间与原发病病情严重程度呈正相关，肝移植是终末期肝病顽固性肝性胸水有效的终极治疗方法。

中医学多将肝性胸水归属于"悬饮"，以胸胁胀满、咳唾引痛为主症。治疗上从整体辨证论治，强调泻肺利水。赵文霞诊治肝性胸水，强调谨守病机，随证治之，多采用培补脾肾、泻肺利水，兼以疏肝通络的治法，疗效显著，复发率低。兹将我在赵文霞指导下诊治此类患者的医案及感悟分享如下。

验案举隅

患者，女，80岁，2018年1月22日初诊。

主诉：间断胸胁胀满、咳逆喘促两年，加重3个月。丙肝肝硬化病史10余年，抗病毒治疗后HCV–RNA转阴。入院肝功能显示总胆红素67mol/L，白蛋白26.7g/L，胆碱酯酶2.9kU/L；肾功能、电解质正常。血常规示白细胞 2.9×10^9/L，中性粒细胞百分比54%，血小板 32×10^9/L。胸水常规示淡黄、清晰、无凝块，李凡他试验阴性。CT示右侧大量胸腔积液，右肺不张，纵隔左移；肝硬化，门脉高压，脾大，少量腹水。彩超示右侧胸腔有最大深度约 120mm 液性暗区。

刻诊：胸胁胀满，咳唾引痛，咳逆喘促不能平卧，仅能偏于右侧卧位，右侧肋间胀满，胸廓隆起，口干不欲饮，纳差，乏力，赤掌，面部红痣赤缕，舌体胖大、质嫩红、乏津、无苔，脉沉细。

西医诊断为丙型肝炎肝硬化（失代偿期），右侧胸腔积液。中医诊断属于悬饮、肝积范畴，证属阴虚内热、饮停胸胁，以滋阴清热、泻肺利水为治法，方选六味地黄丸合葶苈大枣泻肺汤加减。予以护肝、静脉补充人血白蛋白（每日 10g），利尿（每日尿量 2000~3000mL）等对症支持治疗，间断胸水引流每次约 1000mL。

二诊：服药后即腹泻，大便日 2~3 行，量少，蹲位小便不通，站立位小便自遗。患者变证多端，疗效欠佳，特请赵文霞查房。赵文霞指出，中医诊断为悬饮、肝积无误，辨证当属中气下陷、饮停胸胁。患者年已八旬，素有肝积、鼓胀，久用利水药，气血阴阳俱虚，舌质嫩红、无苔、乏津，似为肝肾阴虚证，但服养阴药则腹泻，舌体胖大，说明阴损及阳。脾肾阳虚，水液失于输化，停而成饮；脾虚不能升举阳气，中气下陷，而大便溏、难解，小便不通。治疗当以升阳举陷、泻肺利水、疏肝活络为法，方选补中益气汤合葶苈大枣泻肺汤加减。因患者大便溏，当归滋腻有滑肠之虞，故去之；患者气虚之中育有阴虚之象，故合生脉饮益气养阴；可加桑白皮加强泻肺利水之力，加大腹皮、白茅根利水消肿，山药健脾补肾涩精，枳壳、水蛭、鳖甲条达气机、疏肝活络，鸡内金消积和胃。诸药共奏升阳举陷、泻肺利水之功。处方如下：黄芪 30g，太子参 30g，陈皮 12g，升麻 9g，炒白术 15g，北柴胡 9g，麦冬 10g，五味子 10g，桑白皮 15g，葶苈子 10g，炒山药 15g，白茅根 30g，大腹皮 30g，枳壳 10g，鸡内金 15g，大枣 3 枚，水蛭 3g，鳖甲 15g（先煎）。7 剂，每日 1 剂，水煎，分早晚两次口服。

三诊：患者右侧肋间胀满、咳唾引痛减轻，可半卧位，口干，纳食量少，乏力，大便溏，两次 1 日，排便较顺利，站位小便自遗次数减少。舌体大、质嫩红、微有津液、无苔，脉沉弦。赵文霞方案卓有成效，故我谨守二诊方，加枇杷叶 15g、泽兰 15g 以增祛痰化瘀利水之力，7 剂，每日 1 剂，水煎，分早晚两次口服。继续予以护肝等对症支持治疗。

四诊：右侧肋间胀满、咳唾引痛消失，可平卧，活动后仍胸闷，口干减轻，纳食增加，大便成形，两次 1 日，排便通畅，小便自遗消失。舌体胖大、舌质嫩红、舌苔薄润，脉沉弦。复查彩超示右侧中等量胸水（可及最大深度约 70mm 液性暗区）。鉴于患者悬饮久停难去，体弱，"病痰饮者，当以温药和之"，在三诊方基础上，加桂枝 3g 以温通阳气，化气利水；久病入络，加水红花子 15g 以化瘀利水。14 剂，每日 1 剂，水煎分早晚两次口服。

五诊：右侧肋间胀满、咳唾引痛消失，一般室内活动后无明显胸闷，纳食如常，二便调。舌体胖大、舌质嫩红、苔薄白润，脉沉弦。复查彩超示右侧少量胸腔积液（可及最大深度约 15mm 液性暗区）。患者高龄，久病体虚，祛邪当"衰其大半而止"，守四诊方去葶苈子巩固疗效，14 剂，每日 1 剂，水煎，分早晚两次口服。

该患者悬饮久留不消，经治月余，水饮渐退，间断门诊治疗。随访 1 年未复发。

感悟：赵文霞认为肝性胸水多发于肝硬化失代偿期，归属于中医学"悬饮""肝积"范畴，以胸胁胀满、咳唾引痛为主症。病位在肝，涉及肺、脾、肾，病理性质总属本虚标实。脾肾阳虚是本病发病的内在基础，肺失宣通是本病的外在表现，肝络瘀阻是本病中心环节。温补脾肾、泻肺利水是本病的基本治法，临证需谨守病机，辨证施治。

肝络瘀阻是本病的中心环节。肝性胸水是在肝积基础上形成的。肝主疏泄，调畅气机，津液的输布代谢，依赖于肝的疏泄，气机调畅。肝硬化患者多肝气郁结，久病成瘀，气机不畅，而气滞、血瘀、水停加重肝络不畅。根据足厥阴肝经的循行路线，肝经主线遵循"上过膈肌，布胁肋，沿气管后"的线路，支脉从肝出，过膈肌，上流注于肺（接手太阴肺经），可以看出，肝络不畅也可致肺气壅塞，水道失调，形成悬饮。

脾肾阳虚是发病的内在基础。肝积日久，气滞、血瘀、水停，致阳气耗损；脾肾相互充实滋养，脾阳久虚，不能充养肾阳，肾阳虚衰，难以温养脾阳，终致脾肾阳虚，水液代谢失调，阳虚无力温煦，三焦气化失司，则聚水而生痰；脾为生痰之源，脾失健运，水液凝结，肾阳不足，无力蒸化水液，均可生痰饮，停聚胸膈，而成悬饮；或之前大量应用攻伐之药（如峻下逐水药、大量利尿药等），大量放胸水后，精微物质流失，更伤阳气。

肺失宣通是外在表现。肺的宣降作用对于全身水液的输布和排泄极为重要。全身水液代谢与肺、脾、肾有关，肺主治节，肾主水，脾主运化水湿。脾肾阳虚，土不生金，子病犯母，内伤及肺，则肺虚宣降失调，津液失于输布，卫外失固，邪凑肌肤，聚水成痰饮，停于胸膈，壅塞肺气，形成悬饮。

温补脾肾、泻肺利水是基本治法。《四圣心源》指出："水化于气，故其标在肺；水惟畏土，故其治在脾；水病之作，虽在肺肾两脏，而土湿木郁，乃其根本也。"本病治法当重视温补脾肾，同时兼以泻肺利水。脾阳虚者，症见胸膈满闷、纳少腹胀，大便溏薄，肢体倦怠，少气懒言，面色萎黄，舌淡苔白，脉缓弱，予苓桂术甘汤合葶苈大枣泻肺汤加减。肾阳虚者，腰膝酸软，畏寒肢冷，精神萎靡，面色㿠白或黧黑，舌淡胖苔白，脉沉弱，予济生肾气丸合葶苈大枣泻肺汤加减。气阴两虚者，神疲气短，乏力，口干，盗汗，潮热，舌体瘦小，干红少津，脉细无力，合生脉饮益气养阴。中气下陷者，脘腹重坠作胀，或便意频数，肛门重坠，或久痢不止，甚或脱肛，或脏器下垂，舌淡苔白，脉弱，合补中益气汤。若伴寒热往来、舌边尖红，可加柴胡、黄芩和解清热，椒目利水导饮；伴咳喘气逆、胸痛，加桑白皮泻肺逐饮，紫苏子、瓜蒌皮、陈皮、半夏降气化痰；伴痰浊壅盛、食少纳呆、舌苔浊腻，以杏仁、肉豆蔻、薏苡仁、陈皮、半夏化痰和胃。"病痰饮者，当以温药和之"，可加桂枝以温通阳气，化气利水。

若本病表现为急证、实证时，急则治其标，祛邪为主，亦可酌情选用峻下逐水法。但切记久病体虚，祛邪当"衰其大半而止"，以防更伤正气。

疏肝通络是本病的重要环节。在温补脾肾、泻肺利水的基础上，注意疏肝通络、调畅气机，使气血调和，经络通利，肺气宣降。可选柴胡、香附、枳壳疏肝理气解郁；郁金、延胡索理气通络；当归、赤芍、水蛭通络行瘀；鳖甲、牡蛎软坚散结。

本案患者至虚之体，而见至盛之候，临证需仔细诊察，切中病机施治，谨记"至虚有盛候，大实有羸状"，免犯"虚虚实实"之过。

（马素平）

二、顽固性黄疸治疗的跟师感悟

急性肝病失治、误治或慢性肝病患者，出现总胆红素反复升高或持续升高超过半年以上（排除肝内外胆管梗阻、占位等病变），称为顽固性黄疸或难治性黄疸。顽固性黄疸病机复杂，治疗棘手，长期不退，易生变证，或为肝积，或为鼓胀。我曾与赵文霞交流治疗心得，感受到老师思辨之智慧。赵文霞治疗本病长于辨证，精于用药，师古不泥古，勇于创新，积累了丰富的临床经验，本篇主要是学习老师治疗顽固性黄疸的经验及粗浅感悟，总结一二如下。

1. 黄家所得，从湿得之

此观点出自《金匮要略·黄疸病脉证并治》，明示了湿邪为黄疸的基本病理因素，但临证中祛湿治黄效果欠佳为何？

赵文霞总结其诊疗实践经验，认为顽固性黄疸不仅与湿邪密切相关，还常常与寒、痰、瘀有关，痰瘀交阻肝胆为其病机关键。其形成往往内外相因为患，或过用寒凉之品，或素体脾胃阳虚，或久病伤阳，寒凝血脉，或外感湿浊之气，或脾胃素虚，运化失常，脾伤津液不归正化，凝渍成痰，阻于血络，寒痰互结，胶固不散，瘀滞肝胆，胆汁外溢肌肤，发为黄疸；寒痰久不化散，壅滞血脉而成瘀，终致寒痰瘀交结，使黄疸沉固不愈。

2. 顽固性黄疸发病日久，是否多为阴黄？

赵文霞认为，对于顽固性黄疸的辨证，临证时不仅以黄疸色泽明暗来判定其阴阳属性，还要以舌脉作为辨证要点，注意观察并询问患者之喜恶。若口渴而喜冷饮，烦躁，小便短赤，大便干结，脉数，此热也；若口不渴或假渴而不能饮水，喜饮热汤，手足厥冷，尿清长，便溏，脉迟，此寒也。若身目尿黄，并有纳差，呕恶，腹胀腹痛，喜按喜暖，大便溏薄，舌淡苔白腻，脉弦滑者，常为寒湿困滞中焦之象。若常常呕吐痰涎，脘痞纳呆者，苔厚浊或腻，则水湿已凝而成痰。若肝区胀痛或疼痛如锥刺，或如电掣，阵阵发作，舌边有瘀斑，脉弦涩者，则病已深入，血气壅滞。赵文霞尤其重视舌底脉络的观察，根据其形态、颜色、粗细、长度及舌下小脉络等变化，判断有无瘀血及瘀血程度的轻重。如舌下脉络短细，周围小脉络不明显，瘀证多尚轻；若舌下脉络粗胀，或舌下脉络呈青紫、紫红、绛紫、紫黑色，或舌下细小脉络呈暗红色或紫色网状，甚或曲张如紫色大小不等珠状的瘀血结节等，则表明瘀血程度较重。故在临床中常常把舌底脉络作为了解病情的一个重要指标。

3. 赵文霞治疗顽固性黄疸的治法方药有何特点？

对于顽固性黄疸的治疗，单纯清热利湿，或疏肝利胆，或温阳化湿，实难收效。赵文霞认为此病过用温补，则滞腻而不去；过用燥热，则结聚而不散；过用泻下，则痰饮虽可暂去，而脏腑俱虚，终使痰饮复聚。因而她提出"祛寒、化痰、活血并用"的治疗原则，倡导扶正和祛邪并举，标本兼治，使寒湿凝滞化散，百脉疏通，则黄疸易于消退。

（1）祛寒温阳　常选附子、干姜、肉桂、桂枝等温阳散寒之品，意在振奋中阳，温通经脉，化解痰瘀，使寒湿散络脉通，则黄疸易除。赵文霞明确指出此类药物燥热，有耗阴之弊，临床只可投其一二味，且用量宜小，中病即止。

（2）化痰通络　常选用化痰之陈皮、半夏、浙贝、橘红、皂角刺、白矾等。赵文霞强调痰由湿生，痰本津液、精血所化，必以健脾运为主，化湿浊为辅，脾复健运之常，而痰自化矣，临床常配合党参、黄芪、茯苓、苍术、炒山药等以取健脾益气之功。又因痰随气而升降，气壅则痰滞，气顺则痰消，故又善于在治痰剂中配伍条达气机之品，如杏仁、桔梗、葛根、枳实等，使气机升降如常，痰化湿消，湿去痰不复生。

（3）活血化瘀　赵文霞根据疾病不同阶段选用理气活血、养血活血、活血逐瘀之剂。理气活血主要用于正气尚盛，邪气尚弱，有气滞血瘀表现者，如肝脾肿大、肝区胀痛并见，常选用柴胡、佛手、香附、丹参、赤芍、郁金、川楝子、五灵脂等；养血活血适用于瘀血日久，正气已虚，邪气渐甚，出现肝脾肿大、面色晦暗、消瘦乏力者，常选用当归、鸡血藤、丹参、川芎、三七粉、桃仁、红花等，养血而不助热，活血而祛瘀滞；活血逐瘀适用于"久病入络"，肝脾肿大明显、质地坚硬、疼痛不已者，临床常逐瘀和软坚并用，选用三棱、莪术、大黄、土鳖虫、醋鳖甲、牡蛎等，逐瘀类药物其性峻猛，活血易于动血，且耗气伤阴，宜"衰其大半而止"，或与益气药物同伍，祛邪而不伤正。

验案举隅

王某，女，41岁。5年前出现身目小便黄染，伴有腹大胀满，下肢浮肿。于多家三甲医院诊断为原发性胆汁性肝硬化，经中西医结合治疗效差，慕名来诊。

自诉身目黄染日久，右胁部、腹部胀痛不适，纳差，无食欲，口干不欲饮，夜眠欠佳，尿量少色黄，大便时干时溏。见患者精神差，身目黄染如烟熏，腹大如鼓，足胫浮肿按之没指，舌质淡暗有齿痕，苔白，舌下脉络迂曲青紫，脉沉迟。查体：脾于肋下5cm可及，肝区有叩击痛，血清胆红素126μmol/L，谷丙转氨酶221U/L，总蛋白51g/L，白蛋白26g/L，中医诊断：黄疸（阴黄），寒湿瘀阻型。治疗以温化寒湿、化瘀退黄为主。处方：茵陈30g，炒白术15g，制附子3g，党参15g，清半夏10g，茯苓30g，三七粉3g（冲服），郁金15g，醋柴胡 6g，莪术 10g，土鳖虫 15g，砂仁 6g，鳖甲 30g，焦三仙各 15g，甘草 6g。日 1 剂，水煎服。并联合脐火疗法及穴位贴敷交替应用。10 剂后诸症有所减轻，仍大便稀溏。前方去附子，加桂枝 5g，患者服药后无不适，以此方加减服用 60 余剂，黄疸逐渐消退，肝功正常。

黄疸形成的关键是湿邪为患，寒湿瘀阻的病理特征是脾阳亏虚、湿邪内盛和瘀血阻络。该患者以身黄、目黄、小便黄为主症，属中医学"黄疸"范畴，伴有胁腹胀痛，口干不欲饮，大便溏泄，结合舌脉，辨证属黄疸（阴黄），寒湿瘀阻型。本病病位在肝，与脾（胃）、肾密切相关，患者为中年女性，先天禀赋不足，后天情志不遂，肝气郁滞，横逆犯脾，肝郁脾虚，气滞血瘀，发为肝积。脾气不足，水谷精微失于输布，停滞而为水湿，湿从寒化，凝滞成痰，阻于血络，寒痰互结，胶固不散，郁滞肝胆，胆汁外溢肌肤，发为黄疸。故治疗以温化寒湿、化瘀退黄为主，先以苦辛之茵陈清利水湿，辛热之附子温阳散寒，使寒湿并除，以免寒去湿留或湿去寒留之弊。待症状好转，寒湿之邪去之大半之时，去大热之附子而改温阳通络之桂枝，党参、焦三仙以健运脾胃顾护后天之本，三七、土鳖虫、莪术、鳖甲逐瘀软坚。总结整个治疗过程，扶正和祛邪并举，治标和治本兼施，使寒湿散，阳气复，脾胃健，脉络通，则黄疸易于消退。

感悟：该患者因黄疸、腹水反复发作，辗转治疗效果不佳，在赵文霞老师的精心指导下，经积极治疗，日渐好转。总结临床病例及赵文霞经验，强调在辨病的基础上进行辨证，将辨病与辨证有机结合起来，从分析病机入手抓住主因，正确处理正邪的关系，积极采取中西医综合治疗，并时刻牢记顾护胃气，有一分胃气，便存有一分生机，胃气的存在是康复的希望，治疗上强调以顾护胃气为要，善用健脾益气之品。顽固性黄疸常与寒、痰、瘀有关，治疗宜祛寒温阳、化痰通络、活血化瘀，扶正和祛邪并举，治标和治本兼施，方能收到满意疗效。

（聂山文）

三、原发性肝癌治疗的跟师感悟

原发性肝癌（PHC）发病机制复杂，不仅是肝脏局部恶性肿瘤，还是一种全身性疾病，赵文霞在治疗时常常衷中参西，内外同治，在"正气存内，邪不可干"指导下，运用"扶正祛邪"的治疗原则，提高临床疗效，降低复发率、病死率。

1.西医治疗与中医治疗相结合。目前西医手术切除、微创治疗、全身化疗和分子靶向等方法治疗原发性肝癌虽然取得一定疗效，但仍存在副作用多与复发率高等问题，中西医结合治疗可以减少毒副作用，提高总有效率。早期肝癌手术切除是首选方式，但术后五年生存率低，复发转移率高，手术切除具有创伤性。因此，术前可用中药提高患者对手术的耐受能力；术后中医辨证治疗，可缩短恢复时间，降低复发转移率。没有手术指征的肝癌多采用微创治疗，其创伤小、易恢复、可长期治疗，但治疗后的副作用仍能影响生存期。中晚期肝癌患者以肝动脉栓塞化疗（TACE）为主，但由于TACE有损害肝功能、骨髓抑制等副作用，将中药与TACE结合治疗可以起到增效减毒的效果。

2. 原发病治疗与手术微创相结合。HBV 感染是 PHC 发病和进展的主要原因。给予乙肝相关肝癌患者有效抗病毒治疗原发病，可减少肝功能进一步损害、减少并发症并增强治疗效果。乙肝相关肝癌病毒复制活跃的患者，口服核苷酸类抗病毒药物意义重大，抗病毒治疗应与手术微创治疗相结合并贯穿乙肝相关肝癌治疗的全过程。

3. 局部治疗与全身治疗相结合。肝癌局部治疗虽疗效显著，但其较高的复发率及肿瘤残存仍是不可忽视的问题。肝癌不仅是肝脏恶性肿瘤，而且是一种慢性全身性疾病，故治疗时不能单纯注意肝脏局部病灶的大小、多少，更要注重整体调节，尤其是患者免疫水平，改善 PHC 患者整体免疫水平可有效降低复发转移率。局部治疗方法的选择主要取决于肿块的大小、范围、位置以及肝功能状态等。对于不能手术或微创等治疗的晚期肝癌，全身治疗显得格外重要，不仅可以减轻肿瘤的负荷，还可以改善肿瘤引起的相关症状，提高患者的生活质量，延长患者的生存时间。全身治疗包括抗肿瘤治疗、抗病毒治疗、对症支持治疗及其他保肝治疗方法。同时也可选择针对肿瘤的全身和局部叠加的治疗方式，使患者得到更多获益。

4. 扶助正气与祛除癌毒相结合。疾病的发生发展是人体正气和邪气相互斗争的结果。手术、消融和 TACE 等方法在抗癌治疗的同时也进一步损伤人体正气。肝癌初期病机为肝失疏泄、血行瘀滞，痰、热、毒是肝郁血瘀的继发病理产物，也是肝癌进一步加重的病理因素。此时正气尚足，体质尚耐攻伐，治疗宜以解毒抗癌、化痰散结、活血化瘀为主。常用的解毒抗癌药物包括白花蛇舌草、半枝莲、夏枯草、龙葵、石上柏等。常用化痰散结药物包括茯苓、陈皮、海藻、昆布、瓦楞子、海蛤壳等。活血化瘀是中医治疗癥积的传统方法，但用药忌大量峻猛，耗气伤血。中期患者正气渐亏，多出现腹胀、腹痛、纳呆、便溏、乏力、精神倦怠等脾虚症状，治疗当"祛邪与扶正兼顾"，以疏肝健脾为主，常用柴胡、陈皮、苏梗、厚朴、枳实等疏肝健脾、理气和胃。后期因癌毒及放疗、化疗等治疗手段均易耗夺正气，患者多有口干、乏力、舌红、苔少等肝肾阴虚、气血阴阳俱虚之证，治疗当以滋补肝肾、调理阴阳气血为主，常用药如人参、西洋参、党参、太子参、黄芪、白术、怀山药、北沙参、当归、熟地黄、阿胶等。患者的预后与正气存亡密切相关，留存一分正气便有一分生机，切记不能攻伐太过，只"治病"不注重"治人"。

肝癌不仅是肝脏局部恶性肿瘤，同时又有慢性肝脏疾病的基础，治疗时不能单纯注意肝脏局部病灶的大小、多少，更要注重整体调节，尤其是注意调节患者的免疫水平，赵文霞强调原发性肝癌应局部治疗与全身治疗相结合。在常规辨证论治基础上，注重健脾补肾、软坚活血、化痰解毒相结合，可改善原发性肝癌患者临床症状，调节 T 淋巴细胞，降低复发转移风险，提高生存质量，延长寿命。

验案举隅

王某，男，51 岁。2011 年 5 月 16 日初诊。

患者主诉"间断右胁不适半年余，加重 1 周"。半年前劳累后出现右胁不适，乏力，于当地医院行双源 CT 检查诊断为原发性肝癌（1.4cm×1.35cm），遂行肝动脉造影及肝动脉化疗栓塞术。术后甲胎蛋白持续升高，最高达179ng/mL。近1周因情绪不畅出现右胁不适加重，遂至赵文霞门诊就诊。

刻诊：右胁不适，乏力，纳差，二便正常。舌质淡暗，舌体胖大，舌边齿痕，苔薄，舌根苔厚腻，舌下静脉迂曲扩张，脉弦细。既往史：发现乙肝五项HBsAg（+），HBeAg（+），抗HBC（+）20年，抗乙肝病毒治疗6年，目前应用拉米夫定联合阿德福韦酯抗病毒治疗，HBV-DNA阴性。辅助检查：双源CT平扫+增强示肝右叶被膜下一类圆形略低密度结节影，大小约1.69cm×1.67cm，肝右后叶可见一类圆形低密度灶，大小约1.85cm×1.77cm。肝功能：谷草转氨酶53U/L，碱性磷酸酶164U/L，谷氨酰转肽酶234U/L；HBV-DNA未检出；甲胎蛋白207.85ng/mL；T细胞亚群：CD3$^+$T细胞673/μL，CD3$^+$CD4$^+$T细胞348/μL，CD3$^+$CD8$^+$T细胞303/μL，CD4/CD8比值1.14。

西医诊断：原发性肝癌肝动脉化疗栓塞术后复发；活动性乙型肝炎肝硬化（失代偿期）。中医诊断：癌病，肝郁脾虚证。治法：疏肝健脾，益气补肾。处方：逍遥散合六君子汤加减。药物：醋柴胡6g，炒白芍15g，枳壳10g，炒白术15g，党参15g，茯苓15g，薏苡仁20g，陈皮15g，清半夏10g，炒山药20g，半边莲15g，半枝莲15g，牡蛎30g，炙甘草6g。14剂，水煎服，日1剂。

西医予以肝动脉介入化疗栓塞术及对症支持治疗。

2011年6月15日复查甲胎蛋白96.54ng/mL；T细胞亚群：CD3$^+$T细胞455/μL，CD3$^+$CD4$^+$T细胞306/μL，CD3$^+$CD8$^+$T

细胞 140/μL，CD4/CD8 比值 2.18。

二诊：2011 年 7 月 20 日，纳食较前增多，仍右胁不适，乏力，二便调，舌质淡暗，舌体胖大，舌边齿痕，苔薄，舌根苔厚腻，舌下静脉迂曲扩张，脉弦细。复查甲胎蛋白 751.98ng/mL；T 细胞亚群：CD3$^+$ T 细胞 538/μL，CD3$^+$ CD4$^+$ T 细胞 317/μL，CD3$^+$ CD8$^+$ T 细胞 201/μL，CD4/CD8 比值 1.57。双源 CT 示：肝右叶可见约 3 个异常密度影，分别位于肝右叶胆囊后方、肝右叶下段及肝右后叶下段包膜下，考虑转移结节。再次行肝动脉化疗栓塞术治疗。中药在初诊方基础上加蜂房 10g。14 剂，水煎服，日 1 剂。

三诊：2011 年 8 月 18 日，右胁不适，乏力，纳可，二便调，舌质淡暗，舌体胖大，舌边齿痕，苔薄，舌根苔厚腻，舌下静脉迂曲扩张，脉弦细。复查双源 CT：肝脏右叶多发结节状高密度影（碘油沉积），肝脏左叶见斑点状低密度影；增强后肝左叶小低密度灶未见明显强化，动脉期肝实质内未见明显异常强化密度影。甲胎蛋白 116ng/mL。T 细胞亚群：CD3$^+$ T 细胞 1073.64/μL，CD3$^+$ CD4$^+$ T 细胞 427.3/μL，CD3$^+$ CD8$^+$ T 细胞 646.86/μL，CD4/CD8 比值 0.66。处方：醋柴胡 6g，炒白术 15g，炒白芍 15g，茯苓 15g，郁金 15g，薄荷 6g，炒薏苡仁 30g，陈皮 15g，蜂房 12g，延胡索 12g，川楝子 10g，僵蚕 10g，煅牡蛎 30g，炒枳壳 10g，党参 15g，炒麦芽 15g，土鳖虫 10g，炮山甲 5g。14 剂，水煎服，日 1 剂。

四诊：2011 年 9 月 10 日，在坚守"疏肝健脾、益气补肾、软坚活血为主，解毒化痰为辅"的治则下，根据患者症状及检查化验指标守方加减。其间患者肝癌曾 6 次复发，前後共行4次肝动脉造影+肝动脉化疗栓塞术，2次射频消融术。复诊时，患者生活自理，劳累后右胁不适、乏力，纳眠尚可，舌质淡暗，舌体胖大，舌边齿痕，苔薄腻，舌下静脉迂曲，脉弦细。复查双源CT未见新发及转移灶。

感悟：患者乙肝病史20余年，既往因肝癌行肝动脉造影及肝动脉栓塞化疗术，结合CT平扫+增强等检查，初诊时西医诊断"原发性肝癌肝动脉化疗栓塞术后复发"明确。该患者属于肝癌中期，在当地医院行肝动脉栓塞化疗术后未及时给予中药干预，术后半年即复发。至赵文霞门诊后，西医治疗仍以肝动脉栓塞化疗术为主，同时根据中医辨证给予口服汤药治疗。患者以"右胁不适"为主诉，兼乏力、纳差，结合舌脉、病史、现代理化检查，中医诊断为"肝癌"，属肝郁脾虚证。患者先天禀赋不足，复感邪毒，忧思劳累过度，肝气郁结，日久酿生癌毒，肝气横逆犯脾，致肝郁脾虚，脾虚则饮食不能化生精微而变为痰浊，痰阻气滞，气滞血瘀，肝脉阻塞，痰瘀毒互结，发为肝癌。

患者乙肝病史20余年，肝癌是在乙肝的基础上发展而成的，乙肝为其原发病，因此应将抗病毒作为治疗的基础。肝癌虽然病位在肝，然其发病却与脾、肾关系密切，毒邪隐伏于肝，肝郁不疏，日久克伐脾土，脾运失健，肾失濡养，先、后天之本皆亏虚，因此其又是一种全身性疾患，治疗应肝、脾、肾同调。肝动脉栓塞化疗术既是祛邪手段，又是致病因素，局部祛除病灶的同时会耗伤人体正气。肝癌患者细胞免疫功能明显降低，主要表现为 $CD3^+$、$CD4^+T$ 淋巴细胞及 $CD4^+/CD8^+$ 细胞比值降低，在该患者身上表现尤为突出，赵文霞非常注重提升肝癌患者的免疫力，通过提高CD3$^+$、CD4$^+$T淋巴细胞水平及CD4$^+$/CD8$^+$细胞比值，增强患者自身抵抗癌毒的能力，治疗时始终将扶助正气贯穿始终。治疗该患者时应坚守"疏肝健脾、益气补肾、软坚活血为主，解毒化痰为辅"的治法。初诊患者瘀血不甚，治疗以"疏肝健脾，益气补肾"为治则，给予逍遥散合六君子汤加减，方中柴胡功善疏肝解郁为君药，加枳壳增强疏肝理气之效，芍药养血柔肝，炙甘草益气补中，缓肝之急，炒白术、茯苓、薏苡仁益气健脾，促进气血生化，合六君子汤增强益气健脾之效，予炒山药健脾补肾，半边莲、半枝莲清热解毒，牡蛎软坚散结，共成扶正为主、兼以祛邪之剂。二诊加蜂房增强解毒之效。三诊加延胡索、川楝子以疏肝理气，加僵蚕以化痰散结，加土鳖虫、炮山甲以活血消癥。

（张丽慧）

四、癌性发热治疗的跟师感悟

原发性肝癌晚期常出现癌性发热，严重影响患者生存质量，治疗颇为棘手。赵文霞对此深有研究，我曾多次请教老师，老师详尽解答，受益颇丰，整理如下。

问题1：原发性肝癌导致的癌性发热有什么特点？中医是如何理解癌性发热的？

答：原发性肝癌所致的癌性发热是临床常见症状，多见于原发性肝癌的终末期，其特点为发热时间长，病程缠绵，午后及夜间发热，热型以不规则热或弛张热为主，多不伴有寒战，表现为中低度发热，热势波动在38℃左右，少数呈高热，查感染指标正常或中性粒细胞比率、C反应蛋白偏高，无明确感染灶，应用抗生素无效，西医常应用非甾体抗炎药对症治疗，但副作用大，停药后发热反复，效果欠佳。

癌性发热属于中医学温病的范畴，其病因与气血阴阳虚损、脏腑功能失调、气血痰湿阻滞、癌毒内蕴有关。病理性质属于本虚标实，气虚、阴虚、阳虚为本，湿温、瘀热、热毒炽盛为标，临证常以甘温除热、养阴清热、清化湿热、凉血化瘀、清热解毒为治则，运用中医经典理论，辨别少阳、阳明、太阳发热，治以凉血解毒消痈，重视通腑泄热，临床疗效显著。

问题2：如何运用温病理论治疗肝癌导致的癌性发热？

答：运用温病理论，辨别本虚标实。原发性肝癌是湿热疫毒之邪蕴结肝胆，肝失疏泄，脾失健运，气滞血瘀，痰湿内生，痰湿瘀热蕴结肝胆，形成有形的积块，而成肝癌，肝癌日久，耗伤肝阴，肝肾同源，肾阴耗竭，而致肝肾阴虚，阴阳互根，阴虚导致脾肾阳虚，肝癌耗伤气血，而致气虚发热，原发性肝癌所致的癌性发热属于中医学温病范畴，应辨别本虚标实，以气虚、阴虚、阳虚为本，湿温、瘀热、热毒炽盛为标，以甘温除热、养阴清热、清化湿热、凉血化瘀、清热解毒等为治法。

气虚发热的特点为热势不高，神疲乏力，气短懒言，纳差，面色萎黄，大便溏，舌质淡红，苔薄白，脉沉细弱。治疗上重在益气健脾，甘温除热。赵文霞常应用补中益气汤加减，应用黄芪、党参、白术、升麻、柴胡、当归、陈皮、炙甘草以益气健脾、甘温除热。

阴虚发热的特点为热象不高，下午及夜间发热，五心烦热，口干，舌暗红或干红，苔少，脉细数无力。治疗以滋补肝肾，养阴清热。赵文霞常应用知柏地黄丸、清骨散以壮水之主、以制阳光，应用知母、黄柏、生地黄、山茱萸、山药、泽泻、茯苓、牡丹皮、银柴胡、胡黄连、秦艽、鳖甲、地骨皮、青蒿、知母以滋补肝肾、清虚热、退骨蒸。

肝癌后期患者常表现为脾肾阳虚，阳虚发热患者一般表现为热象不高，神疲乏力，畏寒怕冷，下肢不温，喜热饮，欲近衣，耳鸣，舌质淡胖、苔白润或水滑，脉沉细无力或浮大根弱。赵文霞治疗上常应用金匮肾气丸以温肾阳，常用药物有地黄、茯苓、山药、山茱萸、牡丹皮、泽泻、桂枝、牛膝、车前子、炙附子等，另加肉桂以引火归元。

原发性肝癌所致的癌性发热，分为湿温发热证、瘀血发热证、热毒炽盛证，是湿热毒瘀蕴结肝脏所致。

湿温发热证患者常表现为发热，身热不扬，汗出不解，日晡潮热，纳呆，呕恶，脘腹胀满，口中黏腻不爽，大便臭秽，舌红苔黄腻，脉滑数。《温病条辨》有云："徒清热则湿不退，徒祛湿则热愈炽。"治疗当清热化湿，方以达原饮或甘露消毒丹加减。应用槟榔、厚朴、草果仁、知母、芍药、黄芩以开达膜原，辟秽化浊，清热解毒，方中草果、槟榔化湿，黄芩清热，常配合健脾化湿药物，如茯苓、陈皮、半夏、薏苡仁、豆蔻。

血瘀发热证常表现为下午或夜间发热，口渴欲饮而不欲咽，面色及皮肤色暗，甚至肌肤甲错，舌质紫暗或有瘀点瘀斑，舌下静脉迂曲，脉细涩。赵文霞常应用犀角地黄汤或血府逐瘀汤以凉血活血解毒，犀角常用水牛角代替，生地黄、赤芍、牡丹皮、桃仁、红花、川芎以活血化瘀，赵文霞常加用理气药物以促进血液运行，气为血之帅、血为气之母，气行则血行，应用柴胡、枳壳、郁金以疏肝理气，促进瘀血消散。血府逐瘀汤出自清·王清任《医林改错》，书中记载其所治之症有"身外凉、心里热、故名灯笼病，内有瘀血"，"晚发一阵热"及"前半夜热"等，均为癌性发热的特征，该方寓行气于活血之中，寓扶正于逐瘀之内，不仅能行血分之瘀，又能解气分之郁，使热自去。

热毒炽盛证多表现为高热，汗出明显，口渴，烦躁，小便黄，大便干，舌红苔黄，脉数有力。治以清热凉血解毒。赵文霞常以泻心汤类方剂加减治疗，常应用大黄、黄芩、黄连、白花蛇舌草、菝葜、半边莲、半枝莲、叶下珠以清热解毒。

问题3：如何运用伤寒论辨别癌性发热？

答：运用伤寒论辨别少阳、阳明、太阳发热。《伤寒论》第96条：往来寒热，胸胁苦满，默默不欲饮食，心烦喜呕，或胸中烦而不呕，或渴，或腹中痛，或胁下痞硬，或心下悸、小便不利，或不渴、身有微热，或咳者，小柴胡汤主之。少阳证发热的特点是往来寒热，临床中发现原发性肝癌所致的癌性发热主要以低热为主，一般表现为下午体温逐渐上升，至次日早晨体温逐渐下降，表现为"往来寒热，潮热，发作有时"的特点。且患者多伴有口苦、咽干等症状，赵文霞常选用柴胡汤类方剂加减治疗。方中柴胡为君，升发阳气、祛散外邪，清内蕴之火热，平少阳之邪热；柴胡配伍黄芩又可清少阳之郁热；半夏下逆气、发表开郁，配伍生姜又可调理脾胃、降逆止呕；人参、炙甘草、大枣益气补中，中气健旺则三焦通利、枢机调畅，少阳热邪得以祛除，加天花粉以清热生津。《伤寒论》第165条：伤寒，发热，汗出不解，心下痞硬，呕吐而下利者，大柴胡汤主之。《伤寒论》第136条：伤寒十余日，热结在里，复往来寒热者，与大柴胡汤。《金匮要略》第12条：按之心下满痛者，此为实也，当下之，宜大柴胡汤。赵文霞根据伤寒论条文，临床中具有寒热往来，心下或腹部拒按，大便秘结等症状者，常选用大柴胡汤治疗，配伍通腑泄热药物，如厚朴、枳实、大黄、火麻仁。

《伤寒论》第176条：伤寒，脉浮滑，此以表有热，里有寒，白虎汤主之。《伤寒论》第219条：三阳合病，腹满身重，难以转侧，口不仁，面垢，谵语，遗尿，发汗则谵语，下之则额上生汗，手足逆冷，若自汗出者，白虎汤主之。白虎汤治热在阳明气分，气分有热，则必伤津，故症见口渴引饮，大热汗出，脉洪大等。临床中常见于邪盛而正气不虚，邪正交争所致发热，赵文霞常用白虎汤治疗，石膏常用量为30~50g，为防止石膏苦寒伤胃，常加用人参、白术、茯苓、陈皮以健脾益气、顾护胃气。

《伤寒论》第2条：太阳病，发热，汗出，恶风，脉缓者，名为中风。第3条：太阳病，或已发热，或未发热，必恶寒，体痛，呕逆，脉阴阳俱紧者，名为伤寒。前者为太阳中风证，后者为太阳伤寒证。临床中可见原发性肝癌发热伴有恶寒、体痛，属于太阳发热，赵文霞治疗癌性发热伴有汗出、恶风，常应用桂枝、白芍以调和营卫。发热伴有恶寒、体痛者，辨证为太阳伤寒，伤寒者，腠理致密，营卫气足，风寒之邪袭表，卫阳被遏，不得伸展，则恶寒，正邪交争，所以必见发热；而发热或未发热，必有恶寒，治宜麻黄汤，应用麻黄、桂枝以祛风解表散寒，常取得良好的临床疗效。

问题4：肝癌所致的癌性发热与通腑有关吗？

答：治疗癌性发热要善用通腑泄热。中医认为腑气不通与发热有关，原发性肝癌所致的癌性发热为嗜食肥甘厚腻或嗜酒，湿热蕴结胃肠，热盛伤津，导致大便秘结，中焦气机不畅，影响脾胃运化功能，脾气不升，胃失和降，引起纳差、脘腹痞闷等症状。热毒炽盛引起发热，甚至神昏谵语，基本病机为痰、热、瘀、毒久聚体内，阻滞脏腑，阻碍气机，郁而发热生毒，毒热蕴结为其主要病机，治疗当以通腑泄热。赵文霞善用通腑泄热法治疗原发性肝癌所致的癌性发热，常应用承气汤类方剂，大黄、芒硝苦寒泄热，软坚润燥，泻下通便，使热从下窍排出；厚朴、枳实散结开痞，行气导滞，四药合用使得泻下与行气并重，达峻下热结、畅通胃肠气机之效；加用半夏散结除痞，黄芩、黄连苦寒泄热开痞，三药合用，寒热平调，辛开苦降，共奏调理中焦气机之效，使得脾升胃降，气机条达，加用陈皮、茯苓健脾渗湿。现代研究表明，通腑泄热法能治疗癌症、脓毒症所致的发热。

验案举隅

患者，娄某，男，60岁。主因"乏力1年，间断发热、腹胀两月余，加重1周"于2019年7月22日由门诊收入我科。1年前患者因乏力至某县人民医院检查发现乙肝表面抗原阳性，HBV–DNA 阳性，未系统治疗。两个月前自觉身热，体温波动在 38~39℃，无恶寒，伴有乏力、腹胀症状，肝区偶隐痛，双下肢指凹性水肿，入住当地医院，查双源 CT 示肝右叶多发占位，考虑肝癌并肝内转移；门静脉右支栓子形成；肝硬化、脾大、门静脉高压、腹水；继发性胆囊炎，胆囊小结石；右肺上叶紧临胸膜小结节，考虑局部胸膜增厚；左肺下叶索条；左侧胸腔积液并邻近肺组织膨胀不全。予恩替卡韦片抗乙肝病毒、保肝降酶及对症治疗，症状好转后出院。1 周前患者自觉症状加重，为求进一步诊治，遂来我院就诊，门诊以"乙肝肝硬化、原发性肝癌并肝内多发转移"收入我科。

刻诊：神志清，精神差，肝区疼痛不适，间断下午及夜间发热，体温波动在 38.5℃左右，伴恶寒，腹胀，神疲乏力，气短懒言，双下肢水肿，纳差，眠可，小便稍黄，大便色黄质稀，日 2~3 次，舌质淡暗，边有齿痕，苔白腻，脉沉无力。查体可见肝病面容，肝掌、蜘蛛痣阳性，皮肤黏膜色泽略苍白，腹部膨隆，移动性浊音阳性，双下肢水肿。2019 年 7 月 23 日本院查血常规：白细胞 3.2×10^9/L，红细胞 2.24×10^{12}/L，血红蛋白 83g/L，红细胞压积 24.4%，血小板 45×10^9/L，中性粒细胞百分比 77.1%，淋巴细胞百分比 10.8%，C 反应蛋白 24.74mg/L。凝血酶原时间 19.1 秒，国际标准化比值 1.57。肝功能：直接胆红素 14.4μmol/L，白蛋白 26.3g/L，谷丙转氨酶 102.8U/L，谷草转氨酶 115.2U/L。传染病筛查：乙型肝炎病毒表面抗原 > 500ng/mL，甲胎蛋白 123.4ng/mL，糖类抗原 CA199 34U/mL。CT 示：右肺上叶后段胸膜下结节，双肺下叶轻微炎症，肝右叶多发占位，肝硬化，脾大，门静脉高压，腹水，继发性胆囊炎，胆囊小结石，肠管可见多发气液平。西医诊断：活动性乙型肝炎肝硬化（失代偿期），Child 分级 C 级（门静脉高压、腹水、脾大、脾功能亢进）；原发性肝癌并肝内多发转移，BCLC 分期 D 期。中医诊断：发热（气虚发热）；肝积。西医以抗病毒、保肝降酶等对症治疗为主；中医四诊合参，辨证为气虚发热，治以健脾益气、甘温除热，方选补中益气汤加减。药用黄芪 10g，党参 15g，白术 10g，陈皮 12g，升麻 6g，醋柴胡 15g，枳实 15g，地骨皮 10g，牡丹皮 15g，炒麦芽 15g，薏苡仁 30g，败酱草 30g，炒桃仁 15g，冬瓜子 30g，白薇 15g。水煎服，服药 5 天，体温逐渐下降。2019 年 8 月 11 日患者以乏力为主，畏寒肢冷，项背发凉，腹胀减轻，眠差，大便色黄质稀，日 1~2 次，药物调整如下：黄芪 30g，党参 15g，白术 15g，陈皮 15g，升麻 6g，葛根 10g，白芥子 10g，柴胡 10g，枳壳 10g，熟地黄 15g，肉桂 1g，麻黄 6g。服药至今，未再出现发热。

感悟：患者肝癌日久，损伤脾胃运化功能，气血生化乏源，且肝癌耗伤气血，气血亏虚，无力抵御外邪，导致正邪相争于肌表引起发热，患者表现为热势不高，神疲乏力，气短懒言，纳差，大便溏，治以扶阳、益气、养血以促正气恢复。补中益气汤出自《脾胃论》，方中黄芪补中益气、升阳固表为君；人参、白术、甘草甘温益气、补益脾胃为臣；陈皮调理气机，当归补血和营为佐；升麻、柴胡协同参、芪升举清阳为使；加牡丹皮清热凉血，地骨皮、白薇退虚热。综合全方，补气健脾，使后天生化有源，脾胃气虚发热诸症自可痊愈；肝癌后期，损伤脾肾阳气，表现为阳气亏虚，在补中益气汤基础上加熟地黄、肉桂温补脾肾，患者有项背发冷，加葛根、麻黄解表散寒，白芥子化痰散结，通络止痛。全方益气温阳，治疗肝癌后期发热有良好疗效。

（张小瑞）

五、赵文霞治疗黄疸的经验

门诊及病房中经常会遇到黄疸的患者，而且很多病程比较长，或者辗转多家医院治疗，效果欠佳，此类患者兼夹证较多，虚实夹杂，病机复杂，治疗棘手，赵文霞在治疗这类患者时往往从以下几方面入手。

第一是重视祛湿化痰，从基本病机入手。《金匮要略》指出"黄家所得，从湿得之"，"诸病黄家，但利其小便"。说明湿邪是黄疸的重要致病因素，赵文霞认为湿邪在黄疸的发生发展中有重要作用，特别是在急性肝炎或者慢性肝炎病情初期，湿热之邪占据主要地位。赵文霞认为，湿邪有内外之分，外湿多由气候环境等外界湿邪所致，内湿则是湿从中生，多由脾失健运，不能运化精微，以致水湿停聚所致，即所谓"脾虚生湿"。外湿发病，必伤及脾，脾失健运，则湿浊内生。治疗黄疸首要任务是分利湿邪。祛湿则根据临床症状的异同，区分上中下三焦进行辨证，从而选用不同的祛湿药物。若湿在上焦，出现头身困重、恶寒等症，治宜芳香化湿，可选用轻清芳香之品，如藿香、佩兰、豆蔻；若湿在中焦，阻遏脾胃，出现嗳腐吞酸，痞闷纳差，大便溏，苔白滑腻等，治疗则宜苦温燥湿，可选半夏、陈皮、苍术、厚朴等；若舌苔厚浊，腹胀满者可加用草果、槟榔、炒莱菔子等以疏利宣泄。若湿邪停于下焦，出现小便短少不利，大便溏泄等症，可选用淡渗利湿之品，如茯苓、猪苓、泽泻、滑石等。然病情日久病势缠绵，正气亏耗，肝脾受伤，肝失疏泄，脾失健运，津液水湿不归正化，凝聚成痰，痰湿互结，淤滞肝胆，则黄疸难以速去，甚或纠结不愈，临床可见胸脘满闷，口淡口黏，纳差呕恶，大便黏腻，舌苔白腻等，此时在清利湿热基础上加用化痰散结之品，如半夏、陈皮、浙贝母、竹茹、皂角刺、白矾等，使痰化结散，水湿得祛，胆汁循正道而行，同时赵文霞认为痰由湿生，中焦乃水湿运化之枢纽，脾胃之气充足，则运化之力旺盛，故临床常配伍党参、黄芪、白术、山药、茯苓等益气健脾之品；痰壅则气滞，为使痰邪得祛，赵文霞常应用桔梗、杏仁、厚朴、枳壳、瓜蒌皮等理气之品，使气机条达，气顺则痰消。

第二是善用活血化瘀法。《伤寒论》提出黄疸"瘀热在里，身必发黄"的病机，无形之邪热必附于有形之瘀血，瘀血不祛，则邪热不易化解，黄疸亦不能消退。张仲景曰："诸黄虽多湿热，然经脉久病，不无瘀血阻滞也。"赵文霞认为慢性肝炎或肝硬化具有"久病入络，内结为瘀血"的特点，瘀血在慢性肝病所致的黄疸中占有重要地位，特别是在顽固性黄疸或"残黄"中，痰瘀交阻肝胆为其病机关键。临床中赵文霞尤其重视通过舌底脉络的观察来判断有无瘀血及瘀血程度的轻重。《临症验舌法》中说："凡内外杂证，亦无一不呈其形，著其色于舌。"赵文霞认为五脏六腑通过经络联属与舌下络脉发生关联，脏腑的病变可以影响舌下脉络，同时也可以通过舌下脉络的变化来诊断脏腑的疾病。一般根据舌下脉络的形态、颜色、粗细、长度及舌下小脉络等变化来进行判断，如舌下脉络短细，周围小脉络不明显，瘀证多轻；若舌下脉络增粗，或呈青紫、紫红、紫黑色，或舌下细小脉络呈暗红色或紫红色网状，甚或曲张如紫色珠状大小不等的瘀血结节等改变，表明瘀血程度较重，故在治疗方面多配伍活血化瘀之品，根据瘀血程度的轻重及病情的不同阶段选用药物，瘀血程度较轻则选用理气活血之品，如柴胡、佛手、香附、郁金、川芎、川楝子等；有明显瘀血征象者则选用逐瘀活血药物，如三棱、莪术、土鳖虫、醋鳖甲等，对病情日久，正气已虚，邪气渐盛者选用养血活血药物，如当归、鸡血藤、红花、三七、丹参、水红花子等，使瘀血得祛，胆络通畅，溢泄有度，有利于黄疸的消退。在应用活血化瘀药物，特别是逐瘀类药物时，应注意"衰其大半而止"，或与益气药物同伍，益气摄血活血，使瘀祛而不伤正。

第三是疏肝利胆，肝胆同治。黄疸的发病是由于内外之湿阻滞于脾胃肝胆，导致脾胃运化功能失常，肝失疏泄，胆液不循常道，随血泛溢而成。肝藏血，主疏泄，体阴而用阳，性喜条达舒畅而恶抑郁，有如春天升发之特点，赵文霞认为在治疗黄疸的过程中不能忘记疏利肝胆，通过疏肝使肝胆经气条达，改善疏泄功能，使胆汁分泌与排泄恢复正常；通过利胆促进胆汁分泌与排泄，并增加食欲与尿量，引导胆汁循胆道排出。肝胆互通共济，疏肝与利胆相辅相成，主要作用是通降郁闭之胆气、调畅气机、寓升清于通降之中，使肝胆气机条达，精气升发，胆道通畅，平调阴阳。常用疏肝药物有柴胡、郁金、香附、川楝子、钩藤、荔枝核等；常用利胆药物有金钱草、海金沙、鸡内金、车前草、大黄、茵陈、栀子、黄芩等；常用方如小柴胡汤、大柴胡汤、茵陈四逆散、柴胡疏肝散、茵陈蒿汤等，可根据不同病证随症加减选用。

最后不要忘记温阳祛寒。湿为阴邪，易损伤阳气，或方药寒凉太过，或疫毒夹寒湿外感，或素体阳虚而邪从寒化，以致寒湿困阻中焦，或肝病日久损及脾肾阳气，阳虚在肝炎后期屡见不鲜，其黄疸多以阴黄为主，或阳黄往阴黄转化的过程中，都可有阳虚不足的表现。可见面色晦暗，畏寒怕冷，喜热饮，腹胀喜按、大便溏薄，舌苔水滑等表现。《临证指南医案·疸》曰："阴黄之作，湿从寒化，脾阳不能化湿，胆液为湿所阻，渍于脾，浸淫肌肉。溢于皮肤，色如熏黄，阴主晦治在脾。"赵文霞此时往往常选附子、干姜、肉桂、桂枝等温阳散寒之品，意在振奋中阳，温通经脉，化解痰瘀，使寒湿散、络脉通，则黄疸易除。另外在治疗阳黄湿重于热的患者中，赵文霞在运用清热祛湿药物的同时往往会加用一两味温阳健脾药物，她认为湿邪本易伤阳，在治疗湿热黄疸时，寒凉药物偏多，易伤脾肾之阳，导致寒邪内伏，故加入温阳健脾药物也符合其病机。

然临床情况复杂，患者体质迥异，差之毫厘，谬以千里，赵文霞认为应根据患者具体情况，不能拘泥于成法，更不能简单地见黄退黄，而应详辨患者阴、阳、寒、热、虚、实之不同，采用相应治法，方能奏效。

（刘江凯）

六、漫谈慢性肝病"中医四早诊疗法"

赵文霞结合多年治疗慢性肝病的临床经验，总结提炼出肝病的"四早诊疗法"，即扶正固本早预防，辨识舌脉早诊断，先症而治早治疗，持之以恒早防变。她不但重视先症而诊，而且强调先症而治，发挥中医舌诊和脉诊优势，及早发现病情，准确把握疾病进展规律，提前进行治疗干预，从根本上提高疗效，缩短病程，改善疾病预后。

验案举隅

2015 年 3 月 12 日赵文霞曾接诊一位 46 岁男性患者，原有乙肝病史 20 年，未治疗。1 个月前劳累后出现乏力，腹胀，恶寒，纳差，小便色黄，大便稀溏，日 1~2 次，舌质红，边有齿痕，苔薄白腻，脉细弱。肝功：总胆红素 20.7μmol/L，谷丙转氨酶 104U/L，谷草转氨酶 83U/L。外院以苦黄针、甘草酸制剂等治疗 20 余日，总胆红素升至 111μmol/L。来诊时复查肝功：总胆红素 127.9μmol/L，直接胆红素 69.4μmol/L，谷丙转氨酶 124U/L，谷草转氨酶 103U/L。乙肝五项：HBsAg、HBcAb（+），HBV-DNA 定量检测：4.65×10^5 IU/mL。彩超：肝实质弥漫性损伤。西医诊断：慢性乙型病毒性肝炎（重度）。中医诊断：黄疸，脾虚湿阻证。在西医常规抗病毒治疗基础上，赵文霞一改前医苦寒清热之法，治以益气健脾、温阳化湿，处方：黄芪 30g，党参 20g，炒白术 15g，茯苓 15g，炒山药 30g，陈皮 15g，干姜 3g，肉桂 3g，茵陈 30g。10 天后总胆红素降至 55.6μmol/L，随症加减 20 余剂，诸症皆愈，复查肝功能基本正常。

感悟：此案主要特点为黄疸治疗中提前应用健脾扶正法。前医认为舌红为湿热之征，应用清热药物，反致脾更虚、湿更盛，而加重黄疸。赵文霞认为其虽有舌红，但舌边有齿痕、苔薄白腻、恶寒、便溏皆为脾虚湿盛之象，说明后天之本已虚。该病之本在于中焦阳气虚弱，水湿不化，湿邪留滞，舌红因湿盛困阻阳气所致，郁而化热，故应治以益气健脾、温中化湿，同时佐以清利之品。方中加入干姜、肉桂等温阳散寒之品，使阳气布散，水湿自除；重用黄芪、党参健脾益气，在脾气尚未衰败之时抢先一步扶正健脾，使脾运正常，则湿无所生，脾气得健，肝气得疏，邪祛正复。正如叶天士所言"实脾即所以理肝也"，恰恰体现了赵文霞"早期截断、实脾治肝"的用药特点，截断了病势进展。

再如2016年5月15日赵文霞曾治疗一名42岁女性患者。身目黄、尿黄半个月，黄色深重、晦暗，右胁疼痛，呈刺痛或隐痛，纳呆，恶心，大便干，两日1行，小便色黄，量可，眠欠安。舌质暗红，苔薄少，舌下脉络迂曲，脉细涩。原有乙型病毒性肝炎病史18年，未治疗。辅助检查：HBsAg、HBeAb、HBcAb均为阳性。HBV-DNA定量检测：5.79×10^4 IU/mL，谷丙转氨酶182U/L，谷草转氨酶125U/L，碱性磷酸酶278U/L，谷氨酰转肽酶76U/L，总胆红素179μmol/L，直接胆红素115μmol/L，白蛋白47g/L。尿常规：尿胆原（++）。彩超：肝实质回声弥漫性改变，胆囊壁稍毛糙。西医诊断：HBeAg阴性慢性乙型病毒性肝炎（重度）；慢性胆囊炎。曾予以常规抗病毒、保肝、降酶、退黄等药物治疗1周，疗效欠佳。赵文霞查其身目黄染，其色为暗黄，舌质暗，舌下脉络迂曲，脉细涩，诊为中医"黄疸病"，属瘀热发黄之证，治以凉血活血，调和肝脾，利湿退黄。处方：茵陈蒿汤合丹栀逍遥散加减。茵陈20g，生大黄9g（后下），炒栀子10g，醋柴胡10g，炒当归15g，茯苓15g，炒白术15g，牡丹皮30g，丹参30g，赤芍30g，白茅根20g，石斛10g，夜交藤15g，合欢皮15g，焦三仙各15g。水煎服，日1剂。服药1周，症减食增，睡眠改善，前方去夜交藤、合欢皮、焦三仙，加金钱草30g，郁金30g，鸡内金30g，继续调理3周，皮肤、巩膜黄染明显减轻，诸症皆好转，复查肝功能：谷丙转氨酶38U/L，谷草转氨酶40U/L，碱性磷酸酶56U/L，谷氨酰转肽酶57U/L，总胆红素36μmol/L，直接胆红素9μmol/L。继续服清肝解毒丸及慢肝康丸巩固治疗，半年后复查肝功能均正常，HBV-DNA阴性。

感悟：该黄疸患者，其黄染色深、晦暗，看似属"阴黄"之类，但发病仅半月，且舌质暗红，舌下脉络迂曲，脉细涩，均为瘀血在里之象，为"瘀血发黄"之证，应治以活血退黄之法，正如关幼波教授所言"治黄必治血，血行黄易却"。故初诊时赵文霞即在常规清热利湿解毒基础上加丹参、牡丹皮、赤芍等凉血活血之品，化瘀退黄，最终成功截断病势进展，防止发展为肝硬化。

（一）"四早诊疗法"的理论渊源

赵文霞的"四早诊疗法"诊疗慢性肝病的理论是由中医"治未病"理念发展而来。《黄帝内经》的"治未病"理念以未病先防、既病防变、瘥后防复为核心，对后世医家产生了深远影响，最具代表性的是张仲景于《金匮要略》中提出"见肝之病，知肝传脾，当先实脾"之说，成为既病防变之先导，也是后世"截断疗法"的雏形，为"实脾治肝，防止传变"的治疗思路奠定了理论基础。之后叶天士在治疗温病时，强调先安未受邪之地，把"截断疗法"引进了温病的治疗范畴。名医姜春华于20世纪70年代首先提出"截断"概念。"截断疗法"原指对于多种急性传染病应先症用药，早期截断病情的传变，遏制疾病发展。在此基础上，现代医家又尝试将"截断疗法"推广于糖尿病、胃病等慢性病的治疗，并取得了较好疗效。

赵文霞在《黄帝内经》"治未病"理念及"截断疗法"研究启发下，认为肝病大多为慢性病，其发展有慢性化特点，为及早诊治提供了可能，"截断疗法"非常适用慢性肝病的治疗。此外，由于慢性肝病具有患病隐匿、病程迁延、无症状进展的特点，临床出现症状时往往已至病情中晚期，甚至发展至肝硬化失代偿期或晚期肝癌等终末阶段。所以，对于慢性肝病而言，不但要早期明确诊断，更要早期治疗干预，对于截断病情进展更具特殊意义。

（二）"四早诊疗法"的具体内容

主要包括扶正固本早预防，辨识舌脉早诊断，先症而治早治疗，持之以恒早防变四个方面。

1.扶正固本早预防

赵文霞强调，慢性肝病"防大于治"。其防有五：一是做好个人防护、饮食调养，杜绝嗜烟酗酒等不良生活方式，正如《金匮要略》曰："若人能养慎，不令邪风干忤经络；适中经络，未流传脏腑，即医治之。"就是强调人们应注意饮食起居及日常防护，加强锻炼以预防疾病，一旦发生疾病则要及早采取措施；二是及时规范注射乙肝、甲肝等疫苗，防患于未然，这也是现代医学发展的可喜成果，在疾病预防方面较古代实现了质的飞越，大大降低了乙肝、甲肝等疾病的患病率；三是定期体检，及早发现疾病隐患，随着医疗条件的不断改善，全面系统的常规体检得到越来越广泛的普及，诸如慢性乙肝、丙肝、脂肪肝、酒精性肝炎等疾病得以在无症状期及时发现，使得治疗干预的切入点大大提前，为提高疗效、阻止病情进展提供了科学依据；四是对乏力身困、纳差腹胀、肝区不适、反复腹泻等症状应高度重视，及时就诊，防止贻误最佳治疗时机；五是避免药物或保健品滥用等原因损伤肝脏。随着生活水平的提高和医疗条件的改善，越来越多的人长期服用各种降压药、降脂药、镇痛药，或者服用各种保健品、滋补品，或是自行购药治病，导致近年药物性肝炎发病率陡增。赵文霞注重合理用药，包括中草药和中成药，减少药物性肝损害。赵文霞强调，日常应根据个人体质、气血阴阳的偏颇，采用中医"扶正固本法"调理，健脾益肾，养血柔肝，或冬病夏治，或夏病冬治，或内病外治，或上病下治，以便纠正亚健康状态，提高机体免疫能力，达到"正气存内，邪不可干"的目的。

2. 辨识舌脉早诊断

辨识舌脉早诊断即"先症而诊",在慢性肝病临床症状显现之前,通过详察舌象、脉象等,及早诊断出肝病,或诊察其病情变化,对于尽早施治更具特殊意义,恰恰体现了中医诊断的优势。

(1)舌诊 赵文霞重视舌诊。舌为心之苗,脾之外候,苔由胃气所生。舌通过经脉与心、肾、脾、肝等直接相连,舌象的变化能够客观地反映人体内部的变化。手少阴之脉系舌本,足少阴之脉挟舌本,足厥阴之脉络舌本,足太阴之脉连舌本,故脏腑病变可在舌质和舌苔上反映出来。舌诊主要诊察舌质的颜色、形态和舌苔的苔质、苔色,以此判断疾病的性质、病势的浅深、气血的盛衰、津液的盈亏及脏腑的虚实等。如有慢性肝病(乙肝、丙肝)家族史或有长期大量饮酒史患者,舌质红绛或暗红或边尖红,苔白腻或黄厚,为肝胆湿热或肝胃不和,多已罹患肝病;如中老年人反复肝功能异常,或间断出现乏力、肢困等症状,兼有舌质淡暗或有瘀点、瘀斑、舌下脉络增粗色暗甚至曲张,则表明正虚邪恋,气虚或气滞血瘀,多提示已出现不同程度肝纤维化,应及早予以治疗干预。赵文霞尤为重视舌下脉络在慢性肝病诊断中的特殊意义,尤其对肝硬化、肝癌的早期诊断、判断病程转归具有重要作用。

(2)脉诊 赵文霞认为弦为肝之本脉。《素问·玉机真脏论》云:"春脉如弦……春脉者肝也,东方木也,万物之所以始生也,故其气来软弱轻虚而滑端直以长故曰弦,反此者病。"也就是说弦脉在正常情况下应当和缓柔软,就像触摸长杆的末梢一样。弦脉的形成机理是"春季阴寒"尚重,阳气升发,阳气突破阴气渐升于上,受阴气所迫而显现弦脉。赵文霞认为,弦应东方肝胆经,弦脉的形成与肝密不可分,确切地说左弦脉更能体现与肝的联系,其主要机理在于:一是左关候肝,《脉经》云肝部在"左手关上是也",以胆为腑;二是肝主疏泄,调畅气机,肝病则疏泄失常,气机不利,脉气紧张,脉道拘急而显弦脉。但是,在临床实践中并非见弦脉必是肝病,如老年患者也可因为脉管的老化出现生理性的弦脉,故在实践中应当脉证合参,才能使诊断更加准确。"弦脉迢迢端直长,肝经木旺土应伤",多提示肝病及脾;弦硬绷紧,多为肝气郁滞;弦滑而数,多为肝胆湿热;沉弦而细,多为肝郁脾虚;弦缓涩滞,多为肝脾血瘀;沉细虚弦关上弱者,多为肝肾亏虚。通过脉象可以判断疾病的急缓、病程长短及预后。另一方面,孙思邈在《备急千金要方》中指出:"凡人秉形气有中适,有躁静,各个不同,气脉潮动,亦各随其性韵。"故赵文霞认为正常人的脉象往往会因体质而异,临证需当详审。

3. 先症而治早治疗

先症而治早治疗即把握肝病病机演变规律,在症状出现之前先一步而治,以截断病情进展。具体包括"实脾""化瘀""解毒"三大法。

（1）实脾法 在赵文霞肝病"先症而治法"中,最具代表性的就是实脾法。

①对"实脾法"的认识。张仲景提出"见肝之病，知肝传脾，当先实脾"，后世不少医家认为此处肝病指肝实证，只有肝实证才会传脾，此时当实脾。如《医宗金鉴》云："上工不但知肝实必传脾虚之病，而且知肝虚不传脾。"对此，赵文霞则另有见解，认为肝脾同属中焦，无论肝实肝虚皆可传脾，所以治疗上无论疏肝还是养肝，皆需顾脾。对于肝气虚弱或肝气郁滞的患者，即使暂未出现脾胃方面的症状，在养肝疏肝之时亦可加入健脾之品，治木不忘安土。再者，赵文霞认为实脾并非单纯补脾，而是指调治脾胃以治肝，使其运化功能健全，肝木得以濡养。而实脾法对于慢性肝病清除内毒素血症、纠正胃肠功能紊乱，已得到临床广泛证实。②实脾以治肝。赵文霞将实脾法灵活运用于各种肝病的治疗。如肝病黄疸属肝血虚者，治以小建中汤健脾养肝、补血退黄；黄疸因脾土湿盛气壅，反侮肝木所致者，治宜运土疏木，化湿醒脾疏肝，临床可用健脾清化方之类，脾运湿除自可解肝木之困；如为湿热黄疸，湿重于热，湿困脾阳，宜清利肝胆与温阳健脾同用，方如茵陈五苓散，佐用蔻仁、藿香、厚朴等，芳化利湿以实脾。此益气健脾、化湿醒脾、祛湿运脾等法，均属实脾之法。③实脾以养肝。赵文霞不但用实脾法治肝，还以实脾法养肝，也是其肝病治疗的一大特色。赵文霞认为，由于摄入减少、消化吸收障碍、消耗增加、合成不足、不合理膳食等原因，导致肝硬化患者存在不同程度的营养不良，不但加重了肝脏负担，而且降低了机体免疫力，更易出现感染、腹水等并发症。赵文霞从肝病实脾理论出发，区分患者体质制定相应的中药药膳，采用夜间加餐的方法给患者服用，

以纠正肝病患者的营养不良状态，增强机体免疫力，减少并发症，缩短疗程，这更是赵文霞对实脾法灵活应用于肝病治疗的独到之处。

（2）化瘀法　肝纤维化是慢性肝病向肝硬化发展的必然病理过程。过去认为肝硬化发生在肝炎后期，慢性肝炎阶段不必抗肝纤维化治疗。赵文霞认为，肝纤维化并非是独立于肝炎以外的疾病，而是发生在慢性肝炎的各个阶段，有一分炎症，就有一分纤维化，在治疗慢性肝炎的同时，应尽早进行抗肝纤维化治疗，才能阻止肝硬化的发生发展。肝纤维化的病因病机不外乎湿、热、痰、瘀、郁、毒、虚。其中肝血瘀阻为其共同病理基础，贯穿肝纤维化乃至后期肝硬化的始终，采用活血化瘀的方法可阻止或延缓肝纤维化的形成。故应在慢性肝炎常规治疗基础上及早加用活血药物，处方可酌加用丹参、桃仁、红花等活血化瘀，或加牡丹皮、赤芍等凉血活血，或加地龙软坚通络。如已进入肝硬化代偿期，则应在软坚散结同时注意健脾益肾，扶正祛邪，防止进展为失代偿期甚至发生癌变。对于肝硬化失代偿期出现腹水者，则应化瘀利水，健脾益肾，防止肝病及肾；有出血倾向者，则应补气摄血，防止消化道出血；有肝性脑病倾向者，则应通腑化瘀，醒神开窍，防止进入肝昏迷。

此外，赵文霞充分发挥中医特色治疗手段，在中医内治基础上，还采取多种中医外治方法，以达通经活络、活血化瘀之目的，如中药穴位贴敷、中药封包、中药直肠滴入、穴位埋线、电针治疗等，以改善肝脏微循环，截断或延缓肝硬化的发生发展。

（3）解毒法 对于慢性肝病之毒邪，赵文霞认为其"毒"有五，即热毒、湿毒、浊毒、瘀毒、疫毒。故解毒之治亦有五法，即清热（凉血）解毒法、祛湿解毒法、泄浊解毒法、化瘀解毒法、开窍解毒法，临床根据不同证候分别应用。如病毒性肝炎、转氨酶升高、HBV-DNA 阳性患者以清热凉血、祛湿解毒为主，常用药物如叶下珠、黄芩、蒲公英、龙胆、重楼、马鞭草等；脂肪肝患者泄浊解毒法更常用，常用药物如半夏、茯苓、陈皮、薏苡仁等；肝硬化患者常用化瘀解毒法，常用药物如丹参、桃仁、当归、川芎等；开窍解毒法主要用于肝性脑病、神志改变的患者，常用药物如石菖蒲、冰片等。无论何种病理阶段，都应及早施以解毒诸法，以达邪祛正安之目的。

赵文霞"先症而治"仍然遵循中医"扶正祛邪"的总体治疗原则，其中"实脾法"当属扶正，"化瘀法"和"解毒法"当属祛邪，但祛邪之法当"衰其大半而止"，不可久施；待病情平稳后或进入恢复期则以扶正为主，以恢复生机，采用体用同调、调理肝脾、滋水荣木等法，缓缓久图；但若出现毒瘀与正虚均已严重的局面，则应攻补并重。

赵文霞注重以上三法的早期应用，即"肝病早实脾、炎症早化瘀、祛邪早解毒"，如此才可起到截断病势的作用。

4. 持之以恒早防变

由于乙肝病毒很难被彻底清除，一旦放松警惕，过早停药，很容易再生他变，所以赵文霞强调慢性肝病的治疗要持之以恒，不可过早停药，抗病毒治疗应在 3~5 年甚至更长时间，抗肝纤维化治疗每个疗程至少6个月。这就要求患者提高治疗依从性，规律服药，服用中药应每个疗程停药1周，并且要定期复查，发现病情有变及时处理。如对于肝脾肿大、门脉高压者，应活血化瘀，软坚散结，降低门脉压力，防止消化道出血；对于反复腹水或腹泻、便溏者，应健脾和胃、利水消肿、祛湿止泻，防止肠道或腹腔感染；对于肝硬化晚期神识欠清、头昏眠差者，应化痰泄浊解毒、通腑开窍醒神，防止出现肝性脑病。还要注意合理应用中草药及中成药，避免药物损害。只有提早预防，坚持长期用药，才可能获得持久、稳定的疗效，防止病情反复甚至恶化。

（三）应用体会

学习总结了赵文霞的临证经验，将其应用于临床实践中，取得了较好的疗效。例如对于慢性乙型肝炎活动期患者的治疗，结合"有一分炎症，就有一分纤维化"的思想，在西药抗病毒及保肝抗炎治疗的同时，及时介入中医调理，在其出现门脉高压、脾肿大等并发症之前，结合中医证候，提早应用"化瘀法"，选用丹参饮、血府逐瘀汤等以活血化瘀、疏肝理气，可以防止或延缓肝纤维化的发生。再如治疗代偿期肝硬化时，在理气化瘀、软坚散结等治法基础上，提前应用"实脾补肾法"，选用四君子汤、六味地黄汤、肾气丸等顾护肾气，以防肝病伤脾、肝病及肾，有效减少了腹水、出血等失代偿情况的发生。

总之，扶正固本早预防、辨识舌脉早诊断、先症而治早治疗、持之以恒早防变的"四早诊疗法"是赵文霞将"治未病"

及"截断疗法"理念的总结凝练，灵活应用于慢性肝病的具体体现，其核心思想为"早期诊治、截断进展"，体现了赵文霞治疗肝病的独到经验，"四早诊疗法"及其具体应用对于早期诊断肝病，阻止病情进展，指导临床用药具有重要意义。

（刘晓彦）

七、浅谈肝病患者的生活调摄

赵文霞认为，慢性肝病除了药物治疗外，患者平时情志、饮食、生活起居等方面亦需善加调摄，以达未病先防、既病防变、瘥后防复之目的。

1. 调畅情志

由于自然环境的变化时刻影响着人的生命活动，因而在疾病防治过程中，必须重视外在环境与人体的关系。《素问·阴阳应象大论》云："故治不法天之纪，不用地之理，则灾害至矣。"因而肝病患者尤当顺应自然，调于四时，畅其情志。其一，中医讲肝在志为怒，怒是人在情绪激动时的一种情志变化，由肝血、肝气所化。《灵枢·本神》说："肝气虚则恐，实则怒。"肝失疏泄而发郁怒，反之郁怒又可伤肝，临床上很多肝病患者情绪急躁易怒大多由此。所以，调节患者情志，令其保持心情舒畅在肝病治疗过程中不可忽视。其二，肝与春气相通应，春季为一年之始，万物始发，欣欣向荣，与肝主疏泄，喜条达而恶抑郁之性相通。《素问·诊要经终论》有云："正月、二月，天气始方，地气始发，人气在肝。"

因此春季尤宜调畅情志，舒展形体。春季天气转暖而风气偏胜，人体之肝气应之而旺，故素体肝气偏旺，肝阳偏亢或脾胃虚弱之人在春季易发病，因此肝病之人在春季应该重视调养治理。

2. 调理起居

中医学十分重视人与自然的和谐统一。《素问·上古天真论》有云："其知道者，法于阴阳，和于术数，饮食有节，不妄作劳，故能形与神俱，而尽终其天年，度百岁乃去。"又云："虚邪贼风，避之有时。"《素问·五脏生成》说："人卧血归于肝。"上述皆说明了人需要顺应自然，才能保持健康，延年益寿。对于肝病患者，更需要注重四时的养生调护，起居有度。中国古代将一日分十二个时辰，肝胆互为表里，分属丑时、子时，即23点至次日凌晨3点。此时肝胆经气血最旺，解毒之力和肝脏修复能力最强，因此肝病患者应在23点以前休息，忌熬夜劳作。肝病患者抵抗力差，易受虚邪贼风的侵袭，因此在日常生活中要顺应自然节气的变化增衣减被。只有顺应四时，调节肝气之变化，才能有利于肝病的预防、治疗和恢复。

3. 调理饮食

唐代名医孙思邈在《千金要方·食治》中有云："安身之本，必资于食。"三国时期嵇康在《养生论》中谓："饮食不节，以生百病。"皆说明了饮食对于健康的重要性。饮食不节是导致疾病发生的重要原因。甲肝和戊肝发病的主要原因就是食用了不洁的食物，正如《灵枢·五味论》说："五味入于口也，各有所走，各有所病……并从口入。"因此合理、健康的饮食对于肝病的预防和恢复都极为重要。《素问·脏气法时论》有云："肝苦急，急食甘以缓之，肝欲散，急食辛以散之。""肝色青，宜食甘，粳米牛肉枣葵皆甘。"另外肝病患者也可多食酸性的食物，如葡萄、柚子、橙子、酸枣等。因酸入肝，如《灵枢·五味》说："五味各走其所喜，谷味酸，先走肝。"肝病患者不仅要多食酸、甘的食物，更要注重饮食营养的均衡，合理搭配。多食蔬菜水果，少食肥甘厚腻。对于慢性肝病发展为肝硬化或伴有食管胃底静脉曲张的患者，更应该重视饮食调护，以高蛋白低脂饮食为主，食物以流质或半流质为主，忌食坚硬不易消化的食物，防止引起上消化道出血。

（李艳敏）

八、加味柴胡四金汤加减治疗胆石胁痛

胁痛是指以一侧或两侧胁肋部疼痛为主要表现的病证，是患者的一种自觉症状，在临床上比较多见。胆结石是引起胁痛的主要疾病。

赵文霞治疗胆结石引起的胁痛时有自己的独特经验，根据胆结石性质、大小、位置及胆囊收缩功能，判定是否需要溶石或者排石，制定了溶石或排石的基本方，并根据患者的临床症状进行加减用药，效果显著。

对于适合溶石者赵文霞多采用自拟加味柴胡四金汤为基础方，药物组成：醋北柴胡 6g，黄芩 10g，炒白芍 15g，清半

夏 15g，黄连 10g，党参片 15g，焦麦芽 30g，焦山楂 30g，焦神曲 30g，海金沙 10g，金钱草 15g，郁金 15g，鸡内金 10g。

对于适合排石的患者，赵文霞常用加味大柴胡汤为基础方，药物组成：醋北柴胡 12g，生大黄 6g（后下），炒黄芩 12g，炒枳实 15g，木香 15g，郁金 10g，白芍 30g，金钱草 30g，鸡内金 15g。随症加减：热象突出者，加茵陈、鸡骨草、栀子等；气机郁滞者，加木香、香附；疼痛者，加延胡索、川楝子等；大便干结者，加大黄、麻子仁等；血瘀之象明显者，加丹参、赤芍等。治疗时可酌情加用酸甘化阴、缓解止痛之品，如炒白芍、炙甘草、乌梅等，以利于缓解疼痛，促进结石排出。

感悟：加味柴胡四金汤多用于适合溶石的患者，该类患者多因嗜食油腻，湿热内生，阻滞气机，导致肝胆气机不利，脾胃失于和降，故多见右胁胀满疼痛、嗳气，恶心欲呕，口干口苦。彩超多提示结石位于胆囊底部，胆囊功能试验提示胆囊收缩功能可，结石体积大，排石风险较大，故以溶石为主，给予加味柴胡四金汤。该方由小柴胡汤、四金汤合方加味组成，方中柴胡性平，禀少阳生发之气，故为少阳之主药。臣以黄芩清泻少阳之热。柴胡与黄芩一散一清，同解少阳之邪。白芍味酸，能柔肝利胆，与黄芩同用，为赵文霞清利肝胆湿热的常用药对。清半夏、黄连平调寒热。党参和焦三仙为健脾和胃的常用药对。海金沙、金钱草、郁金、鸡内金组成的四金汤具有疏肝利胆清热的功效，为临床常用验方。现代药理研究证实柴胡皂苷具有改善肝功能、保肝降脂、利胆的作用。海金沙中含有的香豆酸可促进胆汁分泌，抑制草酸钙结石的形成。金钱草可通过保护肝细胞、促进胆汁酸分泌、增加非结合胆红素的溶解，促进胆汁分泌，降低胆汁中的胆汁酸水平，防止结石产生。

加味大柴胡汤多用于适合排石的患者，症见右胁疼痛，呕吐，大便干结，口干口苦，多伴寒战、高热、黄疸等。此与中医少阳阳明合病之证类似，故治疗以大柴胡汤为主方和解少阳，内泄热结。方中柴胡、黄芩为君药，疏肝利胆，清泄郁热，利湿解毒。臣以大黄能攻能泻，既泄热又化瘀；枳实、大黄合用，通腑泄浊、行气消痞。胆为六腑之一，以"通"为顺，清利肝胆、通腑泄浊，有利于胆汁排泄。佐以郁金活血祛瘀解毒；金钱草、鸡内金疏通肝胆气机，化瘀祛浊；肝体阴而用阳，故柴胡、枳实、木香共用以疏肝利胆；白芍养肝阴。诸药合用，共奏疏利肝胆、内泄热结、行滞排石之效。

脾胃与肝胆的关系十分密切，有"肝病传脾"以及"治脾胃以治肝胆"之说。肝主疏泄，脾主运化，胆汁的化生依赖脾的运化与转输。赵文霞治疗胆石胁痛时在疏肝利胆的同时多注重顾护脾胃。该病多因进食肥甘厚味或嗜酒过度等损伤肝脾，导致肝胆疏泄失常、气机不利，脾胃运化失职、失于合降，因此，在肝胆疾病的治疗中，兼顾脾胃是必要的，多用半夏、党参、焦三仙、木香等顾护脾胃之品。

（梁浩卫）

九、赵文霞应用钩藤治疗消化系统疾病的经验

赵文霞临床擅治脾胃肝胆疾病，选方用药特色鲜明，疗效显著，如治疗痞满、胃脘痛、胁痛等病时对钩藤的使用就很有特点。

验案举隅

刘某，女，68 岁，2012 年 10 月 8 日初诊。主诉：间断胃脘痛 1 个月。近 1 个月来，间断胃脘痛，进食后明显，呃逆，时有胃脘胀痛，纳差，心烦，眠差，大便干，2~3 日一行。舌质淡红，苔薄腻，脉沉细。^{13}C 呼气试验：幽门螺杆菌感染阳性。西医诊断：慢性胃炎伴幽门螺杆菌感染。中医诊断：胃脘痛，肝气犯胃证。治法：疏肝解郁，理气和胃。处方：柴胡 6g，白芍 15g，枳壳 10g，黄芩 10g，太子参 10g，半夏 10g，玉竹 15g，石斛 15g，柿蒂 30g，刀豆子 30g，海螵蛸 30g，煅瓦楞 15g，连翘 12g，蒲黄 15g，五灵脂 15g，炒麦芽 15g，钩藤 3g（后下），厚朴 10g，甘松 15g。3 剂后诸症俱减，再进 5 剂，胃脘胀痛基本缓解，胃纳欠佳，大便黏滞，舌质淡红，苔白腻，脉沉细。肝郁已解，胃滞湿停，腑气不畅。治以化湿行滞为主，兼理气和胃。前方去柴胡、玉竹、石斛、连翘，加生白术 15g，草果 15g，半夏加至 20g，继进 7 剂。2012 年 10 月 26 日四诊，胃脘胀痛消失，胃纳欠佳，大便通畅，舌质淡红，苔薄白，脉沉细。气滞湿停俱除，胃虚积滞难消，稍减行气化湿之品，酌加消食和胃药物。前方去枳壳、草果，加枳实 6g，焦山楂 15g，炒神曲 15g，鸡内金 10g，继

服 7 剂，病告痊愈。

本医案首诊为胃脘胀痛，食后明显，为胃脘痛之实证，伴见呃逆，心烦，眠差，辨证故属肝气犯胃，且已化火扰心，治以疏肝和胃、化瘀清热。二诊，肝郁已解，病机关键在于胃失和降、气滞湿停，故减疏肝理气之柴胡，养阴清热之连翘、玉竹、石斛，加生白术、草果、半夏等和胃降逆，化湿除滞。三诊病机关键为胃虚食积，故治疗以消食和胃为主，方由枳术丸合保和丸化裁。辨证治疗，紧扣病机，步步为营，方随症转，故收良效。

初随赵文霞侍诊时，认为钩藤用于治疗消化系统疾病，似与其功能主治不太相符，甚觉奇怪，百思不解，故而求教，赵文霞并未直接解答，而是告知先自行查阅文献。经查阅本草著作，对钩藤的性味功效有了更深刻的认识。

钩藤始载于《名医别录》，又名钓藤（《本草经集注》）、钓钩藤（《滇南本草》）、钩丁（《陕南中药志》），为茜草科植物钩藤或华钩藤及其同属多种植物的带钩枝条。性甘、平、微寒，味苦，归肝、心包经。功能主治：清热平肝，息风定惊。治小儿惊痫瘛疭，成人血压偏高，头晕目眩，妇人子痫。现代药理研究其主要成分有钩藤碱、钩藤次碱等，主要药理作用为镇静、降压等。现代临床多用于治疗惊痫，肝经有热之头胀头痛，或肝阳上亢，头晕目眩等症，亦可用于治疗脘腹疼痛。《本草纲目》曰："钩藤……小儿内钓腹痛。"《幼科指掌》所载钩藤汤由钩藤、枳壳、延胡索各五分，甘草三分组成，治小儿盘肠内钓，啼哭而手足上撒，或挛身如虾者。另据《本草汇言》记载，钩藤"同查、朴消久滞之食"，可见其有促进脾胃运化的作用。

再观赵文霞所用钩藤治痞满、胃脘痛、胁痛等病证，多有肝气郁结的病机，气机郁滞，"气有余便是火"，乘脾犯胃，进而出现胁痛、胀闷、反酸、纳差等症。同时，脾胃运化水谷功能又有赖于肝木疏泄功能的帮助，故赵文霞治疗此类病证时常以四逆、柴胡剂为基础方疏肝理气解郁，钩藤性甘，微寒，用于此处，一以平肝，抑制肝木对脾胃的克伐，一以清肝热、泻肝火，与病机、症状契合。伴嘈杂、吞酸者，加黄连、吴茱萸、煅瓦楞、海螵蛸以清热平肝，燥湿止酸；兼肝郁化热、脘腹刺痛者，加川楝子、延胡索、三七粉、刀豆子以理气泄热、化瘀止痛；兼气滞、食积、纳差、口臭者，加黄连、半夏、焦三仙、鸡内金等以消食化积、化痰清热。

至此，对于赵文霞治疗消化系统疾病应用钩藤的经验似有所悟，然赵文霞钩藤用量多为3g，为什么不是常规用量10g或12g。近代名医岳美中说过"中药不传之秘在于用量"。莫非这个小小的3g就是秘密所在？带着这样的疑问，再次请教，赵文霞欣然解答：因为脾胃运化功能的发挥有赖于肝气的条达，故于此处只需稍加佐治而不能克伐太过，所以钩藤使用只需量少力专，稍佐制肝郁即可，不可抑制太过而失其对脾胃运化的辅助，也就是所谓不能失其"中"。

原来，小问题蕴含大道理！这不就是中医的"中"吗？中医，很多人会理所当然地认为是"中国医学"，或者说是"中国传统医学"，其实这是不全面的。中医的"中"字，体现的是中国的传统文化思想，是"中庸""中和""尚中"。《老子》云："守中，笃也。"《礼记·中庸》说："喜怒哀乐之未发，谓之中；发而皆中节，谓之和。中也者，天下之大本也；和也者，天下之达道也。致中和，天地位焉，万物育焉。""持中守一而医百病。"中医学的理论正是建立在这些传统文化思想上，认为人体的阴阳保持中和才会取得平衡，平即平人，"平人者不病也"，生病就是阴阳失去了平衡。中医治病，贵在帮助人体恢复阴阳气血平衡，达到阴平阳秘、阴阳和合的状态，中医人常说"热者寒之，寒者热之，虚者补之，实者泻之"，实际应用则法无定法，各治其所宜，从赵文霞治疗消化系统疾病应用钩藤的经验，便可窥见一斑。

感悟：通过跟师总结我深刻体会到要熟练掌握中医经典和中华传统文化的经典。经典的积淀是做好临床的基础，也是基本要求，临床中很多问题可以在经典中找到答案，如果没有扎实的功底，常常就会一片茫然，谈何临床，谈何跟师？更别说传承了。其次，跟师不仅仅是对老师某一病某一方某一药的经验学习，更重要的是对老师临床思维的理解和中医思想的传承。诊病经验、方药应用源于老师自身对经典、文化、临床的掌握和思考，是经过长期实践验证了的，拿来就能用，拿来就好用，但要真正变成自己的东西，做好继承，则要理解老师"解题"思路背后蕴含的道理，明白为什么这样用。三是多临床，"学而时习之，不亦乐乎？"前面说过，老师的东西拿来就能用，但不自己实践操作终究是纸上谈兵。就如这味钩藤，临床中也会学着使用，但时效时不效，为何？或是对病机的把握不够精准，或是药物的配伍不够恰当，但通过不断反思，终有收获，理解就更深一层，信心就更进一步。

学习钩藤应用病案1例：王某，男，43岁，2018年12月19日初诊。主诉：间断两胁疼痛1年，加重10余天。1年前因钱财被骗而心情郁闷，渐出现两胁胀痛，情绪不稳定，10天前又因此事与家人生气，胁胀痛加重，急躁易怒，口苦，口干，时有嗳气，纳可，眠差，多梦，小便可，大便不成形，舌质红，苔薄黄，脉细数。胃镜示浅表性胃炎，肝胆脾胰彩超示胆囊息肉，余未见明显异常。中医诊断：胁痛，肝气郁滞证。治则：疏肝解郁，清热安神。处方：柴胡12g、炒当归10g、白芍15g、茯苓15g、牡丹皮15g、炒栀子10g、薄荷10g、炒白术15g、黄芩10g、半夏10g、炒酸枣仁30g、夜交藤15g、合欢皮15g、炙甘草6g。7剂，水煎服，日1剂，早晚分服。12月26日二诊：情绪较前稳定，两胁疼痛减轻，仍口苦口干，嗳气，食欲差，睡眠可，大便不成形，舌质淡红，苔薄，脉弦细。前方去牡丹皮、炒栀子，加钩藤3g、旋覆花15g（包煎），代赭石15g（先煎），炒山药30g，焦三仙各15g。7剂，水煎服，每日1剂。2019年1月4日三诊：诸症好转，自觉胸中轻松，面有笑容，纳眠可，二便正常，舌质淡红，苔薄白，脉细。嘱以逍遥丸调理善后，并注意调畅情志。

本案病发于情志不畅，肝气郁滞，两胁为肝经循行部位，不通则痛，故见两胁胀痛，口干口苦为郁久化火之象，热扰心神，故失眠多梦。治疗宜疏肝解郁、清热安神，方用丹栀逍遥散加减。二诊患者仍口苦口干，嗳气，食欲差，考虑肝郁好转，余火未清，继续清热泻火又恐有碍脾伤胃之嫌，故去牡丹皮、栀子，加钩藤，仍取疏肝解郁兼以清热之义，加炒山药、焦三仙健脾消积，旋覆花、代赭石降逆和胃，药后诸症好转。纵观本案，患者明显因情志致病，以肝郁为核心，兼有化火之势，治疗以疏肝解郁为主，兼清郁热，用钩藤平抑肝木，清泻肝火，以复肝脾、肝胃协调平衡而收功。

（陈海燕）